子どもの保健・実習

すこやかな育ちをサポートするために 第3版

兼松百合子・荒木暁子・羽室俊子
［編著］

金泉志保美・前田はる香・竹田由美子・須藤佐知子・小櫃芳江・本間美知子
［著］

伊藤道子
［編集協力］

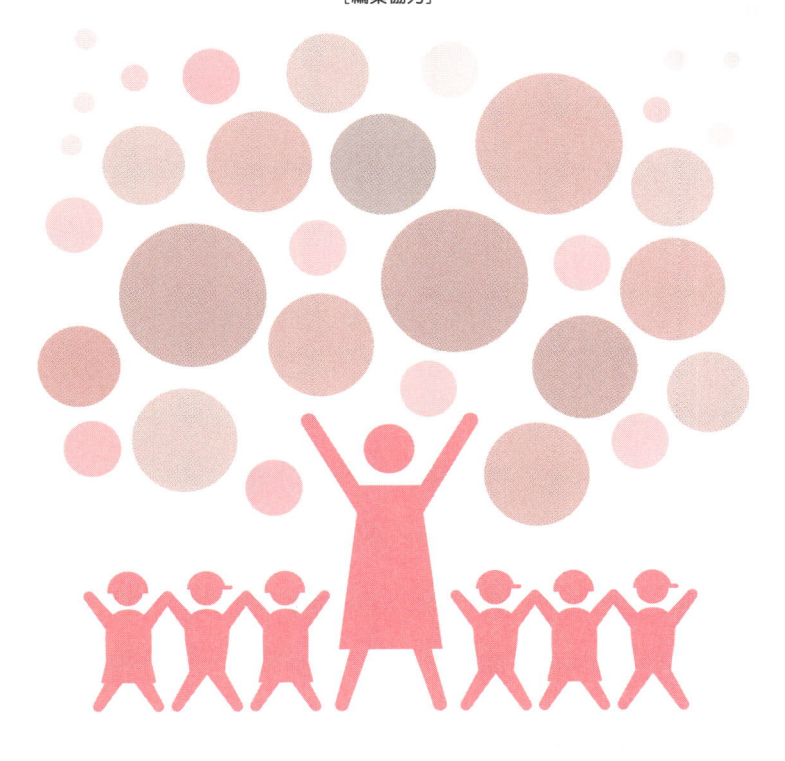

同文書院

Authors
執筆者紹介

【編著者】

兼松　百合子（かねまつ・ゆりこ）　　　第1章、第6章（第1・2節）
　元・岩手県立大学 名誉教授

荒木　暁子（あらき・あきこ）　　　　　第1章、第2章
　日本看護協会常任理事

羽室　俊子（はむろ・としこ）　　　　　第7章、第8章
　保健師
　元・岩手県立大学非常勤講師
　日本保育園保健学会機関誌『保育と保健』編集委員

【著者】　※執筆順

金泉　志保美（かないずみ・しおみ）　　第3章（第1〜2節）、第4章
　群馬大学大学院教授

前田　はる香（まえだ・はるか）　　　　第3章（第3〜7節）
　東京情報大学臨床教員

竹田　由美子（たけだ・ゆみこ）　　　　第5章
　東京福祉大学非常勤講師

須藤　佐知子（すとう・さちこ）　　　　第6章
　文京学院大学助教

小櫃　芳江（おびつ・よしえ）　　　　　第9章
　聖徳大学短期大学部教授

本間　美知子（ほんま・みちこ）　　　　第9章
　元・聖徳大学短期大学部准教授

【編集協力】

伊藤　道子（いとう・みちこ）　　　　　第3章の排泄・沐浴、第4章の感染予防、第5章全般、
　北里大学准教授　　　　　　　　　　　第7章の衛生管理など、感染症予防技術全般について

Preface

まえがき

「子どもの保健・実習」第3版　発刊によせて

　本書は、2010（平成22）年に改訂・出版された「新訂　小児保健実習―すこやかな育ちをサポートするために」が、2012（平成24）年から「子どもの保健実習―すこやかな育ちをサポートするために」と名称変更、2013年の第2版から「子どもの保健・実習」となり、今回監修者や執筆者も一部交代し第3版となりました。本書は子どもの保健の内容を十分に含んでおり、実習にも活用できるとして、長年にわたり保育士養成課程のみならず、保育現場においてもご活用いただいております。

　今回の改訂では、2017（平成29）年の保育所保育指針の改定を受け、乳児・1歳児以上3歳未満児の保育の重要性を鑑み、保育活動を通して「育みたい3つの資質・能力」「幼児期の終わりまでに育って欲しい10の姿」を念頭に加筆しました。また、新設科目「子どもの健康と安全」の内容に準拠し、第4～8章で加筆修正しました。さらに、「障害者差別解消法」の施行を受け、障害のある子どもへの対応を充実しました。全体的に、昨今の育児上の関心事などを踏まえ、保育現場での考え方の基本、保護者の心配に対応するための知識なども含め、記述や脚注を充実させております。

　以下は、第2版までの編著者代表である故・兼松百合子先生の文章をそのまま引用させていただきます。このスタンスは、本改訂においても踏襲させていただきました。

　本書では、現在の保育・保育所等に求められるニーズは、子どもと保護者の両者に関する多様なものであることから、保護者とともに子どもの教育・養護に当たることを強調し、充実した保育を行い、多様な問題に対処するためには、多くの専門職者との連携・協働が必要であることを述べています。本書で初版から重視していることは、"理論に基づく実践"ということです。保育の実践において、なぜそうするのかを理解し、関連する事項にも目を向けるという、実践の基本姿勢を学んでいただきたいと思います。そのために、各章・節は各事項の背景、根拠となる理論、技術、保育現場での実際を、確かな情報に基づき、正確かつ詳細に、わかりやすい記述を心がけています。各自に各章の終わりにある＜実習のための課題＞に取り組み、文献を読んで、主体的に学んでいただきたいと思います。

　本書が、保育を学ぶ学生諸氏と、その教育を担当される先生方や保育の現場の方々のために役立つことを、心から願っています。よりよいものにしていきたいと思っていますので、どうぞ忌憚のないご意見をお聞かせください。

2019年4月

第3版編著者代表　荒木暁子

Contents
もくじ

第3章　子どもの日常生活の養護　　　　　　金泉志保美・前田はる香　43

第4章　健康状態の把握と支援　　　　　　　　　　　　金泉志保美　109

第9章　保育士等を目指す学生としての自己管理　　　本間美知子・小櫃芳江　299

第 1 章

子どもの保育と保健・養護

〈学習のポイント〉

①保育、養護、教育、看護、医療、保健の意味を学ぶ。保育、保健、養護、看護に携わる専門職者の共通の理念、方法を知る（第1節）。

②家族の定義を知り、子どもと親を家族として支援していくことの意義を理解する（第2節）。

③子どもと親の相互作用の中で、子どもと親が発達することを理解する（第2節）。

④子どもの健康習慣、安全行動、健康意識は、家族によって培われることを理解する（第2節）。

⑤子どもの病気やけがへの親の対処力を高めること、家庭で、あるいは保育所・幼稚園等に通所・通園しながら治療を続ける子どもとその親への支援について学ぶ（第2節）。

⑥保育所・幼稚園等で働く保育の専門職（以下、保育士等[*1]とする）が連携あるいは協働する専門職について学ぶ（第3節）。

⑦保育の背景となる人口動態や疾病・外傷、社会的問題等を知る（第4節）。

⑧子どもと家族の保健と福祉に関するわが国の施策について学び、保育士等と他職者との協働の場について理解する（第4節）。

第1節　子どもの保育における保健・養護

子どもが健康に育っていくことは、家族の幸せであり、社会の喜びである。子どもの健康と安全を守り、豊かな心身の発育・発達を助けることは、保護者が行っている毎日の育児の中でなされているが、より専門的な機能は保育士等に期待される。そして、さらに、健康増進、けがや病気の予防・手当て、障害[*2]や慢性的な病気をもつ子どもの保育においては、医師や看護職者の協力により、より専門性の高いものになる。乳幼児の安全を守り、健全に育てることは、次世代を担う人を育てるという社会の大きなニーズに応えることであり、保育にかかわる多くの専門職者の協働により達成される。

それぞれの仕事の専門性は、一般に次のようにいわれている。

【保育】子ども一人ひとりを十分に理解し、相手を受け入れて信頼関係を築き、発達に必要な経験を自ら獲得していけるように援助する。保護者の相談に応じたり、情報の提供、さらに、保護者が子育ての幸せを感じ、親の役割について理解を深めるように援助する。

【養護】乳幼児の食事、排泄、衣類の着脱、昼寝・休息など、日常生活の援助を家庭的な温かい雰囲気の中で行い、情緒の安定を図る。保育所保育指針[1)]では、「養護」とは、「子どもの生命の保持及び情緒の安定を図るために保育士等が行う

*1　わが国で推進されている育児支援事業には、一時保育、家庭的保育、延長保育など、多様なものがある。そこでは、研修を受けた保育士、幼稚園教諭、看護師、保健師、育児の経験者などによって保育が行われているが、それらの人々はすべて保育者とよばれている。また、家庭で子育てを行っている親（保護者）も保育者である。したがって本章では、保育の資格をもつ専門職者のことを「保育士等」とする。

援助や関わり」としている。

【教育】 2018（平成30）年4月1日施行の「保育所保育指針」「幼稚園教育要領」「幼保連携型認定こども園教育・保育要領」では、これまでの5領域「健康」「人間関係」「環境」「言葉」「表現」に加え、新たに「幼児教育を行う施設として共有すべき事項」として3つの「育みたい資質・能力」と10の「幼児期の終わりまでに育ってほしい姿」が明記された。3つの「資質と能力」は、生涯にわたり生きる力の基礎を培うためのもので「知識及び技能の基礎」「思考力、判断力、表現力等の基礎」「学びに向かう力、人間性等」をあげている。また「幼児期の終わりまでに育ってほしい姿」は、資質・能力が育まれている子どもの小学校就学時の具体的な姿で、「健康な心と体」「自立心」「協同性」「道徳性・規範意識の芽生え」「社会生活との関わり」「思考力の芽生え」「自然との関わり・生命尊重」「数量や図形、標識や文字などへの関心・感覚」「言葉による伝え合い」「豊かな感性と表現」の10の姿が示された。

【看護】 健康・不健康を問わず、あらゆる年代の個人、家族、集団、地域社会を対象とし、日常生活への支援、診療の補助、相談、指導、調整等を行う。これは、国際看護師協会や日本看護協会で検討され、合意されている。また、対象者の健康上の問題に対する反応や体験を診断し、対処を助けることである、という考え方（アメリカ看護師協会、1980）も広く用いられている。

【医療】 生命の尊重と個人の尊厳の保持を旨とし、医師、歯科医師、薬剤師、看護師、その他の医療の担い手と医療を受ける者との信頼関係に基づき、医療を受ける者の心身の状況に応じて行われる治療、予防、リハビリテーション等をいう（医療法）。

【保健】 健康の保持増進、疾病予防、疾病・異常の早期発見・対処を中心とする活動。医師、歯科医師、薬剤師、栄養士・管理栄養士、保健師*3、看護師、保育士等により、保健所、保健センター、学校、事業所、保育所等を含む地域において、各事業の担当者により組織を構築し、その活動が個人、家族、集団、地域社会に浸透するように進められる。世界保健機関（WHO）は、全世界的な活動の指針を示している。

　乳幼児の保育にかかわるものは、これらの基本的な概念が、自身の専門領域のみならず関連領域において、どのように位置づけられているかを踏まえ、各自の役割や専門性を理解し、よい協働ができるようにしていくことが大切である。

　近年、保育の専門性としてカウンセリングマインドやケアリングが強調されている[3]。カウンセリングマインドは、相手を理解し、受容して信頼関係を深め、その人が自ら考えを発展させていけるように寄り添っていくこと、ケアリングは、相手への深い関心、理解、受容、細かい配慮に満ちたかかわりにより、相手も自分自身も育てられる、という考え方である。これらは2010（平成22）年から子

＊2 「障害者」という表記のマイナスイメージに配慮して、自治体・団体などで「障がい者」と表記する取り組みが進められている。しかし本書では、障害をひとつの機能的な状態を示す用語として、「障害」の字を用いることとする。

＊3 高齢社会における地域抱括支援センターの推進により、保健師は、ヘルスプロモーションでの活動の幅が広がってきている。

＊2　「障害者」という表記のマイナスイメージに配慮して、自治体・団体などで「障がい者」と表記する取り組みが進められている。しかし本書では、障害をひとつの機能的な状態を示す用語として、「障害」の字を用いることとする。

＊3　高齢社会における地域抱括支援センターの推進により、保健師は、ヘルスプロモーションでの活動の幅が広がってきている。

2

どもの保健に組み込まれた「精神保健」の基本姿勢であるといえる。つまり、子どもの精神の発達や情緒の安定を促す保育士等のかかわりの基本である。

　このような考え方は、看護においても援助の基本姿勢として重視されており[4]、保育の場における協働者の基本姿勢に共通の基盤があることがわかる。また、保育も保健・看護も、子どもと同時に保護者への支援を重視していることも共通している。これらのことから、保育にかかわる人々の協働には共通の基盤があり、内容を一層充実させることが可能であると考えられる。

第2節　子どもと家族の健康

■1 子どもと親 ― 母子相互作用・親子の絆

　子どもは、生まれる前から、母親の胎内で、母親の鼓動や声を聞き、成長し、生後は、母親の声や臭いに、他の人のそれより強く反応するといわれている[5]。そして生後は、吸啜（吸う）、啼泣（泣く）、微笑、しがみつき、見つめあいなどの行動により、子どもと世話をする人との結びつきが強くなるといわれる。乳児のもつこのような行動は、アタッチメント（愛着）行動とよばれる[6]。

　妊娠し、出産を予定した母親とやがて父親となる夫は、子どもが生まれる前から、子どもとともに新しい家庭を築く喜びを膨らませ、出生後は子どもの愛着行動に自然に応えるのがつねであるが、予期しなかった先天性の疾患や超低出生体重児として生まれた場合などでは、子どもと、母親、父親が密接な接触をもつことができない場合もある。新生児期に長期間、子どもと親が引き離された場合に起こる家族の障害については、1976年に出版されたクラウスとケネルの有名な著書、『Maternal-infant bonding』[7]がある。以来、新生児集中治療室においては、早期から、母親、父親の入室を許可し、子どもに触れる時間を多くもつことが勧められ、障害をもった子どもを出産した母親を心理的にサポートし、わが子の受容を助けることが、ケアの重要な部分を占めている。

　また、近年は、望まない妊娠・出産や、子どもの反応や親のおかれた状況から、子どもを可愛いと思えなかったり、育児に苦痛を感じる親がみられ、適切な育児ができない、さらには子どもに危害を加えることなども起こっている。地域における育児支援を広く行う中で、家族を温かく見守っていくことが求められる。

　新生児期から乳児期は、親（またはそれに代わる人）と子が密接な関係をもち、親子の相互作用を深める時期である。子どもと親、とくに母親（または父親、それに代わる人）との信頼関係がはぐくまれることが生後1年までの乳児の発達課題として重視され、その後は、その信頼関係のうえに他者からの刺激や体験を受け入れ、学習が進展するという大事な時期である。したがって、保育・保健に従事する者は、子どもと親をあわせて家族として対象を捉え、支援していくことが

大切であると考えられる。

❷ 家族と健康 ── 家族を中心とする健康支援

　家族は、その形成過程から、夫婦、そして生まれた子どもと両親が中心となるが、きょうだいや祖父母、その他、家族としての心情をもつ人も家族といえる。家族の定義は、その用いられる分野や時代によってもさまざまであるが、ここでは、「家族とは、絆を共有し、情緒的な親密さによって互いに結びついた、しかも、家族であると自覚している、2人以上の成員である」というフリードマンの定義[8]を採用する。これは、血縁や婚姻、同居を要件としておらず、支援を広く行っていく対象としての家族の基本概念である。

　家族の概念は、その国の歴史的、文化的背景により特徴づけられる。

　わが国では、歴史的に、子は「家を守る」という家制度が存在し、家族の自由が制限され、子育てや子ども観にも影響を与えてきた。しかし、戦後の新しい民法により、この半世紀は個々の家族成員の生活目的が重視され、多様な家族が増加してきた。1960年代からの高度経済成長期に入って、豊かな生活環境と価値観の多様化の中で、核家族化や少子化の傾向が強まり、生活習慣や生活スタイルが大きく変化してきた。それにともない、育児に不安や悩みを抱える親が増加し、支援の必要性がクローズアップされてきた。近年は、いちじるしい少子高齢社会となり、育児と高齢者介護を含む家族への支援が強く求められている。前述の、家族としての絆の共有や情緒的親密さを重視する広い家族の概念により、子どもや高齢者を含めた家族の支援を進めていくことが重要であると考えられる。

　一般に、家族の機能としては、子どもを生み育てる、経済的な保障、危険からの保護、健康生活と健康問題への対処、教育・社会化、愛情・幸福感の充足などがあげられ、これらは家族員の幸せのために、家族員自らが行う機能である。保育、保健、養護の専門的支援は、これらの家族の機能を支えるものであり、支援の基本として、家族全体を捉えていくことの重要性が示唆される。保育士等による保育は、「保護者の育児機能の低下を補うもの」という考え方ではなく、家族への支援として考えていきたい。

　子どもが家族、とくに母親による日常生活の世話の中で、自然に、生活行動を獲得し、それにともなう言語や情緒を交流させていくことにより、乳幼児期の重要な成長発達の課題が達成される。子どもの就寝・起床時間や気質の特徴が、母親の育児行動や生活パターンを左右することもある[9]。また、子どもの食事や睡眠、清潔などの基本的生活習慣、生活リズム、安全行動などは、親の習慣や行動特徴に大きく左右されているといわれる[10]。健康的な生活リズムと、偏食、肥満の発生や、身体活動などとの関係も示されている[11] [12]。したがって、子どもと親（保護者）がともに、健康習慣育成、よい生活リズムの形成、安全行動などの知識や方法を学び、健康で安全な生活の喜びを体得していくことは、非常に重要

なことである（具体的には、第6章や第8章等に述べられている）。

　子どもの病気やけがなどへの家族の対処能力を高めることは、子どもの健康と安全のために重要なことである。訴えや症状に関する一般的な知識や家庭でできる手当てについての知識・技術も必要であるが、その子どもの訴え方や症状の現れ方は、毎日生活をともにし、深い愛情を注いでいる母親やその他の家族のみが把握できるものもある。症状に対する手当ても、経験を積んで、わが子に適切な方法を身につけていくことができる。また、受診するタイミングの判断も大事であり、身近に受診できる医療施設や、相談者をもつことが大切である。受診を通して、医師や看護師からのていねいな説明やサポーティブな対応があれば、母親らの対処力は一層高められると思われる。家族の対処力としては、①早期発見、②医療支援を求める、③家庭での手当て、④療養の工夫、⑤家族の協力、をあげることができる。

　子どもが入院治療を必要としたり、退院しても、家庭や保育所・幼稚園等で長く医療的な観察や治療を必要とする場合は、特別な支援が必要とされる。子どもには治療や検査にともなう苦痛や、入院中は母親が付き添っていても、家や父親、きょうだいなどから離れて入院することが大きなストレスになる。親は子どもが病気になったことについての自責感や病状・治療についての不安、家族の生活パターンの変化などから大きな負担を感じ、支援を必要とする状況になる。また、小児がんや糖尿病など、長期にわたる疾患の場合は、親がショックを乗り越えて受容する過程や、周囲の人々の理解を求める過程での支援が必要とされる。このような支援には専門的な知識や技術が必要とされるが、身近に接する保育士等や看護師の配慮や温かいかかわりが何よりの支えとなる（詳細は第4章に述べられている）。

③ 保育・保健・養護に携わる人の家族へのかかわり

　ここまで述べてきたように、子どもと親（保護者）は家族として一体の存在であり、保育・保健・養護に携わる人の仕事というのは、そのまとまりを対象としたかかわりであることを、改めて述べたい。子どもは親に、また、親は子どもに影響を及ぼしながら、相互に発達していく力をもった存在である。子どもに起こった困難な事項は、親も困難を感じており、支援を求めている。たとえば、子どもが食事を半分も食べられないことは、子どもは食事を困難なものと感じ、そのようすを見る親は、不安と困難を感じているであろう。保育・保健にかかわる者は、子どもと親が、ともに健康的な食行動を獲得していけるようにかかわる必要がある。その子どもの状況をよく観察し、親が行っている食事の世話の方法、大事にしていることや気持ちを受けとめ、改善策を子ども・親と一緒に考え、ほめることを中心にかかわることにより、よい方向が見出されてくると思われる。親が子どもを叱ったり、強制したりすることなく、また、親が保育士等や看護師

等から批判や責めを感じることがないように気をつける必要がある。第1節で述べたケアリングのこころ（2ページ参照）をもって親子と温かくかかわり、配慮に満ちたかかわりを続ける中で、親の気づきや工夫が生まれ、子どもが力を発揮していくことが望まれる。

　「保育所保育指針」「幼保連携型認定こども園教育・保育要領」では「子育て支援」の章が設けられ、保育所等における子育て支援、および地域における支援について述べられている。保育所等における支援では、各地域や家庭の実態等を踏まえるとともに、保護者の気持ちを受け止め、相互の信頼性を基本に、保護者の自己決定を尊重することが重視されている。また、地域における支援では保育所等の専門性を生かした地域に開かれた支援の提供や、地域の関連機関等との連携による地域の人材との積極的な連携が勧められている。さらに新しい「保育所保育指針」「幼保連携型認定こども園教育・保育要領」では、保護者の就労状況、子どもの障害や発達上の問題、外国籍家庭など、特別な配慮が必要とされる家庭への個別支援、また虐待などの不適切な養育が疑われる家庭への支援などの重要性が強調されている。

　子どもの保育・保健にかかわる専門職として保育士等には、多様性が進む社会状況に配慮した、これまで以上にきめ細かい子育て支援のパートナーとしての役割が求められている。

第3節　子どもの保育に関する保健・福祉専門職 — 保育士・幼稚園教諭と他職種との連携

　保育の専門職は、保育所・幼稚園等のほか、児童厚生施設、児童養護施設、障害児施設等の児童福祉施設、病院の病棟や外来、その他、地域における子育て支援センター*4など、さまざまな場所で働き、多くの職域の専門家と連携して仕事を進めている。ここでは保育の専門職が連携、あるいは協働することの多い専門職について述べる。

【医師・嘱託医】保育所は児童福祉施設最低基準*5により嘱託医を、幼稚園は学校保健安全法により幼稚園医をおくことが義務づけられている。健康診断における疾病・異常の有無の診断を行う。保育中の病気や外傷の処置・対応について保育士や看護師等の相談に応じる。感染症発生時に対応を指示する。各施設では一般に「園医」とよばれている。

【歯科医師・歯科衛生士】各施設の計画*6により、歯および口腔の健康診断を行う。歯みがき指導について保育士等への指導も行う。歯科衛生士による虫歯や歯周病の予防指導が行われることもある。学校保健安全法（第23条）により、幼

＊4　子育て支援センターでは、地域の子育て家庭に対して、育児不安等についての相談指導、子育てサークルへの支援、保育サービスなどを行う。実施主体は市町村。

＊5　正式名称は、「児童福祉施設の設備及び運営に関する基準」。本書では、児童福祉施設が守るべき基準ということで、以前から使われている名称、児童福祉施設最低基準をそのまま使用している。

＊6　各施設の計画の具体的な内容は、第8章を参照のこと。

稚園から高校までの学校に、学校歯科医を設置するよう定められている。

【看護師・保健師】 1977（昭和52）年に、当時の厚生省児童家庭局から「対象乳児9人以上の場合は保健師または看護師を置く」との通達が出されてから、多くの看護職[*7]は0歳児保育の保育士の定員内に配置されているが、看護職を設置するという法的根拠はなく、各自治体の判断に任されている。しかし、乳幼児期は成長発達がいちじるしいこと、健康状態の変化やけがが起こりやすいこと、また、病児や障害児の保育へのニーズが高いことなどから、専門的な知識をもつ看護職に期待される役割が増大している[14) 15) 16)]。病気やけがなどの発生時の対応、さまざまな健康問題を抱える子どもへの個別的対応、異常の早期発見、早期治療への連携、感染症への対策、子どもと保護者に対する健康教育・保健指導が主な仕事である。また、職員の健康管理・保健指導を行っている。学校教育法により設置されている幼稚園から高等学校までの学校の養護教諭として勤務している者もいる。2004（平成16）年から、特別支援学校における医療的ケアを実施・指導するために、学校看護師の配置が進められている。なお、2008（平成20）年6月9日付、厚生労働省雇用均等・児童家庭局長通知（雇児発第0609001号）で、「病児・病後児保育の国庫補助事業」として事業を行う場合、保育士定員とは別に、看護師等（看護師、准看護師、保健師、助産師）を1名以上配置する、と定められた。

【調理員】 児童福祉施設最低基準により、保育所への設置が定められている。給食の調理と提供、食育の実践を担当している。ただし、調理業務の全部を委託する施設では、調理員をおかなくてもよい。

【栄養士・管理栄養士】 個人あるいは集団に対する食生活の改善や栄養管理を実施し、栄養指導、食事計画、食事管理を行う役割を担うが、保育所への設置は義務づけられていない。食育基本法（2005〈平成17〉年）により、学校、保育所等への食育の指導にふさわしい教職員の設置が提唱され、栄養士・管理栄養士に期待される役割が大きくなった。保育所における食育は、保育士、調理員、栄養士・管理栄養士、保健師、看護師等の全職員がその有する専門性を活かしながら、ともに進めることが重要とされている。また、2005（平成17）年に栄養教諭制度が発足し、幼稚園にもおくことができるようになっている。

【薬剤師・学校薬剤師】 薬剤師は、医師の処方箋に基づく調剤だけでなく、医薬品の開発・製造、流通、販売等、広い分野で活躍している。学校薬剤師は、学校保健安全法により、児童・生徒の学習環境の安全のために幼稚園から高等学校に配置され、照度・照明、換気、温・湿度、騒音、プール、給食設備、飲料水等の検査をし、環境の安全性を確保する役割を担っている。また、学校で使用する医薬品についての指導・助言を行う。保育所においても、このような薬剤師の機能の活用が望まれる。

【臨床心理士・カウンセラー・ケースワーカー】 発達上の問題、親子関係やその

*7 保健師、助産師、看護師を総称する職種のこと。

家族の問題などを子どもが敏感に受け止め、情緒や行動に気になる変化がみられることがある。また、親も、子どもの状態や家族関係、職場のストレス等から、育児に困難をきたしている状況がみられることがある。保育所・幼稚園等では「気になる子ども」「気になる保護者」と捉えているが、専門的な支援に結びつきにくいこともある。このような場合には、保護者と相談のうえ、児童相談所等を通して臨床心理士やカウンセラー[8]、ケースワーカー等の支援を得ることができる。幼稚園児や児童・生徒の場合は、教育委員会に設置されたスクールカウンセラー等の力を得ることができる。

【医療（病棟）保育士・医療保育専門士】「健やか親子21」における小児保健医療水準の維持・向上のための環境整備として、院内保育士の確保やプレイルームの整備が進められてきた。医療保育士は病棟や外来で働く保育士で、病児の日常生活の世話や遊びの支援など、保育所での業務に近い。医療保育専門士は、2007（平成19）年に日本医療保育学会が認定したより専門性の高い資格である。

第4節　子どもの保育を支える保健・福祉システム

　子どもの保育は、どのような保健、福祉のシステムの中に位置づけられているのであろうか。国が定めている法律やそれに基づく事業、自治体等がどのように運営しているのか、また、保育士等が担当する事業と他の事業との関係を知ることにより、自らの役割をより深く理解し、よい連携ができると思われる。

■1 子どもの保健・福祉の背景 — 人口動態、疾患等

　子どもの保健・福祉について過去をかえりみると、第二次世界大戦終結後は、児童福祉法（1947〈昭和22〉年）の制定、母子衛生対策要綱の決定により基本方針が打ち出されていたが、乳児死亡率[9]、周産期死亡率[10]、妊産婦死亡率[11]などが高く、改善されなければならない問題が山積していた。1965（昭和40）年の母子保健法では、それまでの児童と妊産婦を対象とする母子保健から、さらに対象を広げ、妊産婦になる前の女性の健康管理を含めた総合的な対策となった。また、厚生省（現、厚生労働省）から都道府県へ、そして都道府県保健所を中心に実施されていた事業が、次第に、さらに身近な市町村で実施されるよう、体制が整えられた。

　その結果、乳児死亡率は1980（昭和55）年に7.5、2017（平成29）年には1.9で、世界最低となっている（図1-1）。幼児死亡率（1～4歳）は、2000（平成12）年に30.6、2005（平成17）年に25.4、2010（平成22）年に22.1、2017（平成29）年17.8（同年齢の人口10万対）と改善されている。

　またUNICEFの調査では、日本の5歳未満の幼児死亡率（同年齢の人口千人対）

----

*8　災害の後遺症、いじめ、虐待、自殺などへの対応のために、ニーズが高まってきている。

*9　出生数1,000に対する生後1年未満の死亡。

*10　出生数と妊娠満22週以後の死産数を足したもの1,000に対する、妊娠満22週以後の死産数と早期新生児死亡数（生後1週未満の死亡数）を足したもの。

*11　出生数と死産数（妊娠満12週以後の産児の出生数）を足したもの10万件に対する、妊産婦の死亡数。

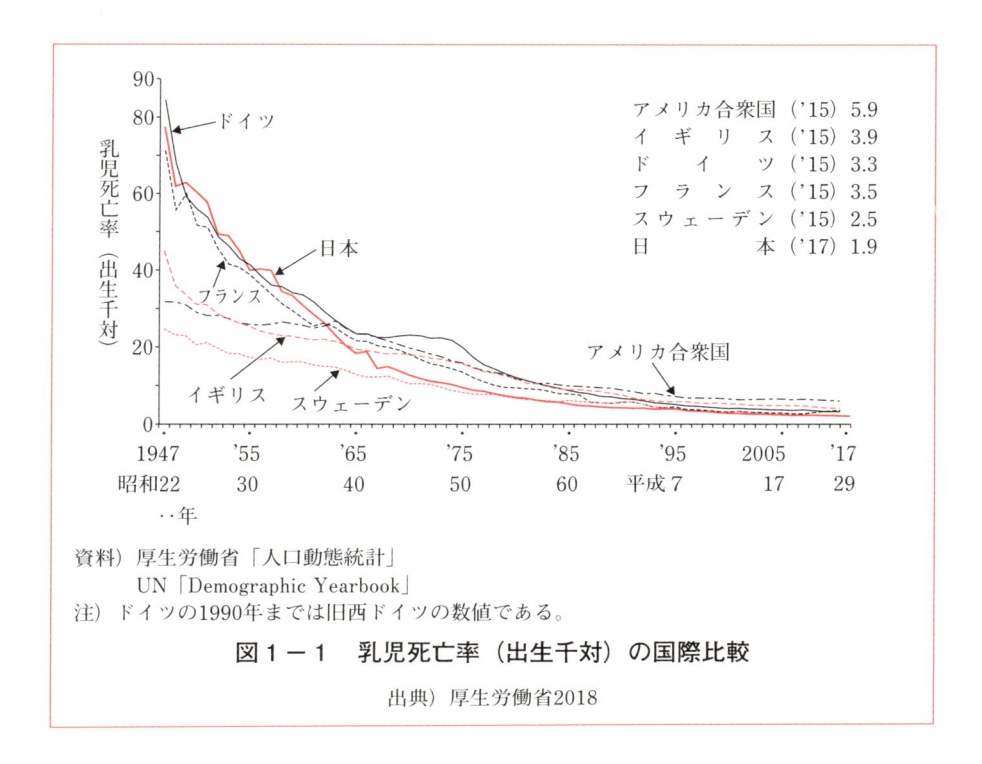

資料）厚生労働省「人口動態統計」
　　　UN「Demographic Yearbook」
注）ドイツの1990年までは旧西ドイツの数値である。

図１－１　乳児死亡率（出生千対）の国際比較

出典）厚生労働省2018

は2.6（2017年）となっており、アイスランド（2.1）、スロベニア（2.1）、フィンランド（2.3）に続く低い値になっている。

　周産期死亡率は、1980（昭和55）年に20.2、2017（平成29）年に3.5となり、減少は著明で国際的にも低いが、生後１週未満の早期新生児死亡に比べて、妊娠22週以後の死産が８割近くを占めていることは注目すべきことである。死産[*12]は、自然死産と人工死産に分けられ、ともに1965（昭和40）年ごろから減少しているが、1985（昭和60）年から人工死産が自然死産を上回り、2017（平成29）年には、人工死産11.0（出産千対）、自然死産10.1となっている。人工死産には満11週以前の人工妊娠中絶は含まれていない。人工妊娠中絶の総数は減少しており、2017（平成29）年には16万4,621件となっている。これは前年の16万8,015件より減少している。2017（平成29）年度の人工妊娠中絶実施率（女子人口千対）は6.4であった。望まない妊娠や経済的理由等による人工妊娠中絶、出生前診断により妊娠の継続を断念するケースなどが、人工死産に繋がっていると考えられ、医療・福祉・教育等の力を合わせた対策が今後も必要とされる。

　妊産婦死亡率（出産10万対）は、1980（昭和55）年は19.5であったが、1995（平成７）年に6.9、2005（平成17）年に5.7、2010（平成22）年4.1、2017（平成29）年に3.4と減少している。

　出生数は第二次ベビーブームの1973（昭和48）年の209万1,983人をピークに年々減少し、2005（平成17）年に106万2,530人となり、その後は、増減を

*12　死産は妊娠満12週以後の死児の出産であり、死産率は、出産（出生＋死産）千に対する率で表される。

くり返した。しかし2016（平成28）年には初めて100万人を割り込み97万6,978人となり、さらに2017（平成29）年には94万6,065人となった（図1－2、表1－1）。この少子化の背景には、婚姻数の減少（2017年60万6,866組、前年比1万3,665組減）や、以下に述べる合計特殊出生率が34歳以下の各年齢層階級（5歳階級別）すべてで前年に比べ低下していることがあげられる。経済

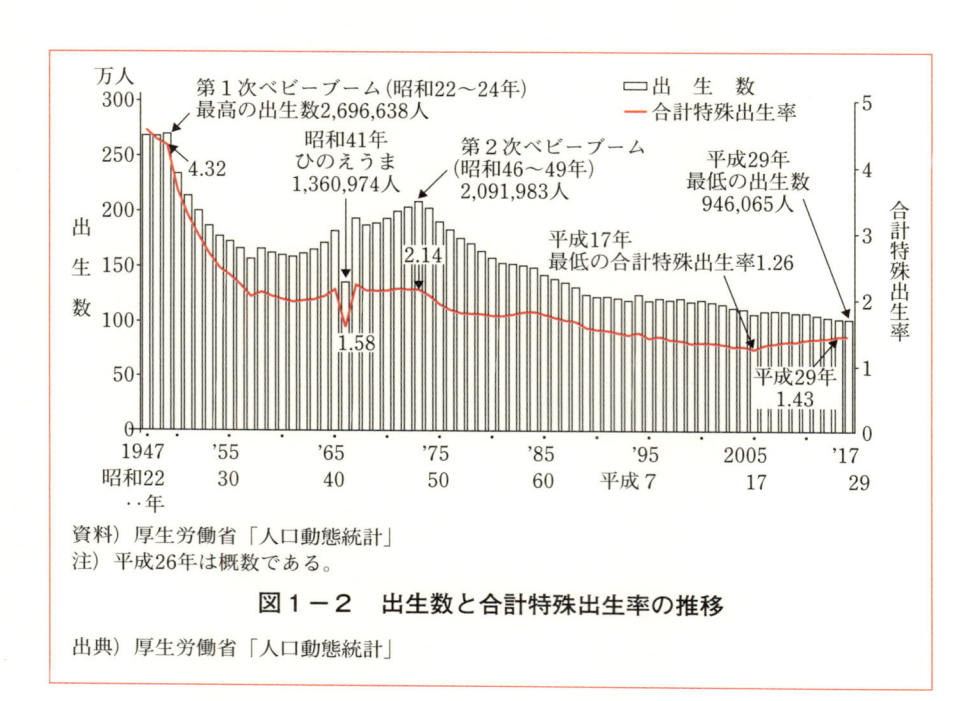

資料）厚生労働省「人口動態統計」
注）平成26年は概数である。

図1－2　出生数と合計特殊出生率の推移

出典）厚生労働省「人口動態統計」

表1－1　人口動態統計の概況

	実数		率	
	平成29年（'17）	28（'16）	平成29年（'17）	28（'16）
出生	946,065	976,978	7.6	7.8
死亡	1,340,397	1,307,748	10.8	10.5
乳児死亡	1,761	1,928	1.9	2.0
自然増減	△394,332	△330,770	△3.2	△2.6
死産	20,358	20,934	21.1	21.0
周産期死亡	3,308	3,516	3.5	3.6
婚姻	606,866	620,531	4.9	5.0
離婚	212,262	216,798	1.70	1.73

	平成29年（'17）	平成28年（'16）
合計特殊出生率	1.43	1.44

資料）厚生労働省「人口動態統計」

的な不安や価値観の多様化などが婚姻や出産を躊躇させる要因となっていると考えられる。

少子化を示す指標として、15歳から49歳までの女子の年齢別出生率を合計した合計特殊出生率が用いられている。これは、ひとりの女性が一生の間に生む子どもの数を示すと考えられるものである。世界の多くの国が少子化を経験しているが、アメリカ1.88（'12）、フランス2.10（'12）と回復している。日本は、2005（平成17）年に最低の1.26になったが、2012（平成24）年に1.41、2017（平成29）年に1.43となっているが、出生数は減少傾向をたどっている（図１－２）。

少子化により、将来の労働力人口・消費人口が減少し経済成長を期待できない、人口の高齢化が進み若い世代の負担が増大する、子ども同士の触れ合いが少なくなる、地域社会の活力が減退するなど、深刻な状況が生じてくると考えられている。少子化の原因としては、男女ともに晩婚化が進んでいること、女性の就労機会が増加する中で、子育て支援がさまざまな形で進められているものの、就業継続と子育てとの両立や、退職すると復職が困難であること、経済環境や居住環境の悪化などがあげられる。

近年の疾病の状況を、患者調査（厚生労働省）の受療率（表１－２）からみる

表１－２ 受療率（人口10万対） 2014（平成26）年

年齢 傷病分類	0歳		1－4歳		5－9歳		10－14歳	
	入院	外来	入院	外来	入院	外来	入院	外来
感染症及び寄生虫症（腸管感染症、結核を含む）	33	296↓	6	285↓	3	286↑	2	146↑
新生物	15	32↓	16	18	8	12	7	13
血液・造血器・免疫機構	3	19	3	9	3	5	1	7
内分泌・栄養・代謝	10	32	4	19	3	25↑	3	33↑
精神・行動	0	8	1	71↑	2	99↑	15	80↑
神経系	20	10	15	56↑	17	59	19	54↑
眼・付属器	2	94↓	1	123	1	185↑	1	127
耳・乳様突起	2	245↓	2	384	1	152	0	40
循環器系	13	12	4	6	2	8	3	15
呼吸器系（上気道感染症、肺炎、喘息を含む）	108	2287↓	59	3280↓	16	1529↓	7	692↓
消化器系（う蝕を含む）	10	154↑	7	434↓	5	896↓	5	464
皮膚・皮下組織	4	887↑	2	484↑	1	272↑	1	180↑
筋骨格系・結合組織	12	12	8	30	5	36	5	126
腎尿路生殖器系	20	23	5	23	3	17	3	12

出典）厚生労働省「患者調査 平成26年10月」 ↑↓は2011（平成23）年より明らかな増加・減少を示す（筆者により加筆）

表１−３　児童・生徒の疾患・異常被患率％　2017（平成29）年度

疾病・異常	幼稚園 5歳	小学校 6〜11歳	中学校 12〜14歳	高等学校 15〜17歳
視力0.1未満	24.5↓	32.5↑	56.3↑	62.3↓
耳疾患	2.3	6.2	4.5	2.6
鼻・副鼻腔疾患	2.9↓	12.8	11.3	8.6
むし歯（う歯）	35.5↓	47.1↓	37.3↓	47.3↓
アトピー性皮膚炎	2.1	3.3	2.7	2.3
心電図異常	−	2.4	3.4	3.3
蛋白尿検出の者	1.0	0.9	3.2	3.5
尿糖検出の者	−	0.06	0.14	0.21
ぜん息	1.8↓	3.9	2.7	1.9

出典）文部科学省「学校保健統計調査」

と、急性上気道感染症やぜん息を含む呼吸器系の疾患が入院、外来ともにもっとも多く、皮膚・皮下組織がこれに続いている。これらの傷病群では４歳児までの年少児が、外来で多く受療していることが分かる。主な症状は「鼻がつまる・鼻汁が出る」「せきやたんが出る」「熱がある」「かゆみ」「発疹」などである。本調査は３年に一度の調査であり、2014（平成26）年の結果を2011（平成23）年と比較してみると、全体的には外来での受診率が減少しているが、「皮膚・皮下組織」が各年齢層で共通して上昇しているほか、「精神・行動」も０歳児を除くすべての年齢層で上昇している。これらは、家庭における予防医学や“気になる”症状等の情報が浸透していると同時に、多くの子どもが近隣の医療機関に比較的早期に受診できている状況を示すとも考えられ、医療機関の所在や治療の内容などについて、保護者が適切な情報を得て、よりよい選択ができるように支援することがますます重要となってきている。

　次に、学校保健統計調査（文部科学省）（表１−３）からみると、多くの疾病・異常は徐々に減少しているか、ほぼ横ばいとなっている。ただし耳疾患は小学生、中学生、高校生で若干の増がみられる。近視とむし歯は、現在もなお被患率が高い疾患である。近視は2017（平成29）年度において、幼稚園、高校生で若干の減がみられるが、小学生、中学生で増加している。

　一方、むし歯は、1985（昭和60）年ごろには、幼稚園児で80％を越し、小学生以上は90％を越していたが、各年齢群ともこの約20年間に30〜40％減少し、2017（平成29）年度には、高校生で47.3％で、年々減少している。むし歯予防の進歩、関係者の指導と子ども・家族の努力の成果をみることができる。

　子どもの死亡率は、年々減少しているが、死因は年齢階級により大きく異なり、

表1－4　子どもの死因順位第5位までの死亡率（人口10万対）　2017（平成29）年

年齢	1位		2位		3位		4位		5位	
	死因	死亡率	死因	死亡率	死因	死亡率	死因	死亡率	死因	死亡率
0歳	先天奇形、変形及び染色体異常	67.1 (36.1)	周産期に特異的な呼吸障害等	24.9 (13.4)	不慮の事故	8.1 (4.4)	乳幼児突然死症候群	7.3 (3.9)	胎児及び新生児の出血性障害等	6.8 (3.6)
1～4	先天奇形、変形及び染色体異常	4.6 (25.7)	不慮の事故	1.8 (10.1)	悪性新生物	1.5 (8.7)	心疾患	0.8 (4.8)	肺炎	0.6 (3.5)
5～9	悪性新生物	1.4 (21.4)	不慮の事故	1.2 (17.1)	先天奇形、変形及び染色体異常	1.0 (14.5)	心疾患	0.3 (4.6)	その他の新生物	0.2 (3.4)
10～14	自殺	1.9 (22.9)	悪性新生物	1.8 (22.7)	不慮の事故	0.9 (11.7)	先天奇形、変形及び染色体異常	0.7 (8.5)	心疾患	0.4 (4.6)
15～19	自殺	7.8 (39.6)	不慮の事故	3.9 (20.0)	悪性新生物	2.1 (10.8)	心疾患	1.0 (5.3)	先天奇形、変形及び染色体異常	0.4 (2.0)

出典）厚生労働省「人口動態統計」　（　）内の数字は、それぞれの年齢別死亡数を100としたときの割合（%）

順位が変化している（表1－4）。乳幼児期においては、先天奇形や周産期に特異的な疾病・異常が1、2位を占め、不慮の事故、乳幼児突然死症候群（SIDS）と続いている。SIDSは、かつては先天奇形や周産期に特異的な呼吸障害等に並ぶ、乳幼児の死亡の大きな要因のひとつとなっていたが、うつぶせ寝の禁止等による窒息の予防、母乳育児の推奨、禁煙指導などにより、2014（平成26）年にはSIDSによる死亡率14.4（出生10万対）、死亡数145人であったものが、2017（平成29）年では死亡率7.3、死亡数69人に減少している。今後とも予防のための指導を徹底することで、SIDSによる乳幼児死亡の減少が望まれる。

❷ 母子保健対策・次世代育成支援

1）親子の健康のための対策

　わが国の小児保健活動は、健康な子どもを生み育てることを中心に、母子保健法（1965〈昭和40〉年）に基づく母子保健施策として思春期から妊娠、出産、新生児期、乳幼児期を通して行われ、学童期以降は学校保健として、学校教育法（1947〈昭和22〉年）、学校保健法（1958〈昭和33〉年、2008〈平成20〉年に学校保健安全法と名称変更）により実施されてきた。そして、2000（平成

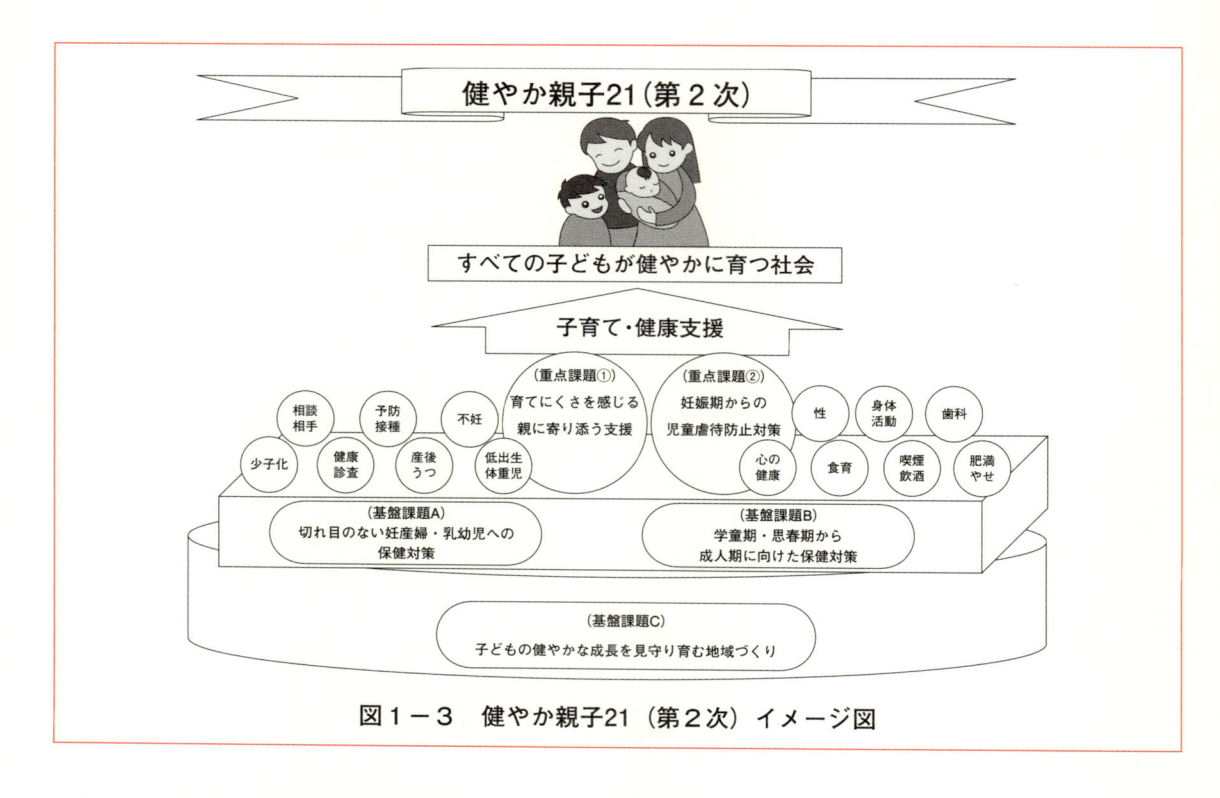

図1-3　健やか親子21（第2次）イメージ図

12）年には、20世紀の母子保健施策の成果を踏まえ、21世紀に残された課題として、妊産婦死亡や乳幼児の事故死の予防、思春期の健康問題、児童虐待、小児医療や地域母子保健活動の水準の維持・向上などを盛り込み、関係機関や団体が一体となって推進する国民運動計画として「健やか親子21」が策定され、2005（平成17）年、2009（平成21）年の中間評価により、おもな目標（2014〈平成26〉年）が示された。「親子の心の問題への取り組み」「虐待による死亡数の低減」「不慮の事故死亡率の半減」「妊娠中・育児期間中の両親の自宅での喫煙をなくす」などを中心とする69指標（74項目）について2013（平成25）年11月に行われた最終評価では、「児童虐待による死亡数の減少」は不変、「10代の自殺率の減少」「極低出生体重児・低出生体重児の割合の減少」は悪化していた。2015（平成27）年度から10年後の姿を描いて取り組まれる「健やか親子21（第2次）」では、「すべての子どもが健やかに育つ社会」を目指して、3つの基盤課題と2つの重点課題が掲げられている（図1-3）。

　母子保健施策の内容は、健康診査、保健指導、療養援護、医療対策に大別され、思春期から、妊娠、出産、乳幼児期における事業が示されている（図1-4）。これらの事業は、医師や歯科医師、保健師・看護師、栄養士等により実施される部分が多いが、2001（平成13）年度から、1歳6か月児と3歳児健康診査において心理相談員や保育士が加えられ、育児不安などに対する心理相談や親子のグループワークなどの育児支援対策を強化することになった。2005（平成17）年

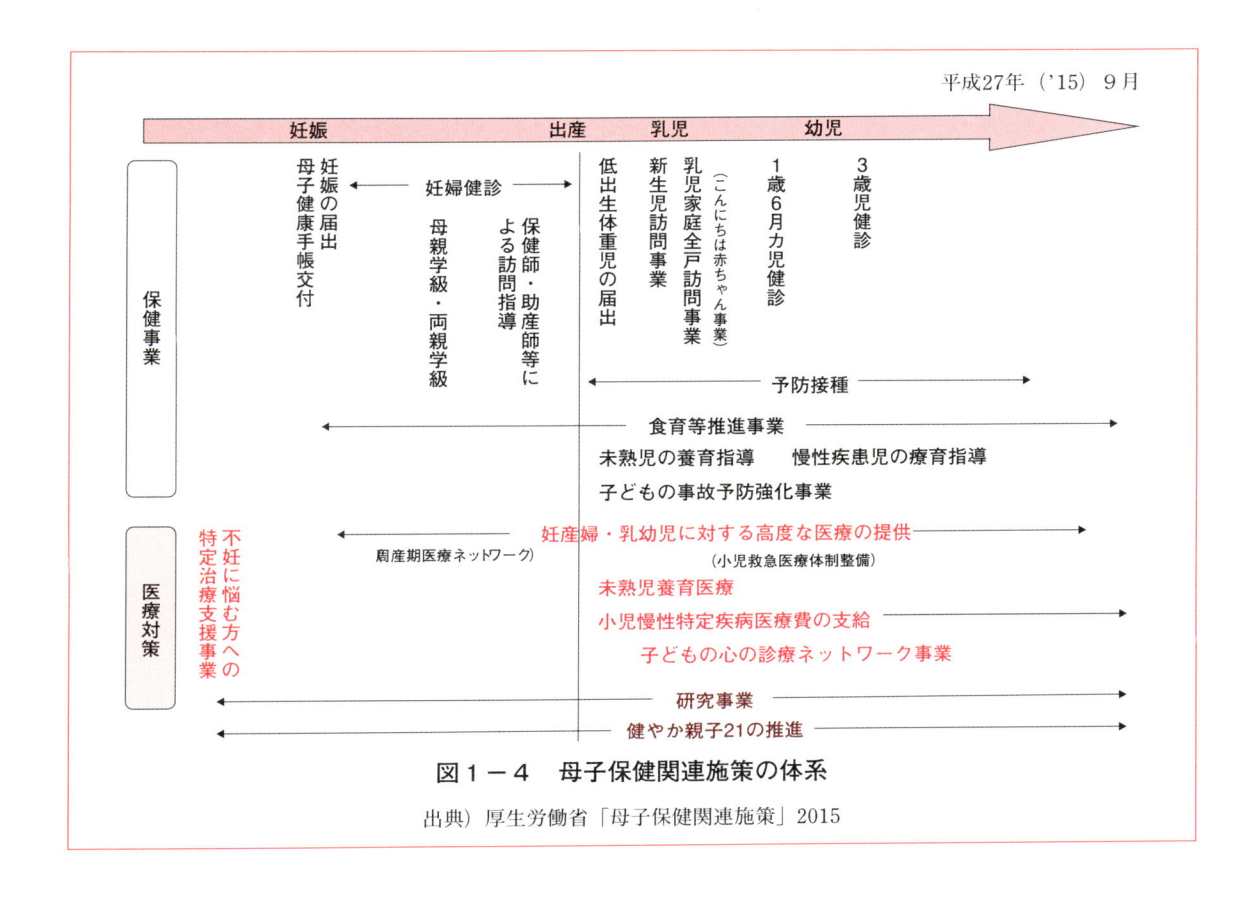

図1-4　母子保健関連施策の体系

出典）厚生労働省「母子保健関連施策」2015

度からは、発達障害者支援法の施行にともない、乳幼児健康診査に際して、対象児の発達障害の早期発見に留意することとされている。また、「こんにちは赤ちゃん事業」「子どもの事故予防強化事業」「食育の推進」等においても、子どもや親にかかわる医療者、教職員、保育士、栄養士、さらに家族や住民を含めて進めるよう示されている。保健師等による訪問指導は、妊娠中から、新生児、未熟児、その親に対して、期間にとらわれず、必要に応じて行うことが奨励されている。

２）少子化・子育て支援

　急速な少子化の進行や女性の社会進出など、子どもを取り巻く環境の変化に対応するため、1994（平成６）年に「今後の子育て支援のための施策の基本的方向について」（エンゼルプラン）が、1999（平成11）年には「重点的に推進すべき少子化対策の具体的実施計画について」（新エンゼルプラン）が策定された。しかし、これらの対策は保育サービスを中心とするものであり、少子化の進展に歯止めをかけることができなかった。少子化対策の抜本的な拡充、強化、転換を図るために、2004（平成16）年に「子ども・子育て応援プラン」が策定され、「子どもが健康に育つ社会」「子どもを生み、育てることに喜びを感じることのできる社会」への転換を目指し、10年後の姿を展望しながら、2009（平成21）

年までの5年間に講ずる施策と目標が掲げられた。

　その後、2005（平成17）年に合計特殊出生率が1.26（過去最低）となり、少子化対策をさらに強化するために、「新しい少子化対策について」（2006〈平成18〉年）がまとめられ、「家族の日」「家族の週間」など身近なものや、生後4カ月までの全戸訪問（こんにちは赤ちゃん事業）を含む、妊娠・出産から高校・大学生にわたる総合的な子育て支援策が示された。2006（平成18）年の日本の将来推計人口に示された厳しい見通しに対処するため、2007（平成19）年12月に「子どもと家族を応援する日本」重点戦略として、「若者や女性、高齢者の労働市場参加の実現」と「国民の希望する妊娠や出産・子育ての実現」の同時達成を目指し、働き方の見直しによる仕事と生活の調和（ワーク・ライフ・バランス）と、多様な働き方に対応した保育サービス等、少子化の抜本的な解消に向けた対策が示された。2008（平成20）年2月には、希望するすべての人が安心して子どもを預けて働くことができる社会を実現するため、子どもの健やかな育成に社会全体で取り組むために「新待機児童0作戦」が発表された。

　2010（平成22）年1月に策定された少子化社会対策大綱「子ども・子育てビジョン」では、基本的な考え方は、「社会全体で子育てを支える」「『希望』がかなえられる」であり、3つの大切な姿勢として、①生命（いのち）と育ちを大切にする、②困っている声に応える、③生活（くらし）を支える、があげられ、政策は4本柱と12の主要施策（図1−5）である。

　2012（平成24）年8月には、「社会保障と税の一体改革」に組み込まれて、「子ども・子育て関連3法」が同時に成立した。「子ども・子育て支援法」「就学前の子どもに関する教育、保育等の総合的な提供の推進に関する法律の一部を改正する法律」と、これらの法律の施行にともなう関係法律の整備等に関する法律である。これらの法律は、子ども・子育て支援新制度として幼児期の学校教育・保育、地域の子ども・子育て支援を総合的に推進する趣旨の下に、①認定こども園制度の改善、②認定こども園・幼稚園・保育所を通じた共通の給付（施設型給

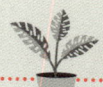 **コラム1-1** 母子健康手帳

　1942（昭和17）年に「妊産婦手帳」としてはじまり、1948（昭和23）年に「母子手帳」、1966（昭和41）年から「母子健康手帳」となった。

　「母子健康手帳」は、市町村が妊娠の届出をした者に対して交付するものである。その中身は、妊娠中の経過、乳幼児期の健康診査の記録、予防接種の記録、乳幼児身体発育曲線、自由記述を含む育児に関する一貫した記録であるとともに、日常生活上・育児上の注意、妊産婦・乳幼児の栄養摂取方法、予防接種に関する情報などが含まれ、乳幼児の保護者に対する育児の指導書でもある。

　これまで、新しいデータによる記述や、課題に対応する内容が加えられ、改正が重ねられてきた。2017（平成29）年に改正された母子健康手帳が、最新のものである。

子どもと子育てを応援する社会	家族や親が子育てを担う《個人に過重な負担》 社会全体で子育てを支える《個人の希望の実現》
	●子どもが主人公（チルドレン・ファースト） ●「少子化対策」から「子ども・子育て支援」へ ●生活と仕事と子育ての調和

基本的考え方	1 社会全体で子育てを支える ○子どもを大切にする ○ライフサイクル全体を通じて社会的に支える ○地域のネットワークで支える	2 「希望」がかなえられる ○生活、仕事、子育てを総合的に支える ○格差や貧困を解消する ○持続可能で活力ある経済社会が実現する

3つの大切な姿勢	○生命（いのち）と育ちを大切にする	○困っている声に応える	○生活（くらし）を支える

目指すべき社会への政策4本柱と12の主要施策

1．子どもの育ちを支え、若者が安心して成長できる社会へ
（1）子どもを社会全体で支えるとともに、教育機会の確保を
　・子ども手当の創設
　・高校の実質無償化、奨学金の充実等、学校の教育環境の整備
（2）意欲を持って就業と自立に向かえるように
　・非正規雇用対策の推進、若者の就労支援（キャリア教育・ジョブ・カード等）
（3）社会生活に必要なことを学ぶ機会を
　・学校・家庭・地域の取組、地域ぐるみで子どもの教育に取り組む環境整備

2．妊娠、出産、子育ての希望が実現できる社会へ
（4）安心して妊娠・出産できるように
　・早期の妊娠届出の勧奨、妊婦健診の公費負担
　・相談支援体制の整備（妊娠・出産、人工妊娠中絶等）
　・不妊治療に関する相談や経済的負担の軽減
（5）誰もが希望する幼児教育と保育サービスを受けられるように
　・潜在的な保育ニーズの充足も視野に入れた保育所待機児童の解消（余裕教育の活用等）
　・新たな次世代育成支援のための包括的・一元的な制度の構築に向けた検討
　・幼児教育と保育の総合的な提供（幼保一体化）
　・放課後子どもプランの推進、放課後児童クラブの充実
（6）子どもの健康と安全を守り、安心して医療にかかれるように
　・小児医療の体制の確保
（7）ひとり親家庭の子どもが困らないように
　・児童扶養手当を父子家庭にも支給、生活保護の母子加算
（8）特に支援が必要な子どもが健やかに育つように
　・障害のある子どもへのライフステージに応じた一貫した支援の強化
　・児童虐待の防止、家庭的養護の推進（ファミリーホームの拡充等）

3．多様なネットワークで子育て力のある地域社会へ
（9）子育て支援の拠点やネットワークの充実が図られるように
　・乳児の全戸訪問等（こんにちは赤ちゃん事業等）
　・地域子育て支援拠点の設置促進
　・ファミリー・サポート・センターの普及促進
　・商店街の空き店舗や学校の余裕教室・幼稚園の活用
　・NPO法人等の地域子育て活動の支援
（10）子どもが住まいやまちの中で安全・安心にくらせるように
　・良質なファミリー向け賃貸住宅の供給促進
　・子育てバリアフリーの推進（段差の解消、子育て世帯にやさしいトイレの整備等）
　・交通安全教育等の推進（幼児二人同乗用自転車の安全利用の普及等）

4．男性も女性も仕事と生活が調和する社会へ（ワーク・ライフ・バランスの実現）
（11）働き方の見直しを
　・「仕事と生活の調和（ワーク・ライフ・バランス）憲章」及び「行動指針」に基づく取組の推進
　・長時間労働の抑制及び年次有給休暇の取得促進
　・テレワークの推進
　・男性の育児休業の取得促進（パパ・ママ育休プラス）
（12）仕事と家庭が両立できる職場環境の実現を
　・育児休業や短時間勤務等の両立支援制度の定着
　・一般事業主行動計画（次世代育成支援対策推進法）の策定・公表の促進
　・次世代認定マーク（くるみん）の周知・取組促進
　・入札手続等における対応の検討

図1－5　「子ども・子育てビジョン」（平成22年1月29日閣議決定）

付）、および小規模保育等への給付（地域型給付）の創設、③地域子ども・子育て支援（延長保育事業、病児・病後児保育事業や放課後児童クラブ等）の充実、④子ども・子育て会議の設置、を主な内容とするものであり、2015（平成27）年4月から施行されている。さらに2019年からは子ども・子育て支援新制度として、子どものための教育・保育給付、地域子ども・子育て支援事業等の子ども・子育て支援の量・質の充実を図る施策が打ち出されている。

　また2015年3月には歯止めのかからない少子化傾向の改善を目的に、新たな少子化社会対策大綱が策定された。この新たな大綱では、従来の少子化対策の枠組みを超えて、新たに結婚の支援を加え、子育て支援策の一層の充実、若い年齢での結婚・出産の希望の実現、多子世帯への一層の配慮、男女の働き方改革、地域の実情に即した取り組み強化の5つの重点項目を設けている。

　これらの制度の実施のためには保育士の大幅な増員が求められるとともに、幼稚園教諭と保育士の資格をあわせ持つ保育専門職も必要とされる。

　このように、近年の母子保健対策は、少子社会における母子保健という特徴が大きく、育児支援や若者のライフスタイルへの支援が大きな部分を占めるようになっている。保育も少子化対策において、多様な場面で、多様な役割が期待されている。保育と保健は、ともに子どもと家族の健康と安全に向けられた活動であり、これらさまざまな施策の実施において重要な役割が期待される。

*13　イスラム教では微量であってもアルコールを含む食材（通常の醤油，みりんなど）や豚由来の動物性原材料を含む食材を使用することは禁じられている。

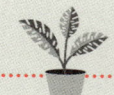 ## コラム1-2 多様性（ダイバシティー）への対応

　近年、グローバル化の進展により、日本国内の在留外国人数は260万人を超え、それに伴い保育所を利用する外国籍の子どもやその家族も増加している。外国籍の家庭にとって日本における子育ては、ことばや文化の違いから、保護者にとっても子どもにとっても決して簡単なことではない。また保育所に子どもが入所する場合でも、保護者、保育所ともに生活習慣、コミュニケーション、病気時の対応などさまざまな課題に直面しているようだ。たとえば食事*13や行動などの文化や宗教上の違いをどのように受け入れ、集団生活のなかでどこまで個別に対応するかなど、保育現場で苦慮している声をよく耳にする。また、地方によっては保育所が外国籍の子どもを受け入れる際の行政の相談窓口や通訳サポーターなど支援体制が十分とはいえない現状もある[18]。

　その一方で、各種言語のパンフレットや宗教食などに対応している保育所もみられる。また、外国籍家庭の日本での子育てを支援するためのホームページ（「外国人住民のための子育て支援サイト」（運営：公益法人かながわ国際交流財団）http://www.kifjp.org/child/、「外国出身保護者のための支援サイト」（運営：山形大学基盤教育院）http://www.renrakucho.net/index.shtml）なども増えてきている。

　大切なことは、常に相手の文化・宗教を尊重し、ていねいなコミュニケーションをとることを心がけることで、自分自身の文化的感受性を高め、異文化を知る保育者として自らを育成していこうとする姿勢であろう。こうした姿勢は同時に、職場における保育者間の相互理解への配慮や、外国人だけでなく多様な背景をもつ人々を理解することにもつながっていく筈である。

＜実習のための課題＞

1．この章で学んだことと、保育に関する授業科目で学んだこととの共通点や相違点について整理し、保育と保健の協働について話し合ってみましょう。

2．『国民衛生の動向』や『国民の福祉の動向』などを用いて、わが国の人口や保健、医療、福祉に関する実態や施策について、理解を深めましょう。

3．各自の母子健康手帳について、記載されている情報や、健康記録の内容を確認しましょう。そして、どのような施策に基づくものか、保育にどのように役立つかを考えましょう。また、最新の母子健康手帳の内容を確認しましょう。

4．保育所等の実習や見学の際に、看護師、保健師、栄養士等に会い、仕事の実際について話を聞かせてもらいましょう。

5．「子ども・子育てビジョン」「子ども・子育て支援法」の内容について理解を深めましょう。わが国の少子化の原因や、少子化対策について話し合いましょう。

6．各自の出身県や市区町村のホームページに、どのような健康、福祉、子育てに関する情報が掲載されているか、調べてみましょう。

【引用文献】

1）保育所保育指針．厚生労働省　2018.

2）幼稚園教育要領．文部科学省　2018.

3）森上史朗，小林紀子，若月芳浩編．第1章　保育とは何か．最新保育講座1　保育原理．京都：ミネルヴァ書房　2009.

4）第28回日本看護科学学会学術集会メインテーマ「ケアリング・サイクルと看護科学」（会長：安酸史子，福岡市）2008年12月.

5）小林登．こどもは未来である．東京：医学情報サービス　1997.

6）Bowlby, J. Attachment and loss. New York: Basic Books. 1969.

7）Klaus, M.H. & Kennell, J.H. Maternal-infant bonding:The impact of early separation or loss on family development. Mosby co. 1976.（竹内徹，柏木哲夫訳.

母と子のきずな− 母子関係の原点を探る．東京：医学書院　1979.）

8）Friedman, M.M. Family Nursing, Theory and Practice. Appleton & Lange. 1992.

9）鈴木美枝子，平岩幹男，江藤隆．幼児の就寝・起床時刻が母親の生活と養育態度に及ぼす影響．小児保健研究．2011；70（4）：495-505

10）入谷仁士，宮田晴美，宮田康三．幼児の朝食摂取習慣の要因について−母親の生活習慣と家族構成を中心として．教育保健研究．2008；15：1-6.

11）白木まさ子，大村雅美，丸井英二．幼児の偏食と生活環境との関連．民族衛生．2008；74（6）：279-289.

12）住吉智子，竹村眞理，渡邊タミ子．日本における幼児肥満の生活習慣に関する文献研究−1997年から2007年より．新潟大学医学部保健学科紀要．2008；9（1）：227-234.

13）厚生労働省編．保育所保育指針解説書．東京：フレーベル館　2018.

14）荒木暁子，遠藤巴子，羽室俊子，佐藤秋子，三好順子．岩手県の保育園保健の実態と看護職の役割．岩手県立大学看護学部紀要．2003；5：47-55.

15）村上慶子，西垣佳織，上別府圭子．東京都23区内の保育所における保健活動と看護職の役割に関する実態調査．小児保健研究．2009；68（3）：387-394.

16）長尾史英，柄沢邦江，塩原智子，神澤絢子，脇坂幸子．看護職未配置保育所における保健業務の遂行状況と必要性の認識．小児保健研究．2011；70（4）：529-534

17）厚生労働統計協会．国民衛生の動向　2015／2016．東京：厚生労働統計協会　2015：75

18）社会福祉法人日本保育協会，保育の国際化に関する調査研究報告書−平成20年度−，pp.37．2009

【参考文献】

・厚生労働統計協会．国民衛生の動向　2014／2015．東京：厚生労働統計協会　2014.

・代表／森上史朗監修．最新保育資料集2014．京都：ミネルヴァ書房　2014.

・全国保育団体連合会・保育研究所編．保育白書2014年版．東京：ちいさいなかま社　2014.

〈学習のポイント〉
①子どもの成長発達の基本について理解する（第1節）。
②子どもの生理的機能について理解する（第2節）。
③子どもの知能・言語・情緒・社会性の発達について理解する（第3節）。
④子どもの成長発達の評価方法について理解する（第4節）。
⑤子どもの発達支援の基本について理解する（第5節）。

第1節　子どもの成長発達

1 成長発達とは

1）成長発達にかかわる用語の定義

　乳幼児期はめざましい成長発達の時期であり、年齢を追って身体の面でも精神・情緒面でも絶えず変化している。これらの変化の特徴を知ることは、子どもにかかわる専門家にとって、対象を理解し、アセスメント（評価、査定）し、かかわるための重要な基準となる。この変化する現象についての用語にはいくつかあり、一般的には次のように定義されている。

【成長 growth】長さや重さなど、計測可能な形態的変化をさす。身体発育と同義に用いられる。重さや長さといった単一の尺度によって測定された値が、次第に大きくなっていく。

【発達 development】機能の巧みさや、能力の増加。機能が成熟していく過程における質的変化をさす。単一の尺度によって進むのではなく、むしろ分化の問題である（Brower TGR,1978）。

【発育】成長と同義に身体的な面での変化のことをさしたり、成長発達を含めた広い概念として用いられたりする。

【成熟】人間の体や心が十分に成育すること（広辞苑 第六版）。人として遺伝的因子に基づいて成長発達をとげる側面を、成熟（maturation）という。

【学習】過去の経験のうえに立って、新しい知識や技術を習得すること。広義には精神・身体の後天的発達をいう。行動が経験によって、多少とも持続的な変容を示すこと。

2）成長発達の一般的原則

　子どもの成長発達の過程には、さまざまな変化がある。そして、その変化は次にあげるようないくつかの原則に基づき、連続的に生じている。

（1）成長発達の順序

　成長発達は大部分が秩序正しく一定の順序で進む（22ページ、図2－1）。

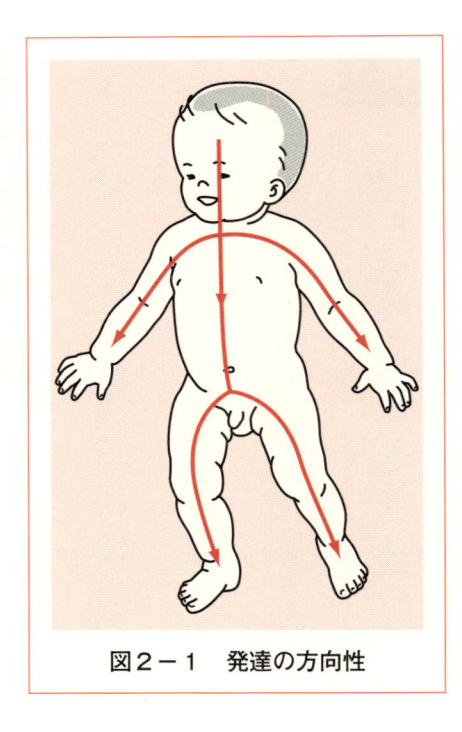

図2-1　発達の方向性

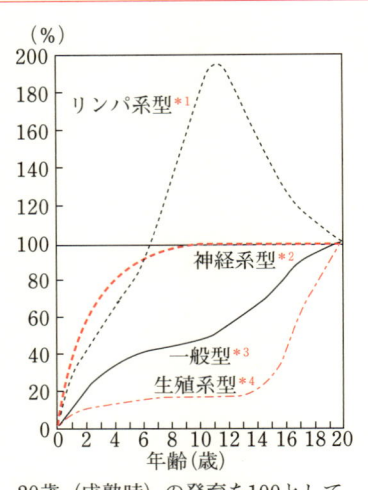

(%)

200
180　リンパ系型*1
160
140
120
100
80　　　神経系型*2
60
40　　　　一般型*3
20　　　生殖系型*4
0　2　4　6　8　10 12 14 16 18 20
年齢(歳)

20歳（成熟時）の発育を100として、臓器や組成による成長のパターンを示したもの。

図2-2　Scammonの発達曲線による全身各臓器の発育パターン（1930年）

＊1　免疫能に関連する胸腺、リンパ組織やリンパ節など。出生直後から増加し、12〜13歳でピークに達し、思春期以降は成人とほぼ同等になる。

＊2　脳と頭径、脊髄、視覚器など。脳重量は出生直後から乳幼児期に急速に増加し、4〜5歳までに成人の80〜90％までになる。

＊3　身長・体重、臓器など。乳幼児期に急速に発達し、第二次性徴にともなって第2のスパートがあり、思春期ごろに成人とほぼ同等になる。

＊4　陰茎や睾丸、子宮や卵巣など。思春期から急速に発達し、これらの臓器の発達にともない、性ホルモンの分泌も増す。

・頭部から脚部の方向（頭尾方向）
・身体の中心部から末梢の方向（近遠方向）
・単純（未分化）から複雑（分化）の方向

（2）成長発達の進行

　成長発達は連続的であるが、常に一定の速度で進行しているのではない（図2-2）。

　年齢により発育速度の違いがあり、胎児期から乳児期がもっとも早く、思春期にも発育のピークがある。また、器官によっても発育速度の違いがみられる。神経系がもっとも早く、生殖系がもっとも遅く発育する。

（3）成長発達の時期

　ある臓器や機能の成長発達には重要な時期があり、それを「臨界期（critical period）」という。その時期の環境の変化や刺激が、その後の発達に重大な影響を及ぼす。例として、胎内でのウイルス感染や薬物を含む化学物質の影響により、先天的な障害を生じることが知られている。また、ことばの発達や親との愛着形成など、成長発達の臨界期がそれほど厳密ではなく、可逆的である（変化しうる）場合を、「感受期（sensitive period）」という。

（4）成長発達の環境との相互作用

　成長発達には個人差があり、遺伝的因子と環境との相互作用の中で生じる。

　成長発達に影響する因子には、以下のようなものがある。

【遺伝因子】民族、家族、性別

【環境因子】自然環境（気候、風土、環境汚染物質など）、社会的環境（文化、経済、戦争など）、家庭環境（住居・玩具などの物的環境、親・きょうだい・祖父母などの人的環境・養育態度）

　家族であれば同じような生活をしていることから、同じような環境因子が影響するため、成長発達への影響も近似してくる。生活習慣病が家族性（家族内）に発症しやすいのは、同じような遺伝的因子をもつうえに、同じような環境因子の影響を受けやすいからである。

　また、環境因子は、先に示したさまざまな環境が、子どもの栄養や生活リズム、内的因子である種々のホルモン、発達に必要な刺激、精神的安定性などと関連しながら成長発達に影響を与える。

3）胎生期

　受精によって生命活動を開始した個体は、細胞分裂をくり返しながら母親の体内の安定した環境下で約40週間を過ごす。受精から着床までの約10日間を細胞期、着床から8週間ごろを胎芽期、それ以降、出生までを胎児期という。

　胎生期[*5]は受精から出生までの期間を総称するもので出生前期ともいい、細胞分裂をくり返している時期であり、感染、ストレス、栄養状態やまわりの環境の影響を受けやすい時期でもある。また、この時期にはさまざまな臓器が形成され、形成異常による先天奇形は、この時期に生じる。

　胎内で発育した胎児は出生し、乳児期から幼児期へ、そして学童期、青年期と年を重ね、成長していく（24ページ、図2－3）。

4）子どもの発達の特徴

　乳幼児期には、形態的成長はもとより、粗大運動[*6]、微細運動[*6]、生理機能、情緒・言語・日常生活行動などの心理・社会性の発達が急激に進む時期である。

　子どもの発達は、外的刺激を受け、子ども自身が環境と相互作用し、何かをしたいという欲求をもち、くり返し学習して獲得されていくものである。よって、形態的成長と運動、情緒・社会性などの発達は密接に関連しており、さまざまな成長発達の領域が関連し合い、らせん状に連続して進む。これらの発達は子どもが生きていくための基盤となるもので、生活行動の獲得に影響を与えるものでもある（25ページ、表2－1）。

2 形態的成長

　3kg程度で出生した子どもの体重は、生後3～4か月で約2倍、1年で約3倍になる。出生時平均50cm足らずであった身長は、1～1年半で約1.5倍、4年で2倍となる。この時期が生涯のうちで、もっとも成長のいちじるしい時期である。体重・身長の成長を評価するには、増加の状態のみならず、体重・身長のバランス（体格）をみることも大切である（32ページ、本章「第4節　子ども

*5　受精卵が母体内で発生し、胎児として発育してから生みだされるまでの時期。胚、すなわち胎児の母体内（胎内）での発育中は、胎盤を通じて、へその緒（臍帯）の血管と母体組織の血管との間で酸素や栄養、二酸化炭素や不要物の交換を行う。

*6　粗大運動とは全身の大きな動きを指し、微細運動は手指の巧緻運動（こまかな動き）を指す。

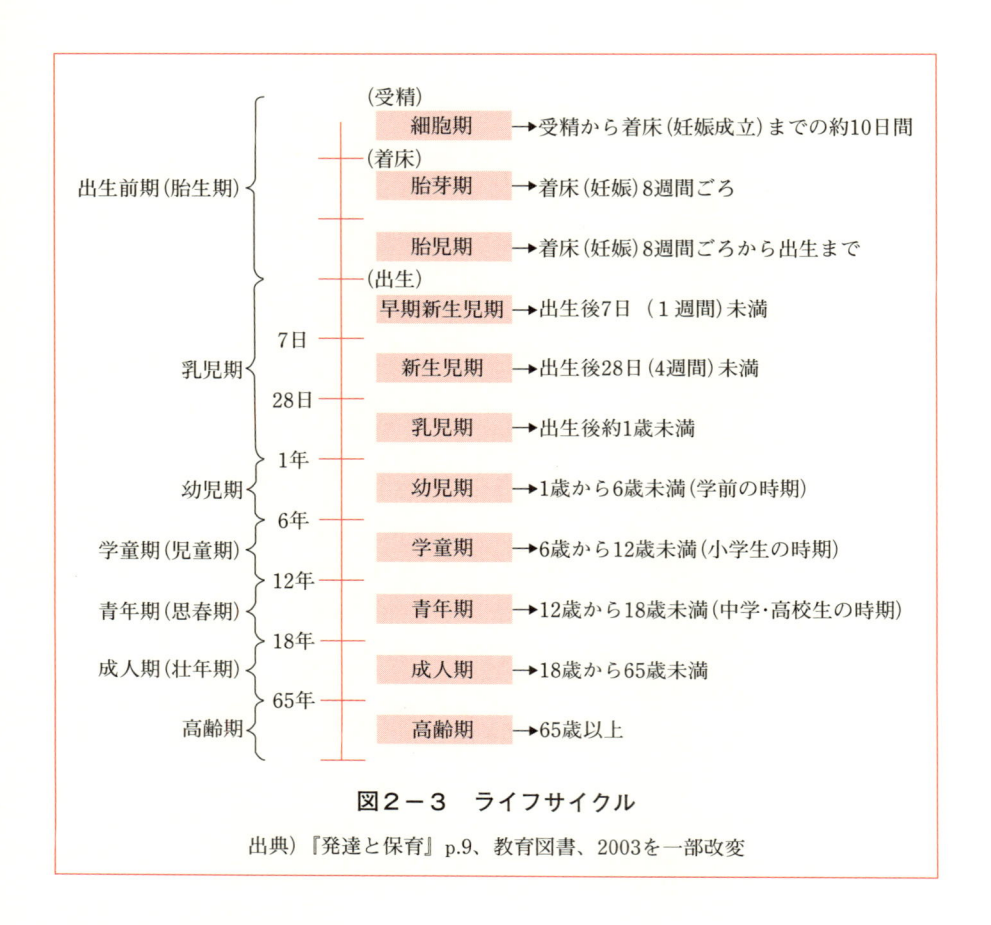

図2−3　ライフサイクル

出典）『発達と保育』p.9、教育図書、2003を一部改変

出生前期（胎生期）	（受精） 細胞期	→受精から着床（妊娠成立）までの約10日間
	（着床） 胎芽期	→着床（妊娠）8週間ごろ
	胎児期	→着床（妊娠）8週間ごろから出生まで
乳児期	（出生） 早期新生児期	→出生後7日（1週間）未満
	新生児期	→出生後28日（4週間）未満
	乳児期	→出生後約1歳未満
幼児期	幼児期	→1歳から6歳未満（学前の時期）
学童期（児童期）	学童期	→6歳から12歳未満（小学生の時期）
青年期（思春期）	青年期	→12歳から18歳未満（中学・高校生の時期）
成人期（壮年期）	成人期	→18歳から65歳未満
高齢期	高齢期	→65歳以上

の成長発達の評価」参照）。

　出生時、頭囲の50パーセンタイル[7]値は男子33.5cm、女子33.0cm、胸囲は男子32.0cm、女子31.8cmと、頭囲のほうが胸囲より大きい。50パーセンタイル値でみると、それが1年でほぼ同じになり、それ以降、胸囲のほうが大きくなる。子どもの身体は、成人にいたるまでにからだつきや顔つき、身長と頭長との割合も大きく変化する（図2−4）。

　乳歯は胎児期早期から形成され、妊娠中期ごろから石灰化がはじまり、出生時にはほぼできあがっている。永久歯の多くは妊娠中期に形成を開始するが、石灰化は出生後の乳幼児期にはじまる。これらは、妊娠中からの母体の健康状態や乳幼児期の口腔保健が重要であることを示している。

　骨の発達を評価するために、手部の骨の発育評価が骨年齢として用いられる。これは、手のレントゲン写真から、化骨[8]した手根骨の数を、標準的な手根骨の図譜と比較して評価するもので、6歳までは「手根骨の骨化数＋1」が骨年齢とされている。

*7　データを小さい順に並べたとき、初めから数えて、何パーセントのところに位置するのかを示す値。中央値は50パーセンタイル。成長曲線は、97、90、75、50、25、10、3パーセンタイルの基準線を示している。

*8　骨芽細胞・破骨細胞の働きで骨組織が形成される過程。骨化（広辞苑 第六版）。

表2-1　乳幼児の発達のめやす

年齢	運動・言語・社会性	生活行動
3～4か月	首がすわる、180度追視 喃語（なんご）の始まり、あやすと笑う	離乳準備期（口をあける、スプーンから飲む） 夜間のまとまった睡眠時間が長くなる
6か月ごろ	寝返り、両手をついてお座り 手を伸ばしてものをとる いないいないばあを喜ぶ 人見知りがはじまる	離乳食1日1～2回・乳汁3～4回 ビスケットを両手で口にもっていく
9～10か月	つかまり立ち、つたい歩き、探索行動 発音をまねる、指さし	離乳食1日3回・乳汁2回 コップを両手で口にもっていく
12か月	つたい歩き、ひとり立ち（数秒） 第1指と第2指でつまむ 有意語が1～2語	1日食事3回・おやつ1～2回 自分でコップから飲む
1歳6か月	歩き回る、手を引くと階段を昇る 身体の部分を指示する 簡単なお手伝いをする 他児と平行遊びをする	離乳完了、スプーンを使う 帽子・靴下などは自分で引っ張って脱げる
2歳	走る ジャンプする 上手投げでボールが投げられる 2語文を話す	スプーンを使ってひとりで食べる 排泄を予告する（トイレットトレーニングの開始） 手を洗って拭く、顔を拭く、上着を脱ぐ、パンツを脱ぐ
3歳	三輪車をこぐ、片足立ち 名前をよばれると返事をする 容易に母から離れる	自分ではしをもって食べる パンツを脱がせるとひとりでトイレに行って排泄する 自分で靴をはく、上着を着る
4歳	片足とびができる はさみが使える、色・上下・前後がわかる ほかの子を「～しよう」と誘う	ひとりでトイレに行く、歯を磨く、鼻をかむ うがいをする、顔を洗う、 上着の前後を間違えないで着る、そでを正しく通す 前ボタンをかける、自分でパンツをはく
5歳	スキップをする、でんぐり返しをする なぞなぞ・しりとりで遊ぶ 子ども同士でルールのあるゲームなどをする	おとなと同じようなはしのもち方ができる 排泄のとき自分で紙を使って後始末をする 髪をとかす、入浴のとき自分で洗う 衣服は全部自分で脱げる
6歳	綱渡り歩きで後ずさりする 四角を模写する、幼児語をほとんど使わない	だいたいの衣服は自分で着脱できる

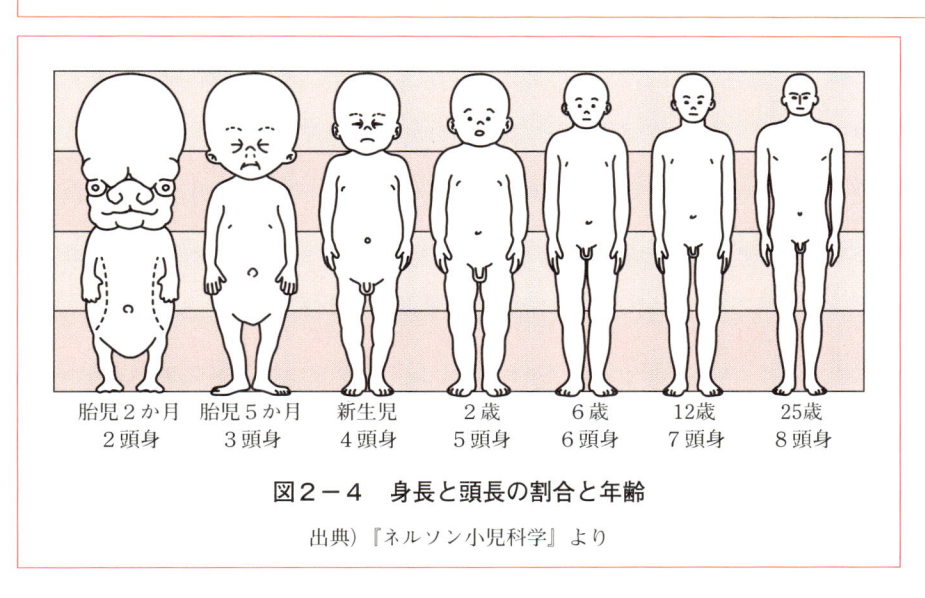

胎児2か月	胎児5か月	新生児	2歳	6歳	12歳	25歳
2頭身	3頭身	4頭身	5頭身	6頭身	7頭身	8頭身

図2-4　身長と頭長の割合と年齢

出典）『ネルソン小児科学』より

3 神経機能と運動機能、言語機能の発達

　出生後、脳は他臓器に比べていちじるしく重量が増加し、学童期の初期ごろには、成人の90％ぐらいになる。新生児期や乳児期には、大脳の機能が未熟なため、この時期に特有の各種の反射がみられる。中枢神経の成熟とともにより高位のレベルの機能が発達することで、原始的な反射は抑制され、乳児期後半から幼児期にかけては、運動機能や姿勢の獲得に重要な意味をもつ反射（姿勢反射）が出現してくる。各種反射が、正常な時期に消失したり出現したりすることは重要なことであり、原始反射や姿勢反射の残存は、神経系の異常が疑われる。

　原始反射[*9]は、哺乳反射（探索反射、口唇の捕捉反射、吸啜反射、嚥下反射）、把握反射[*10]、バビンスキー反射[*11]、モロー反射[*9]などで、主に脊髄・橋[*12]レベルの反射である。生後6か月ごろになると、小脳や大脳の協調作用によって中脳レベルの反射である平衡反応としてランドー反射[*13]やパラシュート反射[*14]が出てきて、おすわりやつかまり立ちといった姿勢・運動機能を獲得していく。そして、2歳ごろには走るようになり、その後、身体運動は活発になる。具体的には、3歳では片足立ちが、4歳では一段ずつ交互に足を出して階段からおりることが、5歳ではスキップができるようになる。

　これら粗大運動機能の発達とともに、感覚機能の発達などと関連し、微細運動が発達する。生後3か月でガラガラを握るようになり、6か月では一方の手から他方の手へおもちゃをもち替えるようになる。1歳では第1指と第2指で物をつかみ、1歳半ごろには鉛筆・クレヨンなどでメチャメチャ書きをするようになる。3歳になると丸が描けるようになり、4歳でははさみを使えるようになり、5歳でははしが使えるようになる。

　言語に関しても、感覚機能・知的発達と関連し、生後8か月ごろになると自分の名前や「ダメ」などの禁止に反応するようになり、9か月ごろにはバイバイがわかって手を振ったりするなどの言語理解が進む。また、口腔機能が発達して離乳食が進行し、喃語が増えていく。9か月ごろには音の模倣がはじまり、11か月ごろになると有意語が出現してくる。

　このように、各領域の発達が関連して、さらに高次の発達を獲得することがわかる。

第2節　生理的機能の発達

　子どもの生理的機能は、身体的成長とともに発達していく。子どもは幼少であるほど生理的機能が未熟であり、少しのバランスの崩れや機能の不全が、急激な悪化や変化を生じる。とくに、新生児期は子宮外の環境へ適応していく時期であり、さまざまな変化がある。

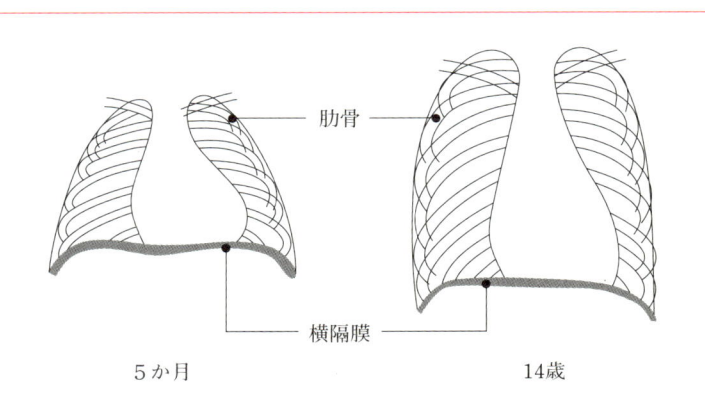

肋骨
横隔膜
5か月　　　　　　　　14歳

図2−5　胸部構造の年齢による変化

出典）川野雅資監修、中村伸枝編『看護学実践―Science of Nursing―小児看護学 Pediatric Nursing』p.53、ピラールプレス、2010

■1 呼吸

　呼吸は、出生と同時に、第一呼吸によって開始する。乳児期には上気道が狭く、粘膜の浮腫や分泌物による閉塞などにより、容易に呼吸困難に陥る。とくに、新生児は鼻呼吸が主であるため、鼻汁や分泌物などにより呼吸困難に陥りやすい。

　また、乳児の胸郭は前後径と左右径がほぼ同じで肋骨がほぼ水平に並んでいることから（図2−5）、呼気と吸気の差ができにくく、1回の換気量が少ないため、乳児期には30回/分と呼吸数が多く、腹式呼吸である。このことは、乳幼児期にはおむつや衣服などで腹部を圧迫されると、呼吸状態に影響することを意味する。

　年齢とともに胸郭の左右径が前後径より大きくなり、肋骨も前下方へ斜めになる。2歳ごろになると胸郭の断面が楕円形になり胸腹式呼吸となり、7歳ごろになると胸式呼吸が可能となる。これらの変化にともない、呼気と吸気の差が広がり、1回の換気量が増えることにより、呼吸数は年齢とともに減少する。

　さらに、乳幼児期には成長にともなう新陳代謝がさかんで、体重あたり成人の2倍の換気量を必要とし、少しの刺激で呼吸のリズムや深さも不規則になりやすい。

■2 循環

　胎内にいるときはガス交換を胎盤で行う「胎児循環」の形式をとっているが、出生後はガス交換を肺で行う「成人型循環」に移行する。移行において不必要となった動脈管、静脈管や卵円孔*15などは、通常、徐々に閉じるが、これが閉じないで酸素に満ちた動脈血と静脈血の交通が存在することがある。胎生期と生後の循環形式の変化が、先天性心疾患を引き起こす原因となっている。

　新生児・乳児の脈拍は約120回/分と多く、学童期には90回/分と減少し、成

＊15　胎児期の心臓の左右の心房を貫くあな。生後間もなく、肺呼吸開始に伴って閉じる（大辞林）。

人期には60回/分となる。また、年齢が低いほど、心臓からの１回の血液の拍出量は少なく、血圧は低い。

3 体温調節

体温調節は、視床下部の体温調節中枢によって制御され、熱の産生と放散のバランスによって平衡が保たれている。

【熱の産生】代謝の調節（化学的調節）。主に、筋肉や肝臓などの臓器活動による。

【熱の放散】伝導、対流、輻射、蒸発（物理的調節）。皮膚（血管の収縮・拡張）、呼吸、不感蒸泄など。

【体温の変動】年齢差、個人差、日内変動、栄養状態、睡眠、食事、啼泣などの生活状態など。

4 血液と免疫

1）血液

出生時には赤血球が多い（多血）が、日数を追って低下する。赤血球は生後３〜６か月ごろにもっとも低下し、その後、徐々に増加し、12〜18歳ごろには、ほぼ成人と同じレベルになる。白血球も生後がもっとも多く、その後低下し、思春期ごろに成人と同レベルになる。

また、出生後２〜３日目から一時的に皮膚が黄色を帯びてくる。これを、生理的黄疸、あるいは新生児黄疸といい、胎児型ヘモグロビンが壊れてビリルビンとなることによって出現する。生後１週間くらいをピークに、自然に消えてしまうことが多いが、黄疸が早く出たり、強くなる場合は別の疾患や異常が疑われる。

血液凝固に寄与する血小板は、同様に出生直後、もっとも多く、生後３か月ごろには成人と同レベルになる。凝固系因子であるビタミンKは母乳中には含まれず、胎生期に母親から移行したビタミンKは生後３〜５日で消費されてしまうため、新生児は腸管や頭蓋内で出血を起こす（新生児メレナ）ことがある。これを予防するために、ビタミンKシロップを与える[16]。

＊16　ビタミンKシロップを与えるタイミング等、詳しくは、第３章（56ページ）を参照のこと。

2）免疫

免疫には、母親や母乳から受け継いだ受動免疫と能動免疫がある。受動免疫と

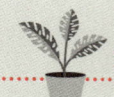 **コラム2-1** 身体構造や生理機能の理解はむずかしいけれど…

子どもの身体の構造や生理機能は、おとなとは異なり、発達途上であることから脆弱で、少しの変化が急激な体調の悪化をまねくこともある。また、自身の抵抗力や危険から身を守る力も弱いため、おとなが少しの変化にも気づき、すみやかに対処することが必要である。そのため、身体構造や生理機能について理解しておくことは、乳児の保育においても重要なことで、保育士等の責任であると考えられる。

表２−２ 体水分量と必要量

	総水分量	細胞外液量	細胞内液量	不感蒸泄	尿量	生理的水分必要量
	(%)			(mℓ/kg/day)		
新生児	75	40	35	30	20〜70	80〜100
乳児	65	30	35	50	70〜90	120〜150
小児	60	20	40	30〜40	30〜50	60〜120
成人	50〜55	20〜25	30	20	20〜30	40〜50

して、胎児には母親から免疫グロブリンGが移行するが、生後６か月ごろに消失する。また、母乳からは免疫グロブリンAが移行するが、それでも免疫力は弱いため、新生児・乳児は感染しやすく、細菌感染などにより重篤化しやすい。その後、徐々に各種免疫グロブリンは子ども自身のからだの中で増加し、10歳ごろまでには成人と同レベルになる。細菌やウイルスが身体に侵入したり、予防接種などにより抗体を産生し、能動免疫ができていく。

5 水分と電解質

　乳児の体重は、出生直後から生後２〜３日までに出生体重の５〜10％減少する。これを生理的体重減少といい、生後７〜10日で出生体重に戻る。この生理的体重減少は、出生直後の哺乳量などの少ない時期に、尿や不感蒸泄として水分が体外へ排泄されることにより生じる。

　子どもは成人と比べて体水分量が多く、新生児では75〜85％、乳児では65〜70％である。また、摂取した水分の入れ替わる速度（水代謝速度）は、体重あたり成人の３倍以上となる（表２−２）。乳児の腎臓の働きは未熟で、尿濃縮力は成人の半分程度であり、不要物を尿から排泄するのに多量の尿を要する。また、下痢や嘔吐などの消化器症状も生じやすく、これらの理由から、容易に脱水や電解質異常を生じやすい。

第３節　知能・言語・情緒・社会性の発達

1 小児期の精神発達

　精神発達は、運動機能の発達と同様に中枢神経系の発達にともなうもので、知能・言語・情緒・社会性などの知的機能の発達などが含まれる。これは、別々に発達しているのではなく、身体発育や運動機能の発達とも相互に、複雑に関連しながら進んでいく。また、子どもの発達には、人や物を媒介としながら、その関係の中で育つものがある。その過程において、明瞭に外から観察できるもの、外

からでは確かめられないものがある。そのため、子どもの発達は、全体的（外・内面の両面）に把握する必要がある。親など養育者に普段のようすを聞き、それらの情報から異常の手がかりを得ることもある。今日では、発達評価方法は多様化しており、検査方法を検討するにあたっては、子どものどのようなことを知りたいのか、得られた結果をどのように保育活動や看護に活用するのかなどを考慮しなければならない。

1）知能

知能は、人間が生活上の諸問題を解決していく能力と考えられている。知能の基にある素質を十分にのばす環境を整え、子ども同士の遊びや物との交わりを通して経験を広げ、記憶力だけでなく、創造的思考能力も育てることが必要である。

2）言語

ことばは、伝える、思考、行動調整などの機能をもち、関連し合い、子どもの遊びをアレンジしたり、創造する生活経験と結びついたりして発達する。

ことばは、幼児期までに、脳の発達にあわせて一通り身につけることが重要である。そのためにも、愛情豊かな言語的環境が必要である。

2 情緒

情緒は発達にともない、分化し、多様性を示すようになる。出生直後の漠然とした興奮から、快・不快が分化し、2歳ごろまでに基本的情緒（愛情・得意・喜び・快・不快・嫉妬・怒り・嫌悪・恐れ）が現れ、5歳でおとなと同程度になる（図2-6）。

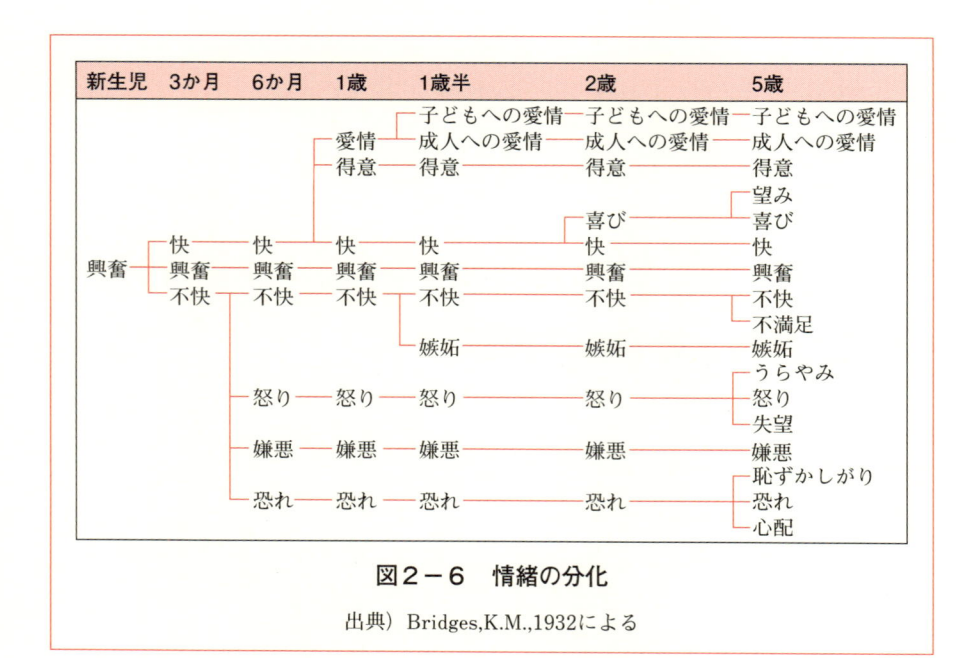

図2-6　情緒の分化

出典）Bridges,K.M.,1932による

安定した情緒の発達のためには、豊かな快の経験をする配慮が必要であり、愛情が分化するときには、本当に愛情を十分に注ぐことが大切である。

3 社会性

社会性は、社会に適応して生きていこうとする人間の集団欲求で、認知の発達と密接に関係している。

乳児期の社会的関係は、まず、子どもと世話をしてくれる母親（養育者）との間に愛情関係が形成されてくる。その後、幼児期に入ると人に対する働きかけが活発になり、友だち遊びや集団行動が本格化してくる。

自分の欲求が思いどおりにならない外界の存在を経験することにより、「自我」に対する「他我」を知り、行動の基準を学習していく。学童期は、学習や同年輩との交遊によりパーソナリティの発達にも変化がみられ、親（保護者）以外の人を同一視したり、道徳性が発達する。思春期は、親（おとな）への反発や反抗的態度を示し、アイデンティティの獲得に向けて試行錯誤する。

4 生活行動の発達

子どもの生活行動は、まわりのおとなやほかの子どもたちの動作を模倣したり、おとながていねいに見本を見せ、教えることで獲得されていく。

食行動については、1歳半ごろまでにスプーンやコップを持って自分で食べるようになり、3歳ごろにははしで食べるようになる。5歳ごろまでにはじょうずにはしを使えるようになる。幼児期には、むら食いや好き嫌いなども目立ちはじめるが、情緒が安定し、調理を工夫したり、友だちの食べるようすを見たりするうちに落ち着いていくことが多い。

排泄行動については、排便は機能的に排尿より複雑でなく*17、1日1～2回と出る時間もだいたい決まってくるので、排便行動と習慣が先に形成されることが多い。2歳前後に生理機能が整ってから、トイレットトレーニングをはじめるとスムーズな自立へつながりやすい。3歳ごろからひとりで排泄することができるようになり、4歳を過ぎると自分でトイレットペーパーを使って拭くことができるようになる。

生後～3か月ごろは、授乳時と排泄以外はほとんど眠っていることが多いが、3か月ごろから24時間のリズムの中で昼間起きている時間が長くなり、夜まとまって眠れるようになる。1歳ごろには睡眠パターンが確立してきて、昼寝は1日2回程度、3～4歳になると昼寝をしない子どもが増える。

1歳半～2歳ごろになると、靴下、帽子などを自分で引っぱって脱ぎ、自分で更衣することに興味を示すようになる。脱ぐことが先にできるようになり、3歳までにはひとりで服を着ることができるようになるが、前後ろが逆だったり、ボタンの掛け違いなどもみられる。およそ6歳ごろまでには、だいたいのものは自

*17 尿をためたり排泄したりするのは、膀胱排尿筋と尿道括約筋の相反する働きによる。尿をためるときは、膀胱排尿筋の弛緩（ゆるむ）と尿道括約筋の収縮（縮む）が同時に起こり、尿が漏れない。反対に、尿を排泄するときには、膀胱排尿筋が収縮すると同時に尿道括約筋が弛緩する。排便は、S字結腸に便が送り込まれると、便が大腸を刺激し、排便反射が起こり、便意をもよう。便意が生じると、大腸は肛門にある内肛門括約筋を弛緩させ、腹圧を上げ、いきむ。そうすると直腸の収縮が起こり、同時に外肛門括約筋も弛緩し、直腸下部に溜まっていた便が肛門を経て排泄される。一方、排泄までは、外肛門括約筋は便の漏れを防ぐために弛緩せずに収縮する。つまり、排尿にはふたつの筋肉の相反する働きが関連し、排便は肛門括約筋の収縮か弛緩という働きによるため、排尿はより複雑であるといえる。

分で着脱できるようになる。

　清潔行動については、２歳ごろから手を洗うことができるようになり、４歳ごろには歯みがき、鼻かみ、うがいや洗顔などができるようになる。５歳ごろには、髪をとかしたり、入浴時には、だいたい自分のからだを洗うことができるようになる。

　日常生活行動とは、おとなが子どもに教え、促すことで子ども自身が獲得していくものである。子どもの自主性を育むこの時期に身につけた基本的生活習慣は、生涯を通して続くものが多いので、よい生活習慣を伝えておくことは重要である。

　おとなが子どもに教える場面では、まず、子どもが何をすればよいのかを見せ、子どもがやるチャンスと時間をもつこと、そして、少しでもできたらほめることが大切である。ただ、漠然とほめるだけでなく、全部できなかったとしても、一部でもできたことを認めたり、がんばった態度をほめるなど、目を見てきちんと伝えることが重要である。

第4節　子どもの成長発達の評価

　子どもは成長発達のいちじるしい時期にあり、かつ、疾患、栄養状態や生活環境の影響を受けやすい。よって、これらを評価することは、子どもの健康状態や養育環境を把握するうえで重要である。

1 バイタルサイン

　子どものバイタルサイン[*18]は、からだの成長にともない変化する。また、健康状態をじょうずに伝えることができないので、保育士等は子どもの行動やバイタルサインを観察し、健康状態を把握することが大切である。バイタルサインの正しい判定方法を周知しておくことが大切である（詳しくは、111ページ参照）。

（詳しくは、111ページ参照）

*18　人間が生きている基本的生理的機能を示す兆候のことで、一般的には、呼吸・脈拍・血圧・体温のことをいう。意識状態の観察を含む場合もある。

2 身体測定

　身体発育の評価は、身体発育標準値との比較による評価、肥満度・指数などによるバランス（体格）の評価、成長曲線などに測定値を記入して経過をみる経時的な評価（発育速度評価）がある。

1）身体発育の評価

（1）乳幼児の身体発育標準値との比較

　乳幼児身体発育値が10年ごとに厚生労働省から公表され、母子健康手帳に記載されている。2011（平成23）年10月に「平成22年　乳幼児身体発育調査報告書」が公表されたことを受けて、母子健康手帳記載の乳幼児身体発育値も更新された。

　母子健康手帳には、身長、体重の月齢別、性別のパーセンタイル値が示されており、発育や栄養状態を知る目安となる。図２－７は、2010（平成22）年の調査結果による乳幼児（男子）体重発育パーセンタイル曲線である。これにより、個人の値を比較して評価でき、経時的な発育状況を知ることができる。発育が気になる園児については園でもパーセンタイル表をつけ、ラインに凹凸がないか、ラインからはずれていないかをグラフ上で観察する。ラインから離れてきたり、３パーセンタイル値以下や97パーセンタイル値以上が続くときには嘱託医に相談し、必要に応じて受診するよう勧める。

　2010（平成22）年９月に実施された乳幼児身体発育調査の結果によると、1990（平成２）年と2000（平成12）年の調査と比較して体重、身長（34ページ、図２－８）および胸囲についてはやや減少傾向を示し、頭囲は、全般にほとんど差がみられない。また、体重発育パーセンタイル曲線による評価と組み合わせて、身長体重曲線（34ページ、図２－９）を用いて体型（肥満・やせの程度）を判定することができる。

（２）指数による評価

　発育状態を総合的に評価するため、身長と体重の組み合わせにより判定する方法がある。乳幼児期の発育・栄養状態の判定に用いられるのが肥満度やカウプ指数である。肥満度の計算式は次に示す通りで、カウプ指数の計算式は表２－３（35ページ）の通りとなっている。また、児童生徒には、ローレル指数が用いられている（表２－３）。

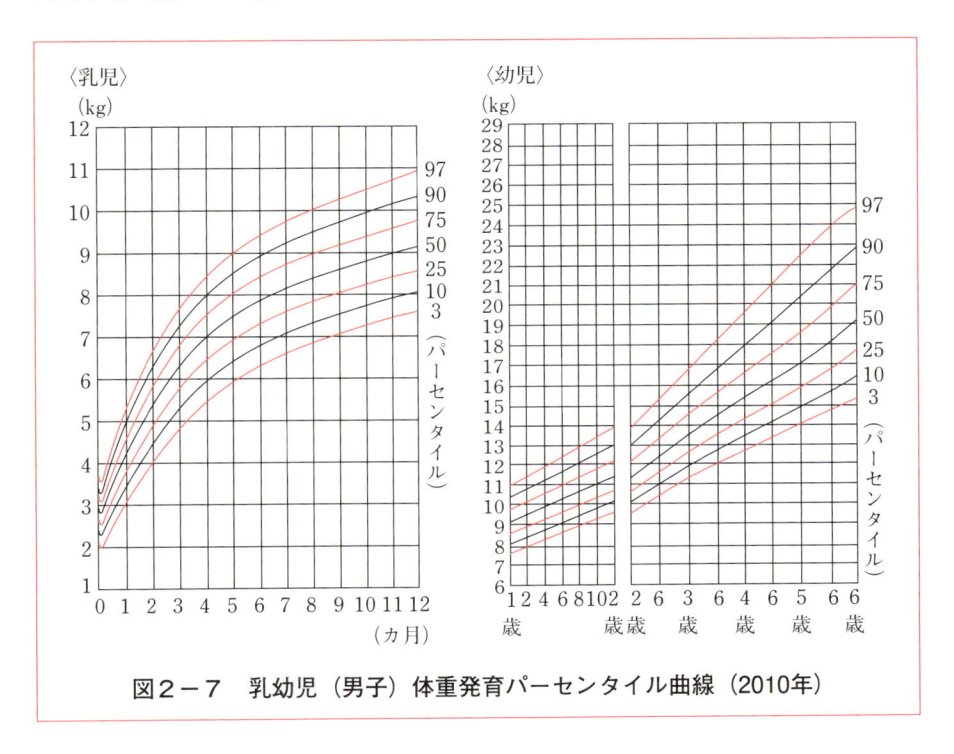

図２－７　乳幼児（男子）体重発育パーセンタイル曲線（2010年）

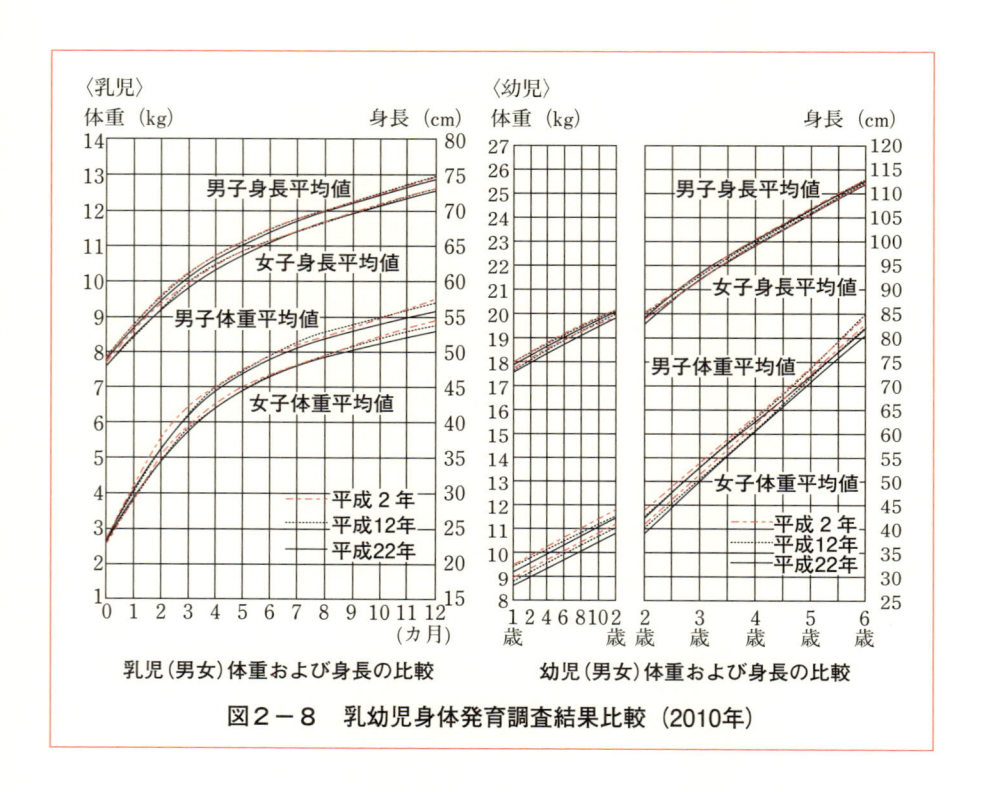

図2-8 乳幼児身体発育調査結果比較（2010年）

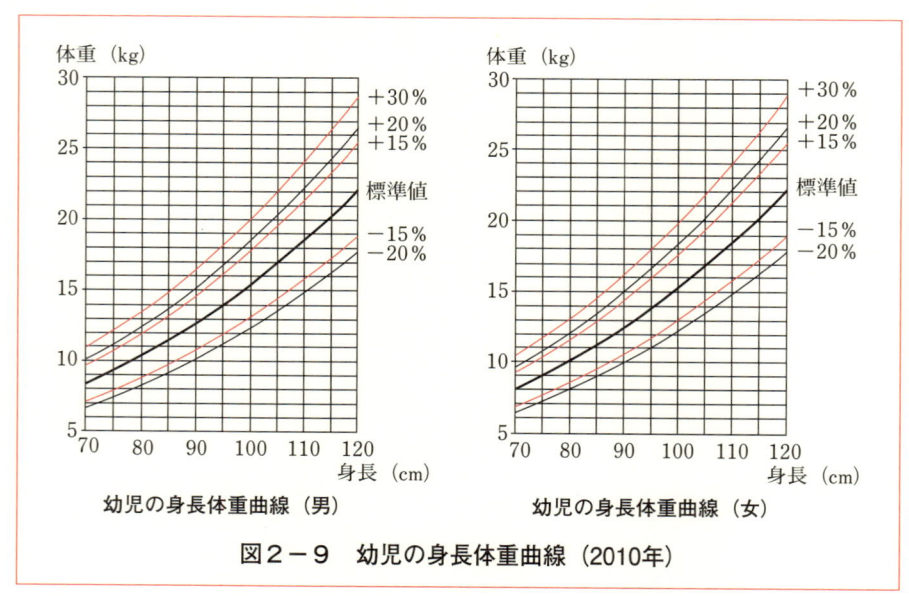

図2-9 幼児の身長体重曲線（2010年）

34

表2-3 カウプ指数・ローレル指数による判定基準

	カウプ指数＝$\dfrac{体重（g）}{身長^2（cm）} \times 10$	ローレル指数＝$\dfrac{体重（g）}{身長^3（cm）} \times 10^4$
肥満	20以上	160以上
ふとりぎみ	18以上 20未満	145以上 160未満
正常	15以上 18未満	115以上 145未満
やせぎみ	13以上 15未満	100以上 115未満
やせ（やせすぎ）	13未満	100未満

肥満度の算出方法は、

$$肥満度 = \frac{（実測体重 - 標準体重）}{標準体重} \times 100$$

●標準体重は、年齢・性・身長をもとにして求められる。

である。

（3）子どもの肥満とやせの判定

　幼児肥満の判定は、これまでカウプ指数が多く用いられていたが、この指数は標準値が年齢や身長によって変動し、指数と肥満の程度との関係もわかりにくいので、肥満とやせの判定を簡便に行うことができる判定表・図が開発されている（36ページ、図2-10）。

2）身体測定方法

（1）身長

　乳幼児には、乳幼児用身長計（ただし、2歳未満）を準備して台板にタオルを敷く。室温を調整したあと、着衣・靴下とおむつをはずし、台板の上に寝かせる。計測者のひとりが頭部を保持して頭頂を固定板につけ、もうひとりが、足のうらが移動板と垂直になっていることを確かめながら膝関節をのばして両足を揃え、足底部を移動板につけて目盛りを読み取る。新生児は、下肢をのばすとき、無理な力を加えないように注意する。2歳以上で立位が安定していれば、おむつをはずして立位で測定する（36ページ、図2-11）。

（2）体重

　体重計にタオルをのせて目盛りを0にし、乳児を裸にしてその上にのせ、測定する（37ページ、図2-12）。立位がとれるようになれば、パンツ1枚で体重計に立たせて測定する。測定台の真ん中にのせ、転落に注意する。

（3）胸囲

　からだの背面は肩甲骨の下の縁の部分を、前面は両乳首の上を通るラインに巻

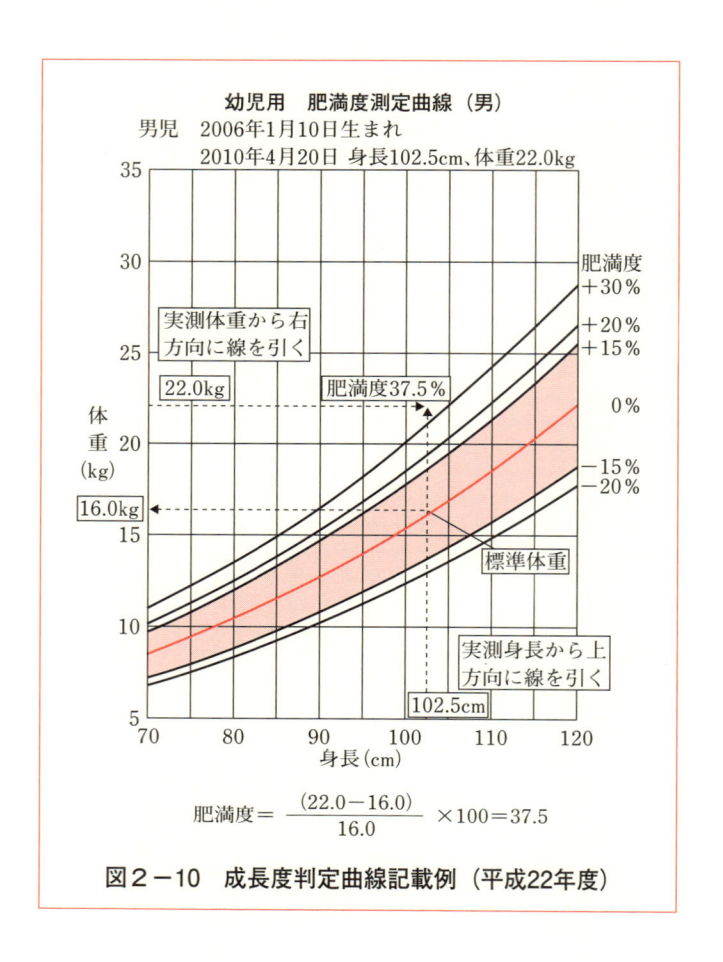

幼児用　肥満度測定曲線（男）

男児　2006年1月10日生まれ
　　　2010年4月20日　身長102.5cm、体重22.0kg

実測体重から右方向に線を引く

22.0kg

肥満度37.5％

16.0kg

標準体重

実測身長から上方向に線を引く

102.5cm

肥満度　＝　$\dfrac{(22.0-16.0)}{16.0}$　×100＝37.5

図2−10　成長度判定曲線記載例（平成22年度）

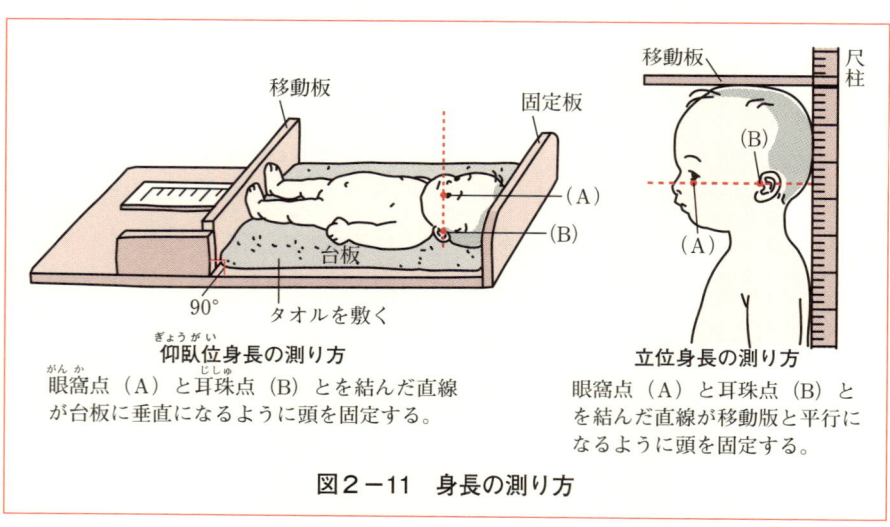

移動板　　　　　　　固定板

90°　　タオルを敷く　台板

仰臥位身長の測り方

眼窩点（A）と耳珠点（B）とを結んだ直線が台板に垂直になるように頭を固定する。

移動板　　尺柱

立位身長の測り方

眼窩点（A）と耳珠点（B）とを結んだ直線が移動版と平行になるように頭を固定する。

図2−11　身長の測り方

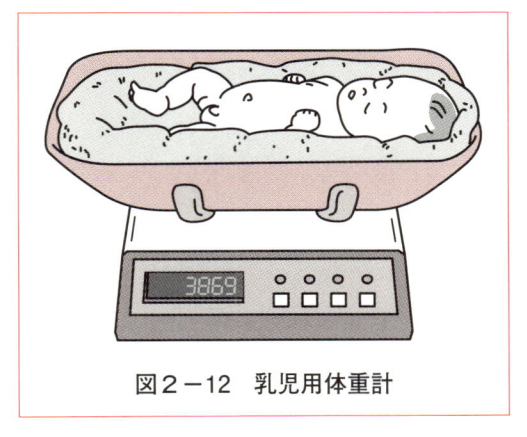

図2-12　乳児用体重計

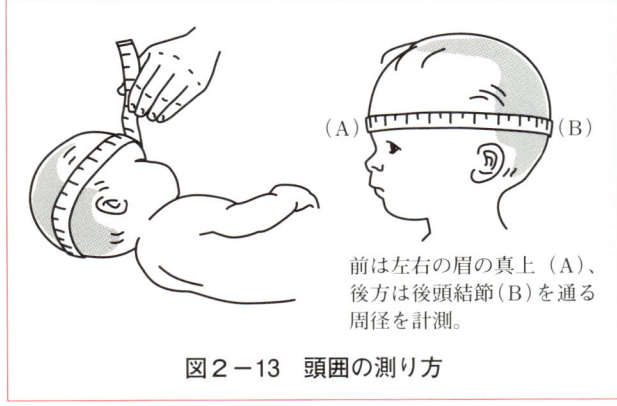

（A）　　　　　　　（B）

前は左右の眉の真上（A）、
後方は後頭結節（B）を通る
周径を計測。

図2-13　頭囲の測り方

尺をあて、目盛りを読む。2歳未満は臥位、2歳以上は立位で計測する。

（4）頭囲

　頭囲の測定法には、布製または柔らかい材質の巻尺を用い、頭部の後頭結節（後頭部のもっとも隆起した部分）と左右の眉の真上を通る周径を、左右の側面の高さが同じであることを確かめてから測る（図2-13）。前方はひたいの突出部ではなく、眉の真上を通ることに注意する。

　頭囲の測定により、乳幼児の脳の発達状態を知ることができると同時に、水頭症、小頭症の発見にも役立つ。

（5）大泉門
だいせんもん

　新生児では、頭蓋骨相互間の縫合が未完成のため、多少、その間が離れている。前部の前頭骨と頭頂骨で囲まれたひし形の部分を大泉門、後部の後頭骨と頭頂骨で囲まれた部分を小泉門という。

　大泉門は、はじめの数か月は増大し、その後縮小し、1歳2か月から1歳半までに閉鎖する。小泉門は個人差もあるが、生後6週ぐらいまで触れることができる。

　大泉門の観察は重要であり、閉鎖が早すぎるときには小頭症などが疑われ、遅すぎるときには水頭症や骨の発育不良が疑われる。閉鎖後、再び開いてきたときには、脳腫瘍や水頭症などが疑われる。大泉門が膨隆する場合などは脳圧の上昇を示し、髄膜炎などが疑われ、陥没する場合は脱水症などが疑われる。図2-14（38ページ）に、大泉門の測定法を示す。

❸発達評価

　発達評価には、知能発達の評価、発達の総合評価がある。また、診断的に知能指数や発達指数で表される検査方法と、発達に遅れやゆがみのある可能性のある子どもを早期に発見し、早期治療・早期教育へ結びつけることを目的に開発された発達スクリーニング検査とがある。

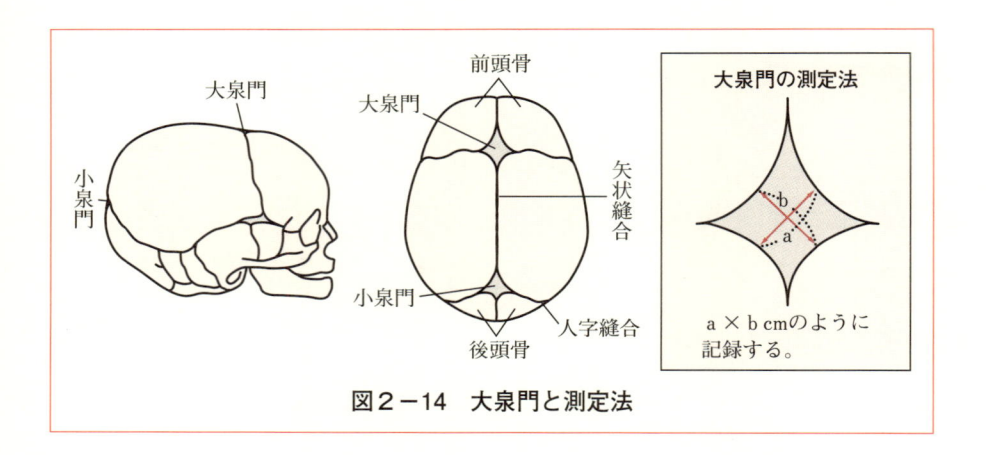

図2-14　大泉門と測定法

子どもの発達には個人差があることを前で述べたが、ひとり歩きの開始でも、生後8か月から1歳5か月にわたっていて、評価するときは、通過率*19などを参考にすることも必要である。

発達評価は、評価の目的に即した検査方法を用い、評価後の対処についても、それぞれの検査方法によって違うことを知っておく必要がある。

1）知能の検査

知能発達は、知能指数（IQ：intelligence quotient）で表される。算出方法は、

$$知能指数＝\frac{知能年齢（月）}{生活年齢（月）}×100$$

で、100を中心とした上下にわたる値である。代表的な検査方法は、鈴木・ビネー式個別的知能検査法（2歳～成人）、田中・ビネー式知能検査法（2歳～成人）、WISC-Ⅲ知能検査法（5～16歳11か月）などである。

2）発達検査

発達の総合評価は、発達指数（DQ：developmental quotient）で表される。発達指数は、以下の方法で算出される。

$$発達指数＝\frac{発達年齢（月）}{生活年齢（月）}×100$$

代表的な発達検査は、遠城寺式乳幼児分析的発達検査法（0～4歳7か月）、MCCベビーテスト（2～30か月）、保護者の観察に基づく報告による津守・稲毛式乳幼児精神発達診断法（0～12か月、1～3歳、3～7歳の3部からなる）などである。

3）発達スクリーニング検査法

発達スクリーニング検査法の代表的なものは、デンバー発達判定法（DENVER Ⅱ）[1] であり、全国の子どものデータに基づき標準化され、0～6歳を対象に

*19　ある月齢や年齢の子どものどれくらいが、ある対象となる行動を行うことができるかという割合。子どもの行動発達は、年齢とともに達成率（通過率）が上がっていく。そのため、同年齢での達成率（通過率）を参考にすることで、発達上の問題や疑問の有無を判定することができる。

使用できる。4領域から評価し、それぞれの行動について通過率が表示されているのも特徴である。

　発達の遅れの早期発見・早期介入を目的に、地域では母子保健行政サービスとして乳幼児健康診査が実施され、発達検査も行われている。

第5節　発達支援の基本

　子どもが健やかに育ち、その子らしく、自らの可能性を広げていくことを支援することが発達支援の基本である。

■1 身体状態、健康状態を整える

　安全な環境で十分な愛情を受け、十分な栄養で満たされ、活動と休息のバランスが整い、健康状態が安定していることで、子どもの発達の可能性は広がる。

　まわりでかかわるおとなは、いつもと違うようすや毎月の身体測定の結果などの変化をていねいに把握することで、表面化していない健康上の問題を把握したり、基本的な生活習慣や清潔行動を身につけるよう援助することができ、子どもの健康状態を良好にすることができる。

■2 子どもを見守り、十分にかかわるおとなの存在の重要性

　子どもは、環境との相互作用により発達していく。

　よって、子どもを取り巻く人的環境としての周囲のおとなの役割は重要である。とくに、乳幼児期には、子どもに惜しみない愛情を注ぎつつ、見守り、じっくりかかわるおとながいることで、子どもは安心し、次の挑戦へ向かうことができる。

　子どもと子どもを取り巻く環境との相互作用がうまくいくように、ほかの人たちや自然とのふれあいを媒介したり、子どもの表現を助けたり、待ったりすることも必要である。

■3 個別性を重視する

　子どもの発達には個別性がある。子どもの個別性を尊重するには、発達のいくつかの領域の中で、苦手なところを基盤として、できているところを評価していくようなポジティブな視点が必要である。

　よいところを伸ばし、その子どもなりの発達を支援する姿勢が重要である。

■4 道筋に沿った発達を可能とする環境とかかわりによる導き

　発達には順序があり、ある変化に続いて次の変化が生じる。すなわち、発達には道筋がある。そして、得意なところや苦手なところがあったり、ほかの子ども

よりも早くできるようになったり少し遅れたりと、さまざまな個性を示しながら発達していく。つまり、子どもは、常に発達のどこかの段階にいるといえる。

　子どもが次の発達の課題へ向かい、達成していくために、子どもが意欲や興味をもてるような環境を整えたり、刺激を準備したりすることが必要である。小さな達成を積み重ねていったり、小さな成功やがんばったことを認められたりといった経験が、子どもの意欲をはぐくみ、次の挑戦への動機となる。

　まわりでかかわるおとなが、一人ひとりの子どもの発達を見きわめ、今の発達段階で楽しめること、あるいは、次の挑戦に必要な環境やかかわりを提供することが重要である。

❺ 発達につまずきのある子への早期発見・早期支援・一貫した支援

　発達につまずきのある子は、とくに配慮が必要な子どもたちである。

　可能な限り、早期から適切な発達支援を行うが、多くの専門職がかかわることが多いため、共通理解を得るために十分に連携し、生涯を通して、生活の変化に沿って一貫して支援することが重要である。また2016（平成28）年4月から「障害を理由とする差別の解消の推進に関する法律」（障害者差別解消法）が施行された。これにより保育所等においても障害をもつ乳幼児のそれぞれの障害特性への対応が求められるようになっており、これまで以上に一人ひとりの子どもの発達状況、個性に応じた保育、また保護者への支援が必要となっている。

＜実習のための課題＞

1．「成長」と「発達」の違いについて説明してみましょう。

2．6か月、1歳6か月の子どもの生理的機能を比べ、必要な世話の違いを整理してみましょう。

3．3か月、9か月、1歳6か月の子どもの成長発達の評価のポイントを整理してみましょう。

4．3か月、9か月、1歳6か月の子どもの発達支援のポイントをあげましょう。

5．母子健康手帳を見て、保育士等として、それぞれの項目が、どのように役に立つか、調べてみましょう。

【引用文献】

1）W.K. Frankenburg．DENVER Ⅱ.（日本小児保健協会．DENVER Ⅱ．東京：日本小児医
事出版社　2003.）

第3章 子どもの日常生活の養護

〈学習のポイント〉
①子どもに必要な生活環境について理解する（第1節）。
②子どもの栄養と食事について理解する（第2節）。
③子どもの睡眠・休息について理解する（第3節）。
④子どもの運動・遊び・鍛錬・抱き方について理解する（第4節）。
⑤子どもの排泄について理解する（第5節）。
⑥子どもの身体の清潔について理解する（第6節）。
⑦子どもの衣生活について理解する（第7節）。

第1節　子どもの生活環境

■ 生活環境調整の意義

　子どもはいちじるしい成長発達の時期にあり、発達段階に適した世話が必要である。この時期の子どもを育てる人の育児態度や世話のしかたは、子どもの生活環境として大切である。ここ半世紀の多くの研究では、早期の子どもを育てる人と子どもの相互作用は、子どもの社会性や認知的発達と強く関係していることを報告している。とくに、生まれてから1年間の子どもを育てる人と子どもの良好な相互作用は、子どもの知能や言語能力を促進すると考えられている。

　改訂された保育所保育指針では、保育士等の受容的・応答的なかかわりの重要性が各所で強調されている。乳児期には、子どもは親や保護者、身近にいる特定の保育士等による受容的・応答的なかかわりを通して、相手との間に愛着関係を形成し、これを拠り所として、人に対する基本的な信頼感を培っていく。また、周囲の人からかけがえのない存在として受けとめられることで、自己肯定感を育んでいく。これらは生涯にわたって人とのかかわりの中で生きていく力の基盤となる。

　乳児期においては、子どもの声や表情、喃語（なんご）などから、子どもの思いや欲求をくみ取り、それをおとながことばに置き換えながら対応することで、子どもは自分の思いが受け止められる喜びや安心感を体験し、さらに思いを表現しようとする意欲が高められていく。このようにして、周囲の人が応答的にかかわっていくことで、子どもはやがて指差しをして自分の興味や関心を伝えようとしたり、身近なおとなと関心を共有して共感し合ったりするようになり、ことばの理解や、ことばを発する意欲も育まれていく。さらに、幼児期には、子どもの行動や思いをありのまま認め、期待をもって見守ったり、おとなの側の考えや気持ちをことばで伝えたりといった、受容的・応答的なかかわりを通して、子どもは自分の考

えや思いが受け止められた喜びを感じると同時に、身近なおとなの思いにも気づくようになっていく。

　また、乳幼児期は基本的生活習慣を獲得する時期である。基本的生活習慣とは、子どもが自立し、社会生活をおくるために、もっとも基礎となる生活行動である。適切で健康的な生活習慣を身につけるためには、自立の過程で、適切な時期に、適切な習慣づけとしての「しつけ」が必要である。

　それと同時に、子どもは自身の可能性として「レジリエンス（resilience）[*1]」をもち、自ら刺激を求め、学習していく力をもち、その発達段階ごとに課題を達成し、一生を通して発達していく。

　一方で、子どもの身体的な特徴として、抵抗力の弱さや、危険回避能力の未熟さなどがあり、これらを考慮すると、清潔で安全な環境が提供されるべきである。このような子どもの特徴から、子どもには成長発達に沿った特別な保護や配慮をしながら成長発達を促していくこと、すなわち養護が必要である。

　こうしたことから、子どもの生活環境としては、愛情豊かなケアとそのケア提供者との良好な相互作用、発達に見合った適切な刺激のある、安全で清潔な環境が必要である。そして、子どもと子どもを育てる人との良好な相互作用を促進するとともに、環境を調整し、子どもを育てる人自身の環境調整能力を高めることは、子どもとその家族にかかわる専門家の援助の重要な要素である。

＊1　多大なリスクやストレスにさらされても適応のよい人がいることが明らかになってきたことから、1990年代から注目されている研究領域である。「弾力性」「立ち直る力」などと訳されることがある。さまざまな発達上のリスクや困難にさらされながらも、不適応から回復したり、うまく適応する過程、能力や結果（無藤1999、小塩・中谷・金子ら 2002）。

2 健康生活と環境

　子どもは、自分で生活環境を調整する能力に限界があるため、子どもを育てる人がそれを行わなければならない。とくに、乳幼児期は、抵抗力も弱く、苦痛や要求を言語で訴えることができないので、子どもを育てる人が子どもの状態を見ながら、適切に環境を調整することが必要である。乳幼児期に必要な居室環境を中心に、具体的な指標を以下に示す。

1）温度（室温）

　生活環境として最適な温度は22℃といわれている。季節による着衣の量や外気温を考慮すると、乳幼児にとって室内の温度は冬季で20℃前後、夏季では26〜28℃が望ましい。気温が変化する春や秋は、乳幼児もその影響を受けやすく、風邪に罹患したり、健康問題を生じやすいが、それと同時に、健康づくりのためには、この時期に徐々に適応を促す必要がある。そのためには、衣服の調整や外気浴などをうまく取り入れていくことが大切である。

2）湿度

　湿度は50〜60％程度を維持するのが望ましいといわれている。冬季は空気が乾燥しやすく、気道の抵抗力が弱まり、感染を受けやすいので、加湿器を用いたり、家庭では洗濯物を室内に干したりして、乾燥を防ぐ必要がある。

3）冷暖房

一般には15〜27℃ぐらいの温度では、衣服による調節が可能であるといわれている。しかし、発汗の多い乳幼児にとって、夏季は汗疹などの皮膚のトラブルを起こしやすく、冷房をうまく使うことが必要である。冷房を使用する場合は、室温が28℃程度となるように調節する。扇風機等を使用する場合は、子どもに直接、風があたらないように気をつける。乳幼児は入眠時に多量に発汗し、体温の喪失などを招くため、更衣したり、室温が下がりすぎないように調節し、夜間の冷房は注意して使用する。

冬季は、室温が少なくとも10℃以下になったら暖房の必要がある。暖房時は、空気が乾燥しやすいため、湿度にも注意する。

乳幼児は、体温調節能力が未熟なため、室温や着衣を調節していても、うつ熱（118ページ参照）や低体温などを起こすことがあるので、子どもの後頸部や四肢末梢などに触れたり、顔色や発汗などの状態をよく観察したりして、こまめに調節することが必要である。

冷暖房時には、換気にも留意する必要がある。暖房燃料（ガスや石油）によって発生する一酸化炭素は無色・無臭なので、気づかないうちに中毒に陥る危険がある。最近の機密性の高い住宅では、自然換気はほとんどないので、建築基準法に基づいた強制換気設備のない建物では30分に1回は定期的に換気を行うようにする。

4）採光

乳幼児の居室は、日あたりのよい東、または南向きの部屋が望ましい*2。それが不可能な場合でも、なるべく窓が広く、昼間は十分に採光でき、明るく暖かい部屋を選ぶ。

＊2 換気を充分にして、カビやダニを減らせるよう、暖かく日あたりのよい南向きの部屋が望ましい。

5）照明

乳幼児にとって、昼間、覚醒時や活動時には、十分な自然光や物の色が自然にみえる白熱灯などによる照明が適当である。

就眠時には、照明を落とし、常夜灯などにして、入眠しやすくする。

3 室内の清潔と消毒

乳幼児、とくに乳児は、物を口に入れたり触ったりして物の感触などを認知し、はいまわって、物に触れたり動かしてみたりという探索行動によって学習していく。こうした行動は、子どもの発達にとって必要なことであり、むやみに制限してはならない。よって、子どもが触れる部分は清潔にし、子どもが口に入れたり触れたりすると危険なものは子どもの手の届かないところに保管する必要がある。

原則的に、家庭などでその子どもだけが触れるようなおもちゃは、汚れたら洗って干すなどしてきれいにしておく。室内は、掃除機などで、ほこりやダニなどを除くよう十分に清掃する。乳児が入眠中に掃除する場合には、別の部屋に移し

て行うほうがよい。

　集団の場で使用するおもちゃなどは、さらに清潔に注意する必要がある。乳児が口に入れたり触れたりするおもちゃは、洗えるものは洗い、色落ちしないものは次亜塩素酸ナトリウム製剤を規定量に希釈して浸し、それ以外は消毒用アルコールを浸したガーゼや脱脂綿などで定期的に消毒し、よく乾燥させる。ぬいぐるみなども定期的に洗う。かごなどを２個用意し、未消毒、消毒済みのおもちゃが混ざらないようにするとよい。詳細は、「保育所における感染症対策ガイドライン 2018年改訂版」（厚生労働省）を参照されたい。

　また、食事用の幼児いすのオーバーテーブルなどは、食べ物が付着したままにしておくと不潔なので、食器に準じて洗ったり拭いたりする。トイレの便器やおまるなども、器具消毒に適した濃度に調整した塩素系消毒液で、定期的に拭く。ドアノブ、手すり、スイッチ類などは、水拭きした後、アルコールなどによる消毒を行うとよい。

第２節　子どもの栄養と食事

１子どもの栄養と食事の特徴

　乳幼児期は、生涯にわたる健康の基礎を築く大切な時期である。乳幼児期は常に成長発達している状態にあり、栄養についても成人期とは異なった特徴を有している。この時期の適正な栄養摂取や食生活のあり方は、疾病予防、健康の維持・増進につながるとともに、順調な成長発達を促すためにも重要である。

　乳幼児期の栄養には、次のような特徴がみられる。

①成長発達がさかんな時期であり、成人に比べてからだは小さいが、基礎代謝量

表３－１　参照体位・基礎代謝基準値と基礎代謝量

年齢	男				女			
	参照体位＊		基礎代謝基準値 (kcal/kg体重/日)	基礎代謝量 (kcal/日)	参照体位＊		基礎代謝基準値 (kcal/kg体重/日)	基礎代謝量 (kcal/日)
	参照身長 (cm)	参照体重 (kg)			参照身長 (cm)	参照体重 (kg)		
０〜５ （月）	61.5	6.3	-	-	60.1	5.9	-	-
６〜11 （月）	71.6	8.8	-	-	70.2	8.1	-	-
６〜８ （月）	69.8	8.4	-	-	68.3	7.8	-	-
９〜11 （月）	73.2	9.1	-	-	71.9	8.4	-	-
１〜２ （歳）	85.8	11.5	61.0	700	84.6	11.0	59.7	660
３〜５ （歳）	103.6	16.5	54.8	900	103.2	16.1	52.2	840

＊参照体位は、厚生労働省「『日本人の食事摂取基準（2020年版）』策定検討会報告書」、2019による

が高い（表３−１）。さらに、からだが大きくなっていくための栄養も必要になり、それを補うための十分なエネルギーや栄養素が必要になる。

②成長とともに運動量も増加する。からだの大きさに比べて活動量が大きく、その活動に必要なエネルギーや栄養素が必要になる。

③発育の過程で栄養の補給方法が変化する。出生後から乳児期前半までは乳汁栄養であるが、後半から離乳食が与えられ、固形食となる幼児食へと変化していく。一方で、身体諸器官の機能は未熟であるため、心身の発達に応じた食物の選択や調理方法に配慮していくことが必要である。多くの食品を摂取・経験することで、栄養が確保できるようになり、咀しゃく機能や消化管での消化吸収力や味覚が発達していく。

④乳幼児期の子どもは養護される立場であり、食物選択は受動的であることから、食生活はおとなの影響を大きく受ける。それゆえ、保育士等は乳幼児期の栄養に関する正しい知識と理解が必要である。毎日の食事を通して、生活リズムや食事のマナーなど、正しい生活習慣の基本を確立させる。

⑤子どもの発達には個人差があり、画一的ではないことを念頭におき、食事量や好みについても違いがあることを理解しておく必要がある。

⑥栄養・運動・休息のアンバランスによる子どもの肥満、高コレステロール血症、高血圧症など、生活習慣病の低年齢化や朝食欠食の増加が問題になってきている。乳幼児期から適切な食生活を確立し、習慣化することが重要である。

　適正な栄養量を確保するために活用していくものが、性・年齢階級別・身体活動レベル別にエネルギーや各栄養素の摂取量の基準を示した食事摂取基準である。厚生労働省により定められた「日本人の食事摂取基準（2020年版）」[1]は、2020（令和２）年度から５年間使用されるもので、健康な個人または集団を対象として、国民の健康の維持・増進、エネルギー・栄養素欠乏症の予防、生活習慣病の予防、過剰摂取による健康障害の予防を目的とし、科学的根拠に基づき策定されている。

　食事摂取基準として、エネルギーのほか、たんぱく質、脂質、炭水化物、ビタミン、ミネラルなど34種の栄養素の指標が策定されている（それぞれについて、代表的なものを表３−２〜表３−７に示す）。年齢区分は、１歳未満については成長にあわせてより詳細な区分設定が必要であることから、体位基準値をエネルギーおよびたんぱく質については３区分、それ以外の栄養素については２区分に分け、離乳期の変化を勘案し、基準が策定されている[2]。

　エネルギーの指標としては「推定エネルギー必要量」が設定され、栄養素については健康の維持・増進と欠乏症予防のために「推定平均必要量」と「推奨量」が、この２指標が設定できない栄養素については「目安量」が設定されている。また、過剰摂取による健康障害を予防するために「耐容上限量」が、生活習慣病

の一次予防を目的として食事摂取基準を設定する必要のある栄養素については「目標量」が設定されている。なお2020年版では小児（3～5歳）の目標量として飽和脂肪酸（エネルギー比10％以下）、カリウム（1400mg/日以上）が設定された。

　保育所等の児童福祉施設においても、食事提供や栄養管理にこれを活用するとともに、障害や疾患を有するために身体状況や生活状況などが個人によっていちじるしく異なる場合には一律の適用が困難であることから、個々人の発育・発達状況、栄養状態、生活状況等に基づいた食事計画を立てる必要がある[3]。

表3－2　エネルギーの食事摂取基準：推定エネルギー必要量（kcal/日）

年齢	男　性			女　性		
	身体活動レベル[1]			身体活動レベル[1]		
	Ⅰ	Ⅱ	Ⅲ	Ⅰ	Ⅱ	Ⅲ
0～5 （月）	-	550	-	-	500	-
6～8 （月）	-	650	-	-	600	-
9～11 （月）	-	700	-	-	650	-
1～2 （歳）	-	950	-	-	900	-
3～5 （歳）	-	1,300	-	-	1,250	-
6～7 （歳）	1,350	1,550	1,750	1,250	1,450	1,650
8～9 （歳）	1,600	1,850	2,100	1,500	1,700	1,900
10～11 （歳）	1,950	2,250	2,500	1,850	2,100	2,350
12～14 （歳）	2,300	2,600	2,900	2,150	2,400	2,700
15～17 （歳）	2,500	2,800	3,150	2,050	2,300	2,550
18～29 （歳）	2,300	2,650	3,050	1,700	2,000	2,300
30～49 （歳）	2,300	2,700	3,050	1,750	2,050	2,350
50～64 （歳）	2,200	2,600	2,950	1,650	1,950	2,250
65～74 （歳）	2,050	2,400	2,750	1,550	1,850	2,100
75以上 （歳）[2]	1,800	2,100	-	1,400	1,650	-
妊婦 （付加量）[3] 初期				+50	+50	+50
中期				+250	+250	+250
後期				+450	+450	+450
授乳婦 （付加量）				+350	+350	+350

1　身体活動レベルは、低い、ふつう、高いの3つのレベルとして、それぞれⅠ、Ⅱ、Ⅲで示した。
2　レベルⅡは自立している者、レベルⅠは自宅にいてほとんど外出しない者に相当する。レベルⅠは高齢者施設で自立に近い状態で過ごしている者にも適用できる値である。
3　妊婦個々の体格や妊娠中の体重増加量、胎児の発育状況の評価を行うことが必要である。
注1：活用に当たっては、食事摂取状況のアセスメント、体重及びBMI の把握を行い、エネルギーの過不足は、体重の変化又はBMI を用いて評価すること。
注2：身体活動レベルⅠの場合、少ないエネルギー消費量に見合った少ないエネルギー摂取量を維持することになるため、健康の保持・増進の観点からは、身体活動量を増加させる必要があること。
出典）厚生労働省「日本人の食事摂取基準（2020年版）」、2019より

表3−3　たんぱく質の食事摂取基準（目標量：％エネルギー）

年齢	男性				女性			
	推定平均必要量 （g／日）	推奨量 （g／日）	目安量 （g／日）	目標量[1]	推定平均必要量 （g／日）	推奨量 （g／日）	目安量 （g／日）	目標量[1]
0〜5（月）*	−	−	10	−	−	−	10	−
6〜8（月）*	−	−	15	−	−	−	15	−
9〜11（月）*	−	−	25	−	−	−	25	−
1〜2（歳）	15	20	−	13〜20	15	20	−	13〜20
3〜5（歳）	20	25	−	13〜20	20	25	−	13〜20

＊乳児：0〜5か月児は、母乳中のたんぱく質濃度と基準哺乳量から算定し、6〜11か月児は、母乳由来のたんぱく質摂取に離乳食のたんぱく質量を加えて算定。
1　範囲については、おおむねの値を示したものであり、弾力的に運用すること。
出典）厚生労働省「日本人の食事摂取基準（2020年版）」、2019より

表3−4　脂質の食事摂取基準

年齢	脂肪エネルギー比率（％エネルギー）			
	男性		女性	
	目安量	目標量[1]	目安量	目標量[1]
0〜5（月）	50	−	50	−
6〜11（月）	40	−	40	−
1〜2（歳）	−	20〜30	−	20〜30
3〜5（歳）	−	20〜30	−	20〜30

1　範囲については、おおむねの値を示したものである。
出典）厚生労働省「日本人の食事摂取基準（2020年版）」、2019より

表3−5　脂溶性ビタミンの食事摂取基準

年齢	ビタミンA（μgRAE／日）[1]							
	男性				女性			
	推定平均 必要量[2]	推奨量[2]	目安量[3]	耐容 上限量[3]	推定平均 必要量[2]	推奨量[2]	目安量[3]	耐容 上限量[3]
0〜5（月）	−	−	300	600	−	−	300	600
6〜11（月）	−	−	400	600	−	−	400	600
1〜2（歳）	300	400	−	600	250	350	−	600
3〜5（歳）	350	450	−	700	350	500	−	850

1　レチノール当量（μgRAE）
　　＝レチノール（μg）＋β−カロテン（μg）×1/12＋α−カロテン（μg）×1/24
　　　＋β−クリプトキサンチン（μg）×1/24＋その他のプロビタミンAカロテノイド（μg）×1/24
2　プロビタミンAカロテノイドを含む。
3　プロビタミンAカロテノイドを含まない。
出典）厚生労働省「日本人の食事摂取基準（2020年版）」、2019より

表3－6　水溶性ビタミンの食事摂取基準

年齢	ビタミンB₁ (mg/日)[1,2] 男性 推定平均必要量[注1]	推奨量	目安量	女性 推定平均必要量[注1]	推奨量	目安量	ビタミンB₂ (mg/日)[1] 男性 推定平均必要量[注2]	推奨量	目安量	女性 推定平均必要量[注2]	推奨量	目安量
0～5（月）	-	-	0.1	-	-	0.1	-	-	0.3	-	-	0.3
6～11（月）	-	-	0.2	-	-	0.2	-	-	0.4	-	-	0.4
1～2（歳）	0.4	0.5	-	0.4	0.5	-	0.5	0.6	-	0.5	0.5	-
3～5（歳）	0.6	0.7	-	0.6	0.7	-	0.7	0.8	-	0.6	0.8	-

年齢	ナイアシン (mgNE/日)[1,3] 男性 推定平均必要量	推奨量	目安量	耐容上限量[4]	女性 推定平均必要量	推奨量	目安量	耐容上限量[4]	ビタミンC (mg/日)[6] 男性 推定平均必要量[注3]	推奨量	目安量	女性 推定平均必要量[注3]	推奨量	目安量
0～5（月）	-	-	2[5]	-	-	-	2[5]	-	-	-	40	-	-	40
6～11（月）	-	-	3	-	-	-	3	-	-	-	40	-	-	40
1～2（歳）	5	6	-	60(15)	4	5	-	60(15)	35	40	-	35	40	-
3～5（歳）	6	8	-	80(20)	6	7	-	80(20)	40	50	-	40	50	-

1　身体活動レベルⅡの推定エネルギー必要量を用いて算定した。
2　チアミン塩化物塩酸塩（分子量＝337.3）の重量として示した。
3　ナイアシン当量（NE）＝ナイアシン＋1/60トリプトファンで示した。
4　ニコチンアミドの重量（mg/日）、（　）内はニコチン酸の重量（mg/日）。
5　単位はmg/日。
6　L-アスコルビン酸（分子量＝176.12）の重量として示した。
注1：推定平均必要量は、ビタミンB₁の欠乏症である脚気を予防するに足る最小必要量からではなく、尿中にビタミンB₁の排泄量が増大し始める摂取量（体内飽和量）から算定。
注2：推定平均必要量は、ビタミンB₂の欠乏症である口唇炎、口角炎、舌炎などの皮膚炎を予防するに足る最小量からではなく、尿中にビタミンB₂の排泄量が増大し始める摂取量（体内飽和量）から算定。
注3：推定平均必要量は、ビタミンCの欠乏症である壊血病を予防するに足る最小量からではなく、心臓血管系の疾病予防効果及び抗酸化作用の観点から算定。
出典）厚生労働省「日本人の食事摂取基準（2020年版）」、2019より

表3－7　ミネラルの食事摂取基準

年齢	カルシウム (mg/日) 男性 推定平均必要量	推奨量	目安量	耐容上限量	女性 推定平均必要量	推奨量	目安量	耐容上限量	鉄 (mg/日) 男性 推定平均必要量	推奨量	目安量	耐容上限量	女性 月経なし 推定平均必要量	推奨量	月経あり 推定平均必要量	推奨量	目安量	耐容上限量
0～5（月）	-	-	200	-	-	-	200	-	-	0.5	-	-	-	-	-	-	0.5	-
6～11（月）	-	-	250	-	-	-	250	-	3.5	5.0	-	-	3.5	4.5	-	-	-	-
1～2（歳）	350	450	-	-	350	400	-	-	3.0	4.5	-	25	3.0	4.5	-	-	-	20
3～5（歳）	500	600	-	-	450	550	-	-	4.0	5.5	-	25	4.0	5.5	-	-	-	25

出典）厚生労働省「日本人の食事摂取基準（2020年版）」、2019より

2 乳幼児の栄養・食事

1）乳幼児の機能発達と栄養摂取

（1）摂食機能の発達

　乳児には哺乳反射が備わっており、出生後まもなく、反射運動として哺乳できる。乳児が自分の意思として舌などを動かしているわけではなく、①探索反射（乳を探す）、②捕捉反射（くわえる）、③吸啜反射（吸う）、④嚥下反射（飲み込む）の4つの原始反射による一連の動きで乳汁を飲んでいる。生後2か月ごろまでは、この一連の反射運動で吸啜と嚥下を行っているが、その後は自分の意思で哺乳できるようになる。

　個人差があるが、原始反射が徐々に消失していくと、食べ物への関心も出てきて、生後5～6か月ごろから咀しゃく運動が可能になる。それまで半開きであった口唇を閉じ、嚥下する「口唇食べ」「舌食べ」（生後7～8か月）、「歯ぐき食べ」（生後9～11か月）、「歯食べ」（1歳～）へと移行していく。

（2）消化機能の発達

　新生児は唾液腺の発達が未熟で、唾液の分泌量が少なく、アミラーゼ*3（プチアリン、デンプン分解酵素）の含有量も少ないが、デンプンを摂取するようになると、アミラーゼの分泌は急速に増加し、おおよそ3歳ごろに成人並みとなる。

　乳児の胃は容量が小さく、胃の形が筒状で、噴門が未発達のため（図3-1）、乳をもどしやすい。噴門の未発達によって乳をもどすことを溢乳という。

　胃液の分泌量は新生児では少なく、発育とともに増加する。胃液の主成分は塩酸とペプシン（たんぱく質分解酵素）である。乳児の胃では、レンニンという乳を分解する酵素も分泌される。レンニンは凝乳酵素ともよばれ、乳のたんぱく質は、レンニンによって凝固される。この凝固したものをカード*4（curd）という。母乳はカードがやわらかく、微細（ソフトカード）であるため消化されやすい。胃のリパーゼ（脂肪分解酵素）の作用は弱いが、母乳栄養児では、母乳中に存在するリパーゼの作用があり、胃内で働くので、脂肪は一部分解される。

2）乳児の栄養・食事（離乳食）

（1）乳児の栄養

　「日本人の食事摂取基準（2020年版）」では、乳児の年齢区分を0～5か月、6～11か月の2区分とした。各栄養素の摂取基準値について、健康な乳児が摂取する母乳の質と量は乳児の栄養状態にとって望ましいものと考え、6か月未満の乳児では母乳中の栄養素濃度と母乳摂取量を掛け合わせて算出し、6か月以降の乳児では、離乳

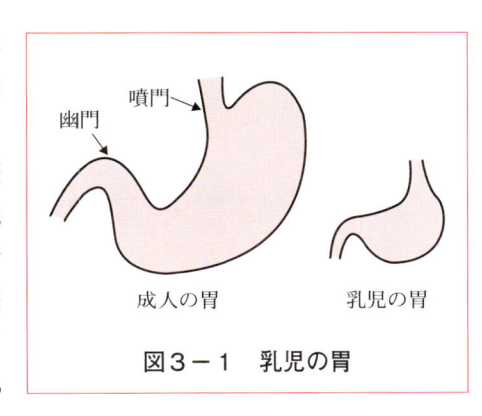

図3-1　乳児の胃

*3　アミラーゼは唾液や膵液に含まれ、糖質（デンプン）を分解する酵素。新生児期の唾液腺アミラーゼの分泌は少量であり、かつ、胃酸により活性を失う可能性があり、膵液中アミラーゼもあまり分泌されていないことから、アミラーゼはまだ十二指腸内にほとんど分泌されない。母乳中の糖質はほとんどが二糖類である乳糖であり、消化しやすい。

*4　乳に酵素を作用させてできる凝固物のこと。

食の摂取量も加味して算出されている。また、人工栄養については、人工的に強化された栄養素も含まれているため、参考値として示されている。

哺乳量は、出生後6か月未満の乳児で、基準哺乳量を780mℓ/日とした。男女差がないという報告のもとに、男女同一値を用いている。推定エネルギー必要量は、男女の体格差を考慮して性差が設けられている。

母乳栄養児におけるたんぱく質の食事摂取基準は、母乳からの摂取量で性差を設けずに目安量とした。乳児期の母乳カルシウム吸収率は高く、母乳中だけで十分量のカルシウムが蓄積される。0～5か月の母乳栄養児で男女200mg/日、6～11か月で250mg/日とされた。

満期産で正常な子宮内発育をとげた出生時体重3kg以上の新生児は、およそ生後4か月までは体内に貯蔵されている鉄を利用して正常な鉄代謝を営むが、離乳が開始されると鉄欠乏性貧血が生じやすい。0～5か月児では母乳からの鉄摂取で十分であると考え、鉄の食事摂取基準は母乳中の鉄濃度と哺乳量から目安量が算出され、0.5mg/日となっている。6～11か月は、鉄損失などの要因から推定平均必要量を男児3.5mg/日、女児3.5mg/日、個人内変動を加味して推奨量を男児5.0mg/日、女児4.5mg/日とした。

生体に占める水分の割合は、幼若な者ほど大きい。1日の水分出納量が大きく、脱水症状を起こしやすいことから、水分補給には十分注意を払う必要がある（表2-2、29ページ参照）。

（2）保育所における乳児の食事

保育所における乳児の食事（離乳食）の提供の歴史はまだ浅いものの、産休明け保育や長時間保育などのニーズの増加を背景に、未熟でありながらも日々発達し、変化する乳児の摂食・消化機能に合わせて、1日に1～2回の食事（離乳食）を、細心の注意を払いながらきめ細やかに提供していくことが必要となってきている。また、この時期は食物アレルギーなども発見されやすく、離乳を進めるうえでも、家庭との連携と十分な観察が必要である。

3）幼児の栄養・食事

（1）幼児の食生活

幼児期とは、1歳から就学前までの時期をいう。この時期は乳歯がはえ、からだの発育や運動機能、精神機能の発育がいちじるしい時期である。

エネルギーの食事摂取基準、推定エネルギー必要量は、エネルギー必要量（1日の基礎代謝量×身体活動レベル）に成長にともなう体重増加に必要なエネルギー（エネルギー蓄積量）が加算されている。身体活動レベルについては、1～2歳と3～5歳では、身体活動レベルの個人差が小さいと考えられていることから区分はせず、Ⅱ（ふつう）の1区分だけになっている。

幼児期はからだが小さいわりに栄養量を必要とするが、咀しゃく機能や消化機能が十分に発達していないために、一度に多くの食物を摂取できない。3回の食

事で必要な栄養素をとろうとすると消化器に負担がかかる。そのため、間食を１〜２回含めて食事回数とした栄養量を配分する。間食は、１〜２歳児は午前と午後の２回（各１日の10％）、３〜５歳児は午後１回（１日の10〜20％）とする。間食は幼児にとって楽しみのひとつでもあることから、嗜好性（しこう）を考慮しつつも、不足しやすい栄養素の補給に利用する。通常の食事で食欲不振がみられるときは、間食をやめたり、量を減らす。

　幼児期の咀しゃく機能は発達過程にあることから、第二臼歯がはえそろう２〜３歳以降では、ある程度の硬さをもつ食物を与え、咀しゃくの習慣をつける。

　幼児期は自我の発達もめざましく、偏食、食欲不振、小食、甘味菓子や清涼飲料水への執着など、食行動上の問題が生じやすい時期でもあるので、自立心を尊重しつつ、基本的な食習慣を身につけさせることが大切である。

（２）保育所給食

　「児童福祉施設における食事の提供ガイド」（厚生労働省雇用均等・児童家庭局母子保健課、2010）が通知され、食事計画と評価においては「日本人の食事摂取基準」を活用し、施設や子どもの特性に応じて行うとしている（表３−８久留米市の事例、54ページ）。また、2012（平成24）年に「保育所における食事の提供ガイドライン」（厚生労働省）が、子どもを取り巻く「食」に関する状況、外部委託や外部搬入など保育所による食事提供の変化を整理し改正された。

３ 乳幼児の栄養・食事の実際

１）母乳

　哺乳動物の母乳は、それぞれの種類によってその成分組織は異なり、それぞれの子どもが成長していくうえで合目的となっている。

　人の母乳[*5]は、乳児にとって、もっとも自然な栄養であり、理想的な食品である。近年、母乳哺育と母子相互作用との関係が多く報告されている。母乳に限らず子どもに授乳する、食事を与えるなどの場面は１日に何回もあることで、子どもを世話していることを、心身共に実感する時間でもある。

　また、このような時間に、子どもは養育者に多くの合図を発する。養育者は子どもの合図を捉え、それに適切に応えられたときに子どもが示す満足の表情を見てさらに喜びを見出し、子どもは、自分が発した合図に養育者が適切に応えてくれたことによって、一番大切な人との基本的な信頼感をもち、安心する。こうした経験は、子どもの社会性の基盤となるだろう。養育者は、家庭においては親などの保護者であり、集団の場においては保育士等や看護者である。とくに、一番自然な養育者としての母親との関係は、子どもが育つ環境の中でもっとも重要であり、母乳哺育がうまくいくことによって愛情がスムーズに形成される。

　そこで、乳児とその家族にかかわる場合、母乳哺育がうまくいくよう援助することはもちろん、それが不可能な場合、より一層、母子相互作用を促進する援助

[*5] 乳房から直接飲むときは母乳（breast milk）といい、食品や試料として扱うときは人乳（human milk）と区別していうことがある。

表3－8　保育所における栄養給与目標（算出例）

（1）1～2歳児の栄養給与目標（完全給食、おやつ含む）

栄養素	エネルギー（kcal）	たんぱく質（g）	脂肪（g）	カルシウム（mg）	鉄（mg）	ビタミンレチノール（μg）	ビタミンB_1（mg）	ビタミンB_2（mg）	ビタミンC（mg）
（1）1日の食事摂取基準	950	%エネルギー比 10～20%	%エネルギー比 20～30%	400	4.25	375	0.5	0.55	40
（2）昼食とおやつの摂取基準に対する比率	概ね50%								
（3）昼食とおやつの給与栄養目標量（1）×（2）	475	12～24	11～16	200	2.1	188	0.25	0.28	20
保育所における給与栄養目標量	480	18	11～16	200	2.1	190	0.25	0.28	20

注1）昼食および午前・午後のおやつで1日の給与栄養の50%を給与する。
注2）たんぱく質および脂肪については、%エネルギーとして幅を考慮する。

（2）3～5歳児の栄養給与目標（副食、おやつ含む）

栄養素	エネルギー（kcal）	たんぱく質（g）	脂肪（g）	カルシウム（mg）	鉄（mg）	ビタミンレチノール（μg）	ビタミンB_1（mg）	ビタミンB_2（mg）	ビタミンC（mg）
（1）1日の食事摂取基準	1275	%エネルギー比 10～20%	%エネルギー比 20～30%	575	5.5	450	0.7	0.8	45
（2）昼食とおやつの摂取基準に対する比率	概ね48%	概ね45%							
（3）昼食とおやつの給与栄養目標量（1）×（2）	612	14～29	14～20	259	2.5	203	0.32	0.36	20
（4）家庭から持参する米飯110gの栄養量	185	2.8	0	3	0.1	0	0.02	0.01	0
（5）副食とおやつの給与栄養目標量（3）－（4）	427	11～26	14～20	256	2.4	203	0.3	0.35	20
保育所における給与栄養目標量	430	20	14～20	255	2.5	200	0.3	0.35	20

注1）昼食（副食）および午後のおやつで給与栄養量の約45%を給与する（エネルギーは昼食33%、おやつ15%で48%）。
注2）表に示した家庭から持参する主食の量は一例を示したものであり、施設の食品構成に応じて検討し、その量を決定する。さらに個々の児童への適用にあたっては、その特性について十分考慮し、柔軟に行う。
注3）たんぱく質および脂肪については、%エネルギーとして幅を考慮する。

出典）福岡県久留米市「保育所の給食」2015を一部改変

が必要になる。母子の健康等の理由から育児用ミルクを選択する場合、その決定を尊重し、母親に安心感を与える支援が必要である。また、母乳を少しでも与えているなら、母乳育児を続けるために育児用ミルクを有効に利用するという考え方に基づき支援を行い、混合栄養の取り入れ方については、母親の思いを傾聴し、母親の母乳分泌のリズムや子どもの授乳量等に合わせた支援を行う[13]。

（1）母乳の分泌と成分

母乳の分泌には、下垂体・卵巣・胎盤などから分泌されるいろいろなホルモンが関係している。妊娠中は、主には胎盤からのホルモンであるエストロゲンやプロゲステロンの働きによって、乳房（乳腺）の発育が促される。一方、これらのホルモンは乳の分泌を抑制する。分娩後、胎盤の娩出によってこれらのホルモンの抑制がとれると、それまで抑えられていた下垂体の催乳ホルモンであるプロラクチンの作用が発揮され、乳汁分泌がはじまる。乳頭に哺乳刺激が加わると、この神経刺激が中枢神経に伝えられ、反射的に下垂体前葉から催乳ホルモンであるプロラクチン、後葉から射乳ホルモンであるオキシトシンが放出される。

分娩後3〜4日は、エストロゲンやプロゲステロンが残っているため、母乳の分泌量は少ないが、その後、乳量が増す。乳房は、中央に乳頭があり、その周囲には乳輪がある。乳頭には15〜25本の乳管の開口部があり、乳管の開口部から少し入ったところに直径3mmぐらいのふくらんだ乳管洞がある。これは外からみた乳輪部に相当し、授乳のときに乳輪まで子どもの口に含ませると、乳管洞が圧迫され、母乳を吸い込むことができる。

乳汁の分泌は、乳房や乳頭に対する機械的な刺激以外にも、精神的な刺激、たとえば子どもの泣き声を聞くという聴覚刺激や、保育所にお迎えに行って子どもを見るなどといった視覚刺激によっても促進される（図3−2）。

母乳の成分は、個人差が大きく、母親の年齢・出産回数・在胎週数・母親の栄養摂取状態などによって、また、搾乳時刻や搾乳方法などによっても異なるといわれている。

分娩後4〜5日ごろまでに分泌される母乳を初乳といい、初乳は移行乳を経て分娩後10日以上経つと成熟乳になる。初乳は成熟乳に比べると黄色味が強く、ねばりがあり、たんぱく質・ミネラルが多く、脂質・エネルギーは少ない。初乳には、たんぱく質としてラクトアルブミンやラクトグロブリンが多く、感染抑制作用をする免疫グロ

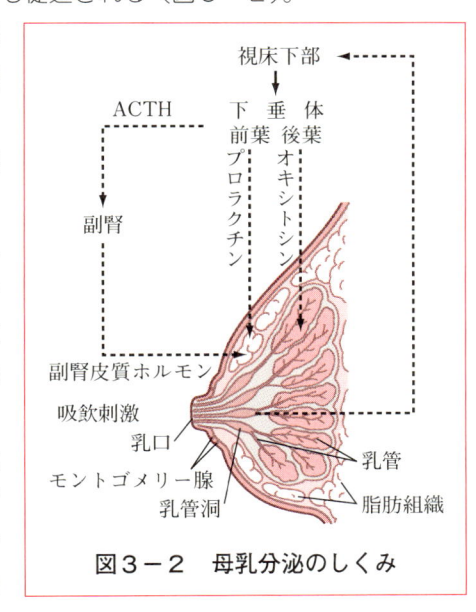

図3−2　母乳分泌のしくみ

表3−9　母乳、牛乳の成分組成

		母乳 （人乳）	牛乳 （普通牛乳）
エネルギー	(kcal)	65	67
たんぱく質	(g)	1.1	3.3
脂質	(g)	3.5	3.8
炭水化物	(g)	7.2	4.8
灰分	(g)	0.2	0.7
カルシウム	(mg)	27	110
リン	(mg)	14	93
ナトリウム	(mg)	15	41
カリウム	(mg)	48	150
鉄	(mg)	0.04	0.02
亜鉛	(mg)	0.3	0.4
銅	(mg)	0.03	0.01

出典）「日本食品標準成分表2015年版（七訂）」

ブリンAやラクトフェリンを多量に含むので、新生児には積極的に飲ませたい。

成熟乳はやや黄色味を帯びた白色で芳香があり、わずかに甘みがある。成分は、一般的には「日本食品標準成分表2015年版（七訂）」が参考とされる。

母乳中に含まれる栄養素は利用率が高く、代謝の負担が少ない。母乳中のたんぱく質には、カゼイン、乳清たんぱく質や窒素化合物としての非たんぱく態窒素も含まれる。母乳のカゼインは牛乳のように多くなく、カードが微細となり、消化されやすい。乳清たんぱくは、α−ラクトアルブミン、ラクトフェリン、血清アルブミン、リゾチーム、免疫グロブリン（Ig−A、Ig−G、Ig−M）を含んでいる。牛乳中にはラクトフェリンやリゾチームはほとんど含まれない。

母乳の脂質は、牛乳に比べると必須脂肪酸であるリノール酸が4〜5倍と多く、吸収のよい不飽和脂肪酸も多く、脂肪の吸収率は良好である。

母乳の糖質は牛乳より多く、その大部分は乳糖であるが、ムコ多糖類やオリゴ糖は牛乳よりも多く含まれ、腸内ビフィズス菌の増殖を促す[4]（表3−9）。また、電解質は牛乳に比べて少ないため、血中への溶出濃度も低く、尿の浸透圧が高くならず、腎臓への負担が少ないので、人工栄養よりも脱水症に陥りにくい[*6]。

ビタミンに関しては、現在のわが国の母親の栄養状態からすると、生後5か月ごろの乳児に対して、母乳のみで十分であると考えられる。しかし、第2章でも述べたようにビタミンKは、新生児期に合成能力をもたないため、母乳中のビタミンK低値、母乳摂取量不足などが加わると、容易にビタミンK不足を起こし、プロトロンビン不足から血液凝固障害による新生児の出血性疾患（新生児メレナ、頭蓋内出血など）を起こす。現在は、合併症をもたない正期産児には、①出産後、数回の哺乳により経口哺乳が確立した後、②生後1週または産科退院時、③1か月健診時の3回、ビタミンKを与えることが提唱されている[6]。

（2）授乳の開始と間隔

出生直後の新生児は、30分〜2時間程度は覚醒しており、母子ともに周囲への感受性が高い「感受期」とよばれている。感受期に母子の早期接触や初回授乳が行われることは、母子の愛着形成の上での意義が大きい。出生後、保温に注意しながら、新生児を裸の状態で母親の胸の上に抱かせると、新生児は平均して20分後には自分で動き始め、およそ50分後には母親の乳房にたどりついて吸啜

*6　母乳中の内分泌かく乱物質（環境ホルモン）が注目され、人体への健康被害が懸念されているが、その安全性が確認され、母乳栄養の必要性を重視し、加えて、環境ホルモンを軽減するための対策が進行している[5]。

することが報告されている[7]。WHOとUNICEFの共同声明である「母乳育児成功のための10か条2018年改訂版」では、出産後すぐに母子の肌と肌との触れ合いを保てるようにし、できるだけ早く母乳育児を始められるよう母親を支援することが推奨されている[8]。はじめての授乳のときには母乳はわずかしか出ないので、新生児の吸啜刺激により母乳産生が促されること、十分な乳汁分泌が確立されるまではある程度時間がかかることを母親に説明する。

　授乳間隔は、新生児期には規則的でないのが普通であるが、基本的に子どもの要求に応じて与えればよい。母乳育児の場合、良好な母乳産生の観点からも、授乳間隔や回数を決めずに、子どもが欲しがったとき、欲しいだけ授乳する自律授乳法（self-demand feeding）が望ましいとされている[7]。多くの場合、生後1～2か月をすぎるころから、だいたい3～4時間おきで、1日に5～6回の授乳回数になることが多いが、個人差もある。

（3）授乳の実際

　授乳は、母子の相互作用の時間として、子どもには母親に抱かれ、食欲が満たされ、安心感や満足感をともなう非常に重要な時間なので、静かな落ち着いた場所で、母親も子どもの表情をよく見ながら行うことが望ましい。家庭以外の授乳では、カーテンや間仕切りなどプライバシーへの配慮が必要である。

①準備

　子どものおむつを換え、流水と石けんでよく手を洗う。乳頭・乳輪はぬるま湯などでぬらした脱脂綿などで拭き、清潔にする。乳房が強く緊満しているときは、軽く搾乳して、乳頭をやわらかくしておく。

②姿勢

　母親は座るか、腰かけて疲れない楽な姿勢で子どもを抱く。子どもは頭部が臀部よりも上部にくるように、また、子どもの手足の動きを妨げないように、クッションやいすを工夫して安楽に抱くようにする。

③授乳（58ページ、図3-3）

　乳頭と乳輪が子どもの舌の上にのり、口の中に十分入るようにし、乳房が子どもの鼻孔をふさがないように、鼻孔にあたる部分は指で押さえるようにする。

　子どもの吸啜力は前半が強く、最初の5分間で約50～60％、次の5分間で約30～40％、次の5分間で5～10％を飲むといわれている。よって、15分以上吸っても授乳量はあまり変わらないので、1回の授乳時間はだいたい15～20分で切り上げるようにする。一方の乳腺が空になってからもう一方に移るようにし、次の授乳のときは、前回、あとから与えた側から授乳をはじめる。

④授乳後の排気[8]（58ページ、図3-4）

　授乳後は、子どもをやや前かがみに上体を立てるように抱き、顎をやや上方にあげ、背部をさするか軽くたたくようにして、排気させる。このとき、子どもと向き合うように前から抱き、肩に子どもの頭をのせるように、もたれかかるよう

*7　時間を決めて授乳することを「規則授乳」といい、低出生体重児等で栄養管理上必要な場合や、母親の乳房トラブル等で対応が必要な場合などに、この方法が用いられる。

*8　排気とは、「げっぷ」のことである。

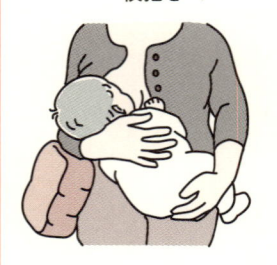
横抱き

乳児の首を支えて横に抱き、頭側の腕の下に肘かけやクッションを置き、頭が臀部より上になるようにする。また、新生児期は、母親の膝上にクッションを置いて乳児を抱くと授乳しやすい

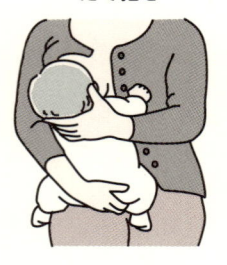
たて抱き

乳児の足を母親の足にまたがらせて、子どもの首をしっかり支える

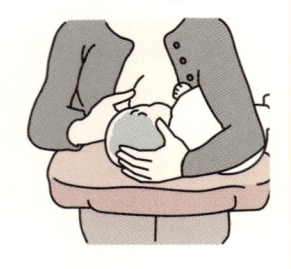
ラグビー抱き

乳児を母親のわきに抱えるようにする。子どもの頭が臀部より上になるように、子どもの下にクッションを入れてもよい

図3-3　母乳の授乳方法

にする（図3-4）と、安定する。十分に排気されないと、溢乳や吐乳をしやすい。10分以上だっこしていても排気がない場合は、右側臥位にして、やや上体を高くして寝かせる。

（4）母乳不足

次のような状態が見られたら、母乳不足を考える。

ⅰ）1回の授乳時間が20〜30分と長く、なかなか乳房から離れず、無理に離すと泣く。

ⅱ）授乳後、1〜2時間で空腹を訴えて泣く。

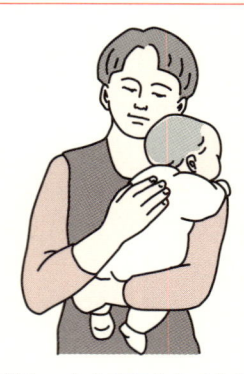

授乳が終わったら乳児をたて抱きにし、軽く背中をさすったりして排気をさせる。10分程度抱いても排気がない場合は、嘔吐しても吐物が気道に入らないように少し横向きに寝かせるなどして、ようすをみる

図3-4　排気のさせ方

ⅲ）便の回数・量が減る。

ⅳ）体重増加がよくない。体重が減る。

　母乳不足が考えられたら、哺乳量の測定を行ってみる。哺乳前後の体重を着衣のまま測定し、差を哺乳量とする。測定は2〜3日行い、医師や看護師等と相談してみることをすすめる。

（5）授乳困難と授乳禁止

①子どもの側の要因

　口唇口蓋裂などの口の奇形、口内炎などで痛みがある、鼻閉などで乳首を吸うこと自体が困難な場合や、未熟児や先天性心疾患、中枢性の障害などで哺乳力が弱い場合などがある。このよ

うな場合では、経管栄養や搾乳して哺乳ビンの乳首を吸いやすい形のものにしたり、乳首に専用のシールド[*9]を使用して、できるだけ母乳を飲めるよう援助する必要がある。

②母親側の要因

陥没乳頭や扁平乳頭などのように子どもが吸いづらい場合、乳頭の裂傷や乳腺炎などの場合がある。乳腺炎などのような化膿性疾患で、薬を処方されているときは、授乳を禁止する場合もある。

そのほかに、母親の状態が次のような場合、母乳を禁止しなければならない。

ⅰ）急性・慢性の感染性疾患。

ⅱ）開放性または活動性結核に罹患している。

ⅲ）心臓疾患・腎臓疾患・悪性腫瘍などの慢性疾患で、重篤な状態にある。

ⅳ）次子の妊娠。流・早産のおそれがある。

ⅴ）母親の服用している薬が、母乳中に移行して乳児に影響を与える。

ⅵ）母親が精神疾患にかかり、子どもの養護自体を行えない。

ⅶ）その他の疾患などで、薬物が処方されている場合は、医師と相談する。

また、母親の飲酒による母乳へのアルコールの移行や、喫煙の子どもへの有害性が報告されているので、これらの嗜好品は、授乳中は控えるべきである。

２）人工栄養

母乳の分泌不足、授乳困難、授乳禁止などの理由、あるいは母親の就業や不在など、何らかの事情で母乳栄養が難しい場合、人工栄養を行う。現在では、人工栄養には、主に育児用調製粉乳が用いられている。古くは牛乳を用いたが、乳児にとって、消化・吸収・排泄に不適切であることから、牛乳を素材として、乳児に適した育児用調製粉乳の開発と研究が重ねられ、優れたものができてきた。

（１）調製粉乳

調製粉乳には、育児用調製粉乳、未熟児用調製粉乳がある[*10]。調製粉乳とは、「生乳、牛乳若しくは特別牛乳又はこれらを原料として製造した食品を加工し、又は主要原料とし、これに乳幼児に必要な栄養素を加え粉末状にしたもの」（厚生省令「乳及び乳製品の成分規格等に関する省令（乳等省令）」第２条34、1979）である。育児用調製粉乳は、成分的に母乳に近づけるために改良されてきた。たんぱく質、糖質、脂質の改善と各種ビタミン、鉄、銅、タウリンなどが添加されている（60ページ、表３−10）。これらのほかに、牛乳たんぱくの抗原性を減らし、アレルギーの発生予防を目的にした市販製品もいくつかある。

治療乳は、調製粉乳ではなく、医薬品または一般食品として扱われている。糖質代謝異常、たんぱく質・アミノ酸代謝異常、有機酸代謝異常、吸収障害などの先天代謝異常症の治療に用いられる場合は、登録特殊ミルクとして公費負担される。そのほかに、牛乳アレルギーのための大豆たんぱく質製品や、乳糖不耐症治療乳などがある。

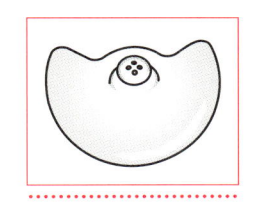

*9 母乳育児中に乳首が痛んで傷ついたときや子どもがうまく吸えないときに用いる、乳首をおおうようなシリコン製の柔らかいカバー（イラストは片方分）。

*10 そのほかに離乳期幼児期調整粉乳（フォローアップミルク）がある。フォローアップミルクは、牛乳の代替品として、生後６か月ごろから使用できるものであるが、「授乳・離乳の支援ガイド」（厚生労働省雇用均等・児童家庭局母子保健課、2019年）において、わが国では、離乳は母乳あるいは育児用調整粉乳と固形離乳食との組み合わせで十分にやっていけるという考え方が示された。

表３－10　乳児用調製粉乳の成分比較（標準調乳100mℓあたり）

	A社	B社	C社	D社	E社	F社	人乳（母乳）
熱量　　　（kcal）	66.6	68.3	67.0	67.3	66.8	66.4	65.0
たんぱく質　　（g）	1.43	1.50	1.60	1.48	1.52	1.52	1.10
脂質　　　　（g）	3.51	3.52	3.61	3.61	3.61	3.56	3.50
炭水化物　　（g）	7.41	7.79	7.14	7.28	7.21	7.09	7.20
ナトリウム（mg）	18.2	19.1	19.5	18.4	19.5	15.0	15.0
水分　　　　（g）	-	-	-	-	-	-	88.0

注１：調乳100ml当たりの成分値は乳児用調製粉乳製造各社が発表の成分値から独自に算出
注２：人乳（母乳）の成分値は日本食品成分表2015年版（七訂）を参照

　また、2018年8月に乳等省令に乳児用調整液状乳が新たに定義され、国内においても調整液状乳（液体ミルク）が製造・販売されるようになった。調整液状乳は、1回分使い切りの個包装で、そのままで授乳することができ、災害時など湯を沸かすことができない場合にも安全に使用できる。

（２）授乳方法

　調乳濃度は、月齢に関係なく単一調乳で、各製品によって多少の差があるので、必ずその製品についている計量スプーンで計り、指示通りに溶かす。量および回数については、母乳栄養と同様に、自律授乳とする。1日の授乳回数の目安は、新生児は2〜3時間ごとに7〜8回、生後1〜3か月は3時間ごとに6〜7回、生後4か月以降は4時間ごとに5回ぐらいである。授乳量や回数は個人差があり、量も乳児が飲みたいだけ与える。

（３）調乳方法

　一般に家庭では、哺乳ビン・乳首・調乳器具をあらかじめ消毒しておいて、授乳ごとに1回ずつ調乳する（無菌操作法）。病院や乳児院などのように、1日分などをまとめてつくる場合は、清潔な哺乳ビンに調乳済みの乳汁を入れ、最後にビンのまま殺菌する（終末殺菌法）。いずれの場合も清潔に行うことが重要で、調乳者はよく手を洗い、調乳用具や哺乳用具は清潔にしておかねばならない。また、調乳する場所は、清潔を保ち、よく整理しておく[9]。

＜無菌操作法による調乳方法＞（図３－５）

①準備

　哺乳ビン、乳首、計量スプーン（粉乳に添付のもの）、消毒用なべまたは蒸し器、ビンを洗うブラシ、洗剤、さいばし（なべから哺乳ビンなどを取り出すためのもの）など。

②消毒

　消毒用なべに、哺乳ビン・さいばしを入れて、水を十分に満たし、沸騰後5分間、煮沸する。乳首は別に3分間煮沸する。哺乳ビンや乳首は、清潔な場所に引

	Step1：粉ミルクを調乳する場所を清掃・消毒します。		**Step 7**：やけどしないよう、清潔なふきんなどを使って哺乳ビンを持ち、中身が完全に混ざるよう、哺乳ビンをゆっくり振るまたは回転させます。
	Step 2：石鹸と水で手を洗い、清潔なふきん、又は使い捨てのふきんで水をふき取ります。		**Step 8**：混ざったら、直ちに流水をあてるか、冷水又は氷水の入った容器に入れて、授乳できる温度まで冷やします。このとき、中身を汚染しないよう、冷却水は哺乳ビンのキャップより下に当てるようにします。
	Step 3：飲用水※を沸かします。電気ポットを使う場合は、スイッチが切れるまで待ちます。なべを使う場合は、ぐらぐらと沸騰していることを確認しましょう。		**Step 9**：哺乳ビンの外側についた水を、清潔なふきん、又は使い捨てのふきんでふき取ります。
	Step 4：粉ミルクの容器に書かれている説明文を読み、必要な水の量と粉の量を確かめます。加える粉ミルクの量は説明文より多くても少なくてもいけません。		**Step10**：腕の内側に少量のミルクを垂らして、授乳に適した温度になっているか確認します。生暖かく感じ、熱くなければ大丈夫です。熱く感じた場合は、授乳前にもう少し冷まします。
	Step 5：やけどに注意しながら、洗浄・殺菌した哺乳ビンに正確な量の沸かした湯を注ぎます。湯は70℃以上に保ち、沸かしてから30分以上放置しないようにします。		**Step11**：ミルクを与えます。
	Step 6：正確な量の粉ミルクを哺乳ビンの中の湯に加えます。		**Step12**：授乳後2時間以内に使用しなかったミルクは捨てましょう。

※①水道水②水道法に基づく水質基準に適合することが確認されている自家用井戸等の水③調整粉乳の調整用として推奨される、容器包装に充填し、密栓又は密封した水のいずれかを念のため沸騰させたものを使用しましょう。
注意）ミルクを温める際には、加熱が不均一になったり、一部が熱くなる「ホット・スポット」ができ乳児の口にやけどを負わす可能性があるので、電子レンジは使用しないでください。

図3－5　ミルクの作り方（「乳児用調整粉乳の安全な調乳、保存及び取扱いに関するガイドライン（2007年）の概要」（FAO／WHO共同作成）より）

出典）How to Prepare Formula for Bottle-Feeding at Home（FAO/WHO）より抜粋

き上げ、乾燥させておく。哺乳ビン専用の消毒液（次亜塩素酸ナトリウム液）に浸して消毒する場合には、哺乳ビンや乳首は、液に浸す前に洗剤などを用いて十分に洗浄してから入れ、濃度・消毒時間など、表示通りに行う。

③調乳方法[9]

ⅰ）哺乳ビンに、一度沸騰させたお湯を規定量、正確に入れる。お湯は70℃以上に保ち[11]、沸騰してから30分以上放置しない。

ⅱ）計量スプーンで規定量の粉乳を計り（内ぶたで正確にすり切り）、哺乳ビンに入れ、哺乳ビンをゆっくり振って、あるいは、回転させてよく溶かす。

ⅲ）乳首をつけ、体温より少し高め（37～38℃）にまで冷ます。流水の中でビンを振って冷ますようにすると調節しやすい。

ⅳ）授乳者の前腕や手首の内側などのような皮膚のやわらかいところに、乳汁を何滴かたらしたり、前腕でビンに触れて温度を確認する。

粉乳は、実際には無菌ではありえない。溶解後は細菌が繁殖しやすいので、無菌操作法で調乳した場合、調乳後すぐに飲ませるようにする。

[11]　調製粉乳は滅菌された製品ではないため、製造過程で除去しきれない細菌が存在している可能性があり、サカザキ菌やサルモネラ菌による重篤な疾患や死亡例が報告されている。サカザキ菌は70℃以上で死滅することから、WHOでは調乳には70℃以上の湯を用いることをガイドラインで定めている。

④飲ませ方

　授乳者はいすに座るか床に座り、子どもの頭が上腕に、子どもの臀部が授乳者の大腿部にくるように楽な体位で抱き、子どもの顔をよく見ながら授乳する。乳児が、口の中に十分乳首を含んだら哺乳ビンの底部を高くあげ、乳首の中を乳汁が満たすようにして（図3－6）、子どもが空気を飲み込まないようにする。

　乳首の穴のサイズは、その子どもの飲み具合から選択する。授乳後は、母乳の場合と同様に、排気をさせる（58ページ、図3－4参照）。

3）混合栄養

　母乳の量が少ないときや、母親の就労のために、ある時間に母乳を与えられない場合には、母乳と人工乳の両方を用いて、混合栄養を行う。

　1回の母乳量が不十分な場合、母乳を吸わせたあとにミルクを飲ませる。また授乳を1回休むと母乳がたまる場合は、母乳と人工乳を交互に与える。

　母親の就労によって吸わせられない場合でも、休み時間やいつもの授乳時間などに搾乳し、冷凍または冷蔵保存した母乳を、保育所等で解凍して授乳しているところもある。

　保育所における冷凍母乳の取り扱いの例を示す。

（1）保管

①基本的に、母乳は搾乳後すぐに冷凍してもらうか、クーラーボックスや保冷バッグなどで保冷したものを帰宅後すぐに冷凍してもらうようにする。

②受け取り時に、母乳パックに名前、冷凍日時や量が記入されているか、また、冷凍状態を確認する。

③受け取ったらすぐに冷凍庫へ入れ、－18℃以下で保管する。

④冷凍後3か月未満の使用が推奨されているが、保育所等では、1か月以内を目安に使いきるようにする（表3－11）。また、他児には授乳しない[*12]。

*12　母乳も体液の一部であり、「誰もが感染症をもっている可能性がある」というスタンダード・プリコーションの考え方（第5章179ページ参照）から、母乳は他児には与えない。

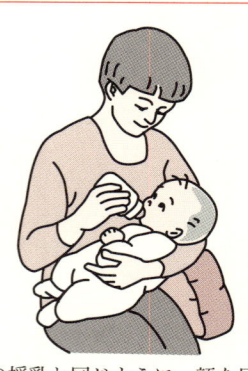

母乳の授乳と同じように、顔を見ながら飲ませる。乳首をミルクが満たすように哺乳ビンを傾ける。乳児の頭部が臀部より高くなるようにする

図3－6　育児用ミルクの飲ませ方

表3−11　冷凍母乳の保存期間について

推奨される保管期間
・6か月冷凍保存しても、細菌数の増加はなく、脂肪以外の母乳成分に有意な変化はない。冷凍により脂肪球膜が破壊され、3か月後にはpHは有意に低下した。 ・北米バンク協会ガイドラインでは、1か月以内が理想、3か月以内が望ましいが、6か月以内は保存可能とされている[10]。
・原則3か月以内[11]
・安全に保存できるのは12か月 ・栄養的・免疫的な質は3か月未満が理想[12]

（2）解凍・加温

①授乳の直前に解凍する。

②母乳パックのまま水につけ、水を取り替えて解凍する。

③解凍に電子レンジや熱湯などは用いない。

④母乳パックの切り込み部分を引き裂き、パックが哺乳ビンの口に触れないように、また、保育士等の手が乳汁に触れないように、気をつけて注ぐ。

⑤40℃程度のお湯で加温する。

　検乳*13用に、母乳をパックに少し残して再冷凍し、保管しておく場合もある。

4）離乳

（1）離乳の定義と必要性

　「授乳・離乳の支援ガイド」[13]によると、「離乳とは、成長に伴い、母乳又は育児用ミルク等の乳汁だけでは不足してくるエネルギーや栄養素を補完するために、乳汁から幼児食に移行する過程をいい、その時に与えられる食事を離乳食という[13]。この間に子どもの摂食機能は、乳汁を吸うことから、食物をかみつぶして飲み込むことへと発達する。摂取する食品の量や種類が徐々に増え、献立や調理の形態も変化していく。また摂食行動は次第に自立へと向かっていく」と定義されている。すなわち、離乳は、母乳を与えることをやめること（卒乳）や、果汁やスープなど単に液状のものを与えることではない。

　栄養的にも、乳児は月齢が進むにしたがって、乳汁のみでは十分な栄養を摂取・保持することが困難となる。とくに、鉄・カルシウムなどのミネラルやビタミンC・Dなどの栄養が不足してくる。たんぱく質やエネルギーの必要量も増し、乳汁だけで必要量を摂取するのは困難である。

　また、離乳は咀しゃく機能の発達過程でもあり、この時期には、咀しゃく機能の良好な発達を促進するような働きかけが必要である（64ページ、表3−12）。

（2）離乳の基本

①離乳の開始

　「授乳・離乳の支援ガイド」によると、「離乳の開始とは、なめらかにすりつ

*13　食中毒症状が出た場合などに、原因検索のためのもの。嘔吐、下痢など消化器の症状があったときなどに、原因のひとつとして採取した乳汁、離乳食なども考えられるため、食品ごとに−20℃以下で2週間の保管が決められている。

表3−12　咀しゃく発達経過

月齢	哺乳期 （0〜4か月）	離乳初期 （5〜6か月）	離乳中期 （7〜8か月）	離乳後期 （9〜11か月）	離乳完了期 （12〜18か月）
調理形態	●液体	●ドロドロ	●舌でつぶせる固さ	●歯ぐきでつぶせる固さ	●乳歯で噛みつぶせる程度の固さ
運動機能 （主な動き）	●哺乳反射 ●舌の前後運動	●口唇を閉じて飲み込む ●舌の前後運動に顎の連動運動	●口唇をしっかり閉じたまま顎の上下運動 ●舌の上下運動 ●顎の上下運動	●口唇をしっかり閉じ咀しゃく運動 ●舌の左右運動 ●顎の左右運動	●咀しゃく運動の完成
咀しゃく能力	●咬合型吸啜 ●液体を飲める	●ドロドロのものを飲み込める	●数回モグモグして舌を押しつぶし、咀しゃくする	●歯ぐきで咀しゃくする	●歯が生えるにしたがい、咀しゃく運動が完成する
くちびると舌の動きの特徴	吸飲型　咬合型 遊び飲み ●半開き、舌突出 ●舌の前後運動	●口唇を閉じて飲む ●舌の前後運動	●左右同時に伸縮 ●舌の上下運動	●片側に交互に伸縮 ●舌の左右運動	
口唇	●半開き（舌を出す）	●上唇の形は変わらず、下唇が内側に入る	●上下唇がしっかり閉じて薄くみえる	●上下唇がねじれながら協調する	●意識的に自由に形が変えられる
口角（口裂）	●三角形（への字期）	●あまり動かない（への字→水平）	●左右の口角が同時に伸縮する（ほぼ水平）	●咀しゃく側の口角が縮む（片側に交互に伸縮、水平期）	●咀しゃく側の口角が縮む（水平〜U字期）
顎	●前後（上下）飲み	●上下飲み	●上下が主、ときに左右	●上下左右	●自由に動く

出典）水野清子監修　財団法人母子衛生研究会編『改訂　離乳の基本　実際編　第三版』p.10、母子保健事業団、2002を一部改変

ぶした状態の食物を初めて与えた時をいう。開始時期の子どもの発達状況の目安としては、首のすわりがしっかりして寝返りができ、5秒以上座れる、スプーンなどを口に入れても舌で押し出すことが少なくなる（哺乳反射の減弱）、食べ物に興味を示すなどがあげられる。その時期は生後5、6か月頃が適当である」とされている。

　離乳開始後の乳児にとっては、それでもなお、最適な栄養源は乳汁（母乳または育児用ミルク）である。離乳開始前に果汁を与えることは、乳汁摂取の減少によるたんぱく質などの主要栄養素やミネラル類の摂取低下が懸念されたり、乳児期以降の果汁の過剰摂取などと関連するため、栄養学的意義は認められていないとされている。また、生後5〜7か月で哺乳反射が減弱・消失することから、ス

表3−13　離乳食の進め方の目安

		離乳の開始 ⟶ 離乳の完了			
		以下に示す事項は、あくまでも目安であり、子どもの食欲や成長・発達の状況に応じて調整する。			
		離乳初期 生後5〜6か月頃	離乳中期 生後7〜8か月頃	離乳後期 生後9〜11か月頃	離乳完了期 生後12〜18か月頃
食べ方の目安		○子どもの様子をみながら1日1回1さじずつ始める。 ○母乳や育児用ミルクは飲みたいだけ与える。	○1日2回食で食事のリズムをつけていく。 ○いろいろな味や舌ざわりを楽しめるように食品の種類を増やしていく。	○食事リズムを大切に、1日3回食に進めていく。 ○共食を通じて食の楽しい体験を積み重ねる。	○1日3回の食事リズムを大切に、生活リズムを整える。 ○手づかみ食べにより、自分で食べる楽しみを増やす。
調理形態		なめらかにすりつぶした状態	舌でつぶせる固さ	歯ぐきでつぶせる固さ	歯ぐきで噛める固さ
1回当たりの目安量					
Ⅰ	穀類（g）	つぶしがゆから始める。 すりつぶした野菜等も試してみる。 慣れてきたら、つぶした豆腐・白身魚・卵黄等を試してみる。	全がゆ 50〜80	全がゆ 90〜軟飯80	軟飯80〜 ご飯80
Ⅱ	野菜・果物（g）		20〜30	30〜40	40〜50
Ⅲ	魚（g）		10〜15	15	15〜20
	又は肉（g）		10〜15	15	15〜20
	又は豆腐（g）		30〜40	45	50〜55
	又は卵（個）		卵黄1〜 全卵1／3	全卵1／2	全卵1／2〜 2／3
	又は乳製品（g）		50〜70	80	100
歯の萌出の目安			乳歯が生え始める。	1歳前後で前歯が8本生えそろう。 離乳完了期の後半頃に奥歯（第一乳臼歯)が生え始める。	
摂食機能の目安		口を閉じて取り込みや飲み込みが出来るようになる。	舌と上あごで潰していくことが出来るようになる。	歯ぐきで潰すことが出来るようになる。	歯を使うようになる。

出典）厚生労働省「授乳・離乳の支援ガイド」2019年3月

プーンの使用は離乳開始以降でよいとされている。

②**離乳の進行**

　離乳の進行は個人差があり、「授乳・離乳の支援ガイド」の「離乳食の進め方の目安」（表3−13）を参考に、柔軟に調整していく必要がある。この時期には、食欲を育み、規則的な食事のリズムを整え、食べる楽しさを経験していくことが目標のため、家族や身近な人との楽しい食事の雰囲気を作ることが必要である。

　以下、離乳の進行について「授乳・離乳の支援ガイド」から抜粋する。

　　ⅰ）離乳の開始後ほぼ1か月間は、離乳食は1日1回与える。母乳または育児用ミルクは授乳のリズムに沿って子どもの欲するままに与える。この時期は、離乳食を飲み込むこと、その舌ざわりや味に慣れることが主目的である。

　　ⅱ）離乳を開始して1か月を過ぎた頃から、離乳食は1日2回にしていく。母乳または育児用ミルクは離乳食の後に与え、このほかに授乳のリズムに沿って母乳は子どもの欲するままに、育児用ミルクは1日3回程度与える。生後7、8か月頃からは舌でつぶせる固さのものを与える。

　　ⅲ）生後9か月頃から、離乳食は1日3回にし、歯ぐきでつぶせる固さのものを与える。食欲に応じて、離乳食の量を増やし、離乳食の後に母乳または育児用ミルクを与える。このほかに、授乳のリズムに沿って母乳は子どもの欲するままに、育児用ミルクは1日2回程度与える。

　1日2回食に進むころには、穀類、野菜・果物、たんぱく質性食品を組み合わせた食事とする。また、3回食ごろになると、栄養の半分程度を離乳食から得られるようになり、家族の食事から調味前に取り分けて、味つけを薄味に、固さを調整し工夫すれば、利用できるようになる。

③**離乳の完了**

　「授乳・離乳の支援ガイド」によると、「離乳の完了とは、形のある食物をかみつぶすことができるようになり、エネルギーや栄養素の大部分が母乳または育児用ミルク以外の食物から摂取できるようになった状態をいう。その時期は生後12か月から18か月頃である」とされている。

（3）**離乳の実施上の注意**

　「授乳・離乳の支援ガイド」に示されている目安を参考に、段階的に進めていくのが原則であるが、進み方には個人差がある。子どもが急に食べなくなったり、嫌がったりするようであれば、強制せず、離乳食の形態を少しやわらかめに戻したり、好む食品を与えたり、楽しい食事の雰囲気をつくり、焦らずに進める。

　近年、食物アレルギーの問題が取り上げられるようになっているが、食物アレルギーの発症を心配して離乳の開始や特定の食物の摂取開始を遅らせても、食物アレルギーの予防効果があるという科学的根拠はない。離乳を進めるにあたり、食物アレルギーが疑われる症状が見られた場合、自己判断で対応せずに、必ず医

師の診断に基づいて進めることが必要である[13]。

5）乳幼児の食事行動の発達と食事の援助

　生後4〜6か月になると、食べ物や食具に関心を示すようになり、スプーンをなめたりするようになる。離乳が進み、生後7〜8か月ごろになると、自分で食べようとしたり、家族が食べているものを欲しがったりする。

　離乳が完了するころになると、スプーンをもって食べ物をすくい食べようとしたり、コップなどをもって飲もうとする。その後、幼児期に入り、2歳半ごろにはスプーンと茶わんをもって食べるようになり、3歳では自分ではしをもって食べるようになる。5歳ごろになるとはしのもち方もおとなと同じようになる。

　生後5〜6か月児では、ビスケットなどを手づかみで食べたり、母親の手からスプーンをとって自分で食べようとするようすがみられる。このような行動を抑制したりせず、食事行動の発達と考えて適切な環境を調整することが重要である。

　ひとりで食事をすることができるようになったら、食事にともなう習慣を身につけることも大切である。食前の手洗い、前後のあいさつなどを家族や保育所・幼稚園等の友だちと一緒に行うことで、自然に取り入れていく。

　食事の途中で子どもがほかのことに興味がいってしまって、食事が進まない時期などもあるが、そのようなときにはだらだらと長時間与えないで、30分ぐらいで中止し、次の食事にまた食欲をもってのぞめるようにするとよい。偏食が出てくることもあるが、焦って矯正しようとせず、栄養状態や発育状態が良好であれば、ほかの食品に交換して与えたり、家族や友だちなどの食べるようすを見て自然に食べられるようになるまでようすをみたりする。

　この時期の食事行動は、家族の食生活や育児姿勢などの影響が大きい。子どもの食事に関する問題がある場合、家族全体の食生活をみていく必要がある。

（1）ひとり食べ（食具食べ）の獲得と援助

　離乳を開始すると、最初はスプーンなどで介助してもらい食べるが、だんだん介助者の手やスプーンに手を伸ばし、食べ物のみならず食具そのものへの興味も出てきて、幼児期に向けてひとりで食べる、つまり「食事の自立」へと向かう。

　ここでは、ひとり食べの獲得とその援助について、それ以前の介助食べ、手づかみ食べのときの準備から述べる。

①食べる行動と機能の関係

　離乳後期から完了期にかけて、口や嚥下などの摂食機能と手や口の協調運動、認知的発達が関連して、スプーンなどの食具の使用を習得する（図3−7）。

　子どもの「食事の自立」へのプロセスは、「自分で食べたいという意欲と、手指と口の機能発達に応じて、少しずつ自分で食べる動作を学習して機能獲得がなされ、手指と口の動きの協調発達に歯の萌出による口の形態発育がなされながら発達が促されていく」[14]という、さまざまな領域の発達の統合と学習のプロセスであるといえる。よって、食事の自立に向けての支援においては、単に食具の使

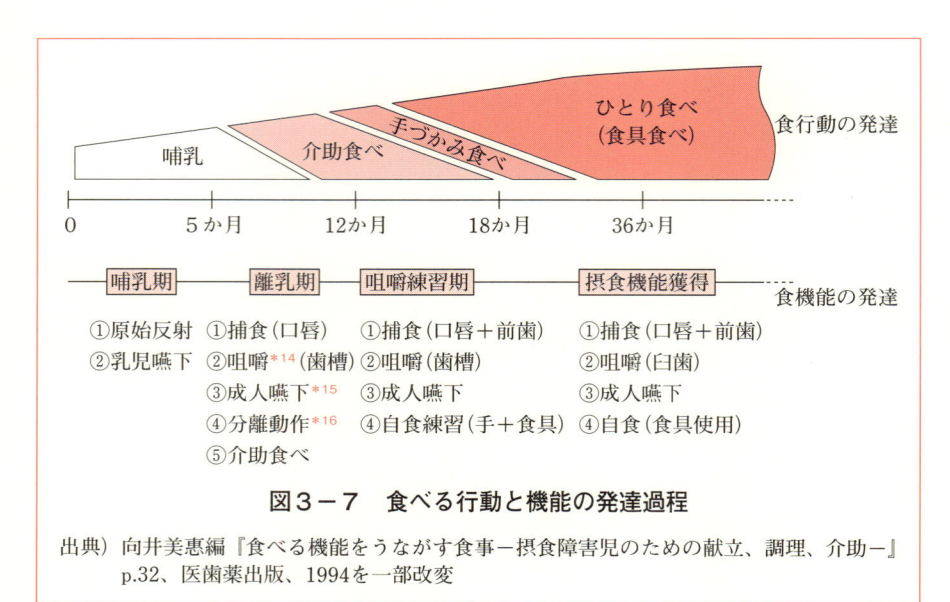

図3−7　食べる行動と機能の発達過程

出典）向井美惠編『食べる機能をうながす食事ー摂食障害児のための献立、調理、介助ー』
p.32、医歯薬出版、1994を一部改変

*14　乳汁摂取時に開口したままで舌を丸めた形で嚥下する「乳児嚥下」と異なり、口唇を閉じ、舌を上口蓋に固定し、顎が閉じた状態で嚥下すること。

*15　捕食、舌の動き、嚥下動作が別々に行われること。初期の哺乳においては、これらの動作が同時に生じている。

*16　歯茎（はぐき）で食塊をつぶすこと。

用方法を教えるだけでなく、それぞれの発達の段階を評価し、次の段階を見通し、統合に向けて支援することが重要である。

②「手づかみ食べ」から「ひとり食べ」へ：手ー口協調運動の基礎

　手づかみ食べは、離乳後期から完了期にかけて盛んになる。「手づかみ食べ」は、食べ物を目で確かめて、手指でつかんで、口まで運び口に入れるという目と手と口の協調運動であり、摂食機能の発達の上で重要な役割を担う。また、この時期には「自分で確かめたい」「自分でやりたい」という意欲が出てくる。手づかみ食べは、子どもの意欲を育む上でも、重要な発達過程のひとつである。この時期までに、上肢機能としては、親指と人さし指でものをつまむことが可能となり、たとえば、両手の積み木を打ち合わせる程度の巧緻性と協調性が可能となっている。最初は、口に食べ物を押し込んだり、強く握った際に指で食べ物がちぎれたり、前歯や歯ぐきで噛み切るなどして、口唇では捕食していない。また、手でもった食べ物を口が迎えに行き、口唇の中央からはずれた位置で捕食したり、口角から食べ物を口に入れ、最初は指も一緒に口の中に入れたりする。

　その後、徐々に口唇で食べ物を捉えられるようになり、指や食具を身体の正面に運び、口唇の中央からそれらを口の中に入れることができるようになる。

　手づかみ食べにおける手と口の協調運動の評価項目をあげる[15]（表3−14）。この評価項目は、発達の順序として参考となるが、子どもによっては発達のばらつきがある。そのばらつきなどをアセスメントすることで、苦手な動きや動作への支援を考えることができる。全般的に、この時期にはこれらの動きを十分に習得できるよう、食器や食べ物を置く位置を配慮し、子どもの食べたいという気持ちをはぐくむようにほめ、少しずついろいろな食品を試してみるとよい。また、

表3－14　手づかみ食べの評価とその内容

評価	内容
1．食物の入り方	①押し込み：手を使って食物を口に押し込む動作、手掌で押さえるようにして食物を口にとり込む動作 ②引きちぎり：前歯でくわえて手または頸部の動きで引きちぎる動作 ③かみ取り：前歯で咬断することによって食物をとり込む動作
2．口唇の参加	①未参加：食物が口唇に触れても口唇を閉じて食物を保持しくわえようとする動きがない ②部分参加：食物に対して口唇を閉じてくわえようとする動きが部分的（不完全）あるいは時々ある ③参加：食物を口唇を閉じてしっかりくわえようとする動きがある
3．頸部の回旋	①頻繁：頸部の回旋が頻繁にみられる ②時々：頸部の回旋が時々あるいは特定の場合（食物の小片、かみ取り時）にのみみられる ③なし：頸部の回旋がほとんどみられない
4．食物が入る部位	①口角部：口角部から食物が入る ②中間部：口唇正中部と口角部との間から食物が入る ③中央部：口裂の中央部付近から食物が入る
5．指の入り方	①Ｓ：尺側主体に食物を把持して指が直接参加していない ②＋：捕食時に指の第2関節から第1関節程度までどれかの指が入る ③±：捕食時に第1関節まで指が入る ④－：指が入らない

出典）向井美恵「こどもの歯・口の健康と食べ方を育む：摂食機能の発達と食具」『小児歯科臨床12（1）』p.60、東京臨床出版、2007

介助者側はゆったりした気持ちでかかわり、汚したりするのが気にならないようにビニールシートを広く敷くなど、工夫をするとよい。

さらに、この時期には水分摂取の手段として、上・下口唇をすぼめたり、歯茎でコップのふちを捉えるようになり、コップ飲みへの興味も出てくることから、コップで飲もうとする動作がでてくる。最初は口唇のすぼみによる水分量の調節が不十分なため、多量に流れ込み、連続飲みも困難であるが、生後10か月ごろには口唇の閉鎖による調節が可能となってくる。この時期には、鼻のところが開いた、やわらかくしなる素材のコップなどが飲みやすく、介助者も子どもの口の動きを観察しやすい（図3－8）。コップ飲みの練習は、液体の量を少量にし、グラスよりカップやお椀を使用すると受け入れやすい。

③食具の使い方の発達：

食べる行動の自立

1歳半ごろになると、手指の巧緻性も

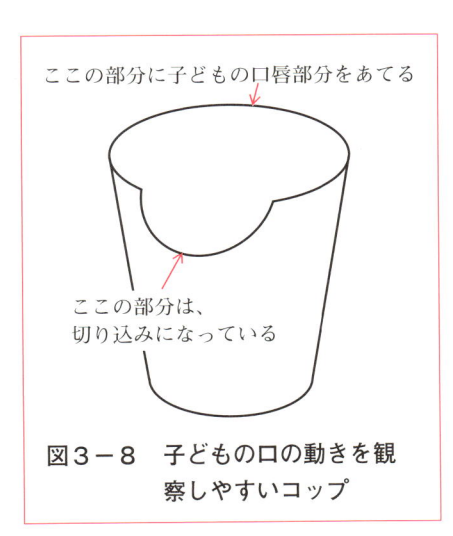

ここの部分に子どもの口唇部分をあてる

ここの部分は、切り込みになっている

図3－8　子どもの口の動きを観察しやすいコップ

増し、手と口の協調運動もスムーズになってくる。離乳の完了に向けて、最初に使う食具はスプーンやフォークであるが、食事の自立に向けては、はしの使用も、もうひとつの指標となる。

　向井らは、食具を用いた摂食機能の発達過程の評価項目として[16]、①食具の持ち方、②食具による食物のとり方、③食具による食物の口までの運び方、④口（口唇）への食具（食物）の入り方を示している。これにより発達段階を評価し、適切な食具を選択し、指導することが容易になる（表3-15）。

a）スプーン

　スプーンの握り方は、最初の上から握る手のひら握りから、4歳半から6歳くらいまでにかけてペンホルダー型（成人型）へと変化する。

　スプーンはすくうことができる食具であり、食べ物をすくう動作の変化がみられる。最初は、食器に直線的にスプーンを入れるが、次第に食べ物をすくう曲線的な動きになる。また、すくったあとの口まで運ぶ動作も、最初は肘関節の屈曲を中心とした直線的な動きであるが、肩関節や前腕の回内・回外などの動きが分化し、上腕が身体から離れ、前方へ動いてから口に運ぶことが可能となり、頭部

表3-15　食具を用いた摂食機能の発達過程の評価

1．食具の持ち方		①円柱握り ②中手指節間関節より遠位を使用する握り ③ペンホルダー
2．食具による食物のとり方		①直線的な動き ②すくう曲線的な動き
3．食具による食物の口までの運び方	1）上肢の肢位	①上腕が体幹に接触、肘関節屈曲位、前腕最大回内位または回外位 ②肩関節外転位、肘関節屈曲位、前腕回内位または回外位 ③肩関節屈曲外転位、肘関節屈曲位、前腕回内位または回外位、手関節伸展位
	2）口裂と食具の長軸との水平的位置関係	①長軸が前額面上の口裂に平行 ②長軸は口裂に平行から45°まで ③45°から正中方向
4．口（口唇）への食具（食物）の入り方	1）食具の入る位置	①口角 ②口角と正中との間 ③中央（正中）
	2）ボール部の入る量	①前歯をこえて口腔内へ ②前歯にかかる程度 ③口唇部のみ
	3）食具が入る際の頸部の回旋	①頻繁 ②ときどき ③なし
	4）口唇による捕捉の方法	①歯でそぎとるまたは食具がひっくり返る ②食具を引き抜く動きでとり込む ③口唇の動きでとり込む

出典）向井美恵「こどもの歯・口の健康と食べ方を育む：摂食機能の発達と食具」『小児歯科臨床　12（1）』p.61、東京臨床出版、2007より

を回旋しなくも、身体の中央からスプーンを口に入れられるようになる。

捕食に関しても、口唇の動きが手と口の協調にともなって発達し、最初は歯でそぎとったりスプーンがひっくり返ったりしていたのが、そのうち口唇を閉じて取り込むことが可能となる。

b) フォーク

スプーン食べにおける手と口の協調運動が未熟な段階でフォークを使うと、口唇を使わずに食べ物を口に入れ込みやすくなってしまうため、まずはスプーン食べで自分の口にあった一回量を覚えさせ、その後、口唇を閉じて捕食することが可能になってからフォークを使わせるとよい[17]。

c) はし

スプーン、フォークに続いて、はしを用いることが望ましく、保育所・幼稚園等の集団では、だいたい2歳になったころに、はしの使用をはじめる。はしの使用の発達については、伊与田らの分類を参考に示す[18]（図3−9）。とくに、はしの使いはじめの時期には、発達的に重要なのははしの持ち方、はしではさむ動作とはしを持たない手での補助であり、これらの協調運動を促すよう援助することが大切である[19]。

3歳ごろからは、はしの使用率が高いほど、摂取量も多くなる[20]。

保育所・幼稚園等の集団においては、同じクラスでも月齢の異なる子どもが一緒に存在し、友だちを見て、まねることで食具の習得への刺激になるが、月齢の違いにも配慮して習得状況を評価し、援助していく必要がある。

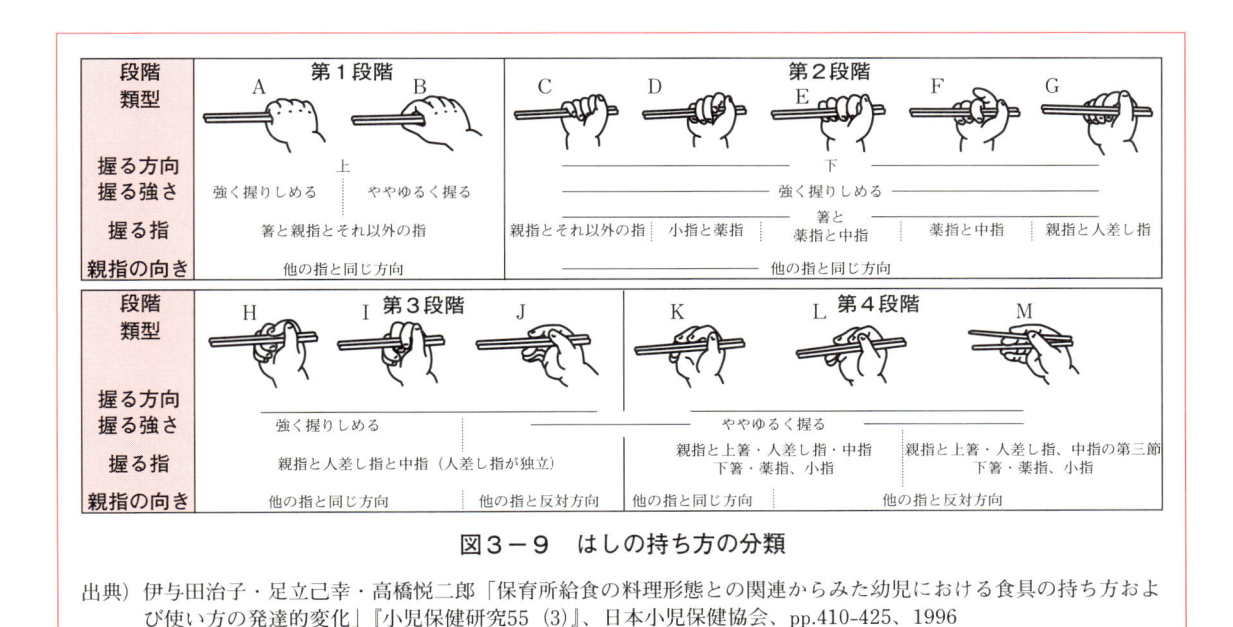

図3−9 はしの持ち方の分類

出典) 伊与田治子・足立己幸・高橋悦二郎「保育所給食の料理形態との関連からみた幼児における食具の持ち方および使い方の発達的変化」『小児保健研究55 (3)』、日本小児保健協会、pp.410-425、1996

（2）食事場面における社会的相互作用の発達

　子どもは環境との相互作用を通して発達するが、とくに、乳幼児期の環境の中でもっとも重要な影響をおよぼすのは、「人とのかかわり」である。乳幼児期から青年期にかけて、食事場面における人とのかかわりは大きく拡大し、人との直接のやりとりのみならず、文化としての食や社会的な営みとして拡大し、環境と融合していく。

　「食からはじまる健やかガイド」では、「一緒に食べたい人がいる」ことを子どものあるべき姿の目標のひとつとしてあげるとともに、各発育・発達段階に応じて育てたい「食べる力」を示している[21]（図3−10）。ここでは、それに添って発達段階・過程ごとの「食事における人との相互作用」の特徴と、それらをはぐくむ援助について述べる。

①乳児期：親子の相互作用

　この時期にはぐくまれるべき「食べる力」は、「安心と安らぎの中で飲んでいる（食べている）心地よさを味わう」ことである。つまり、安全で安心できる環境とそれを提供してくれるおとなとの二者関係、あるいは、離乳が開始すると食べ物をはさんでの三者関係の中で、摂取することと人とかかわることでの満足を感じることが必要である。

　安全で安心できる環境の中では眠っていることの多いこの時期、食事（授乳）は、親・保護者・家族や世話をするおとなとの情緒的交流の機会として、基本的信頼感を得るうえで貴重な時間である。

　母乳育児の場合は、直接的な接触があることでやりとりは明確であり、双方が精神的満足感を得やすい。しかし、直接、母乳を吸うという接触がなくとも、子どもは欲しいときに適切な量の食べ物が、適切な温度や形で、適切なペースで与えられることで、また、母親は子どもの要求に適切に応えられることで、双方ともに満足を得る。

　こういったやりとりがスムーズに行われるためには、まず、母親は、子どもの要求のサインを知っていて、それを感知することができ、対応方法を知っていて、子どもの要求に応じて適切にそれを提供することが必要である。一方、子どもは、快・不快、要求などを、それに見合った適切な方法で伝え、かかわる人に対して反応し、興味を示し、自分にとって重要な存在であることを伝えるような笑みなどのやりとりを、肯定する合図として示すことが必要である。初期の親子相互作用の不良は、このいずれかのプロセスがうまくいっていない場合に生じることが多い。たとえば、低出生体重児や発達障害のある子どもでは、親へのアタッチメント行動[*17]がスムーズに示されなかったり、反応が遅れて出たり、一般的な方法と異なる場合などがあり、子どもの要求や反応を読み取るのがむずかしい場合がある。育児環境、親のマタニティブルーやうつ状態などは、親のサインの読み取りに影響する。

<aside>
*17　アタッチメント（愛着）とは、ある人物が特定の他者（通常は親）との接近や接触を求め、それを維持しようとする傾向である[22]。子どもがその特定の他者に向けて顔を向ける・見る、体を向ける、ほほ笑む、声を出す、泣く、しがみつくなどの行動が、アタッチメント行動である。
</aside>

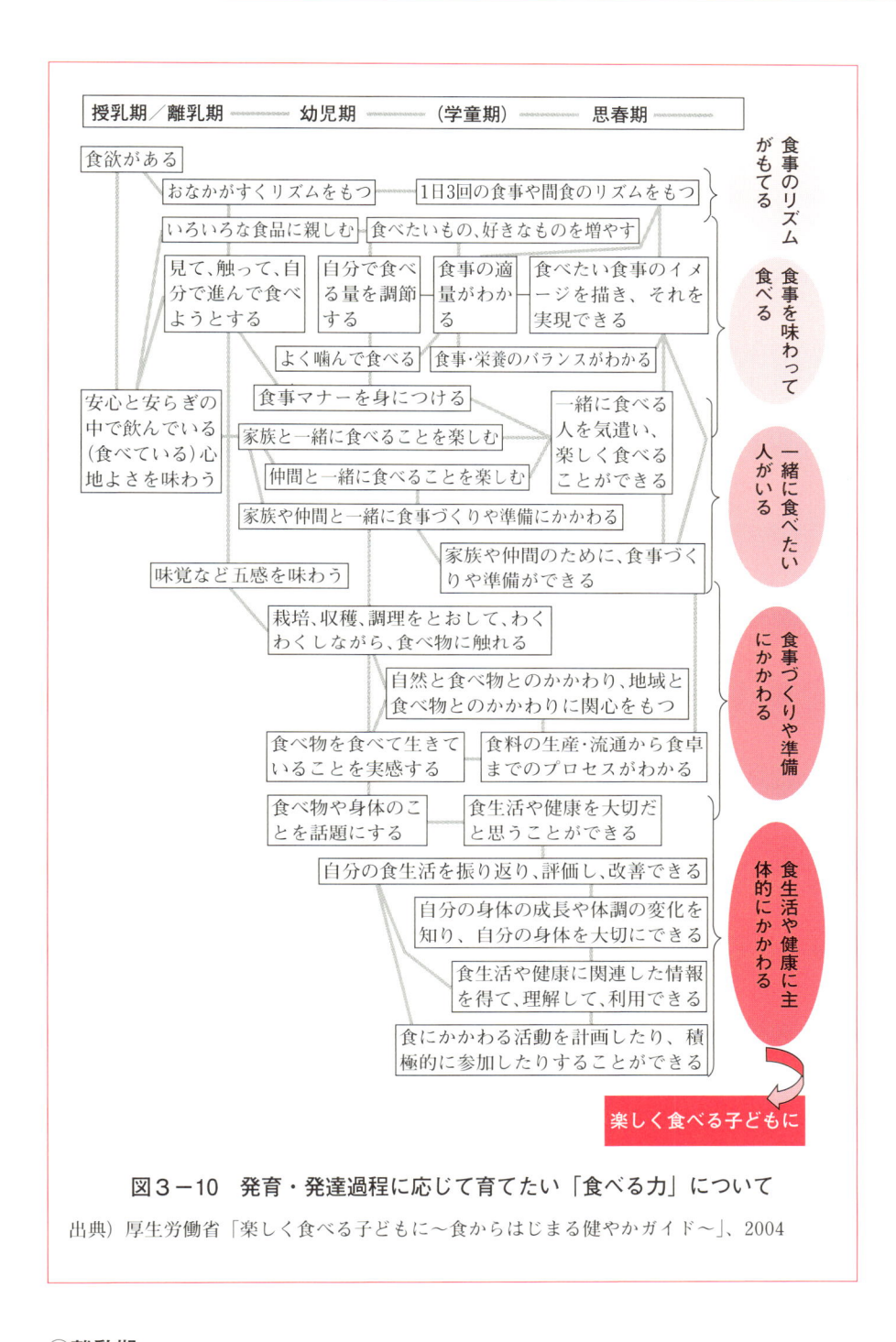

図３−10　発育・発達過程に応じて育てたい「食べる力」について

出典) 厚生労働省「楽しく食べる子どもに〜食からはじまる健やかガイド〜」、2004

②離乳期

　離乳期にはぐくまれるべき「食べる力」は、「見て、触って、自分で進んで食べようとする」「味覚など五感を味わう」という子どもの意欲や感覚・認知のすこやかな発達に裏づけされる。

離乳を開始したばかりのころは、まず、乳汁以外の味・食感に慣れることが必要であるが、離乳が進むにつれ、自分で食べるという意欲と行動が発達する。この時期には、食事を与えるおとなが子どもの感覚や認知を育てていく役割があることを自覚し、子どもに安全と安心を与えるようにかかわることが基本となる。

乳汁以外の味・食感に慣れる時期には、刺激の少ないものから開始し、子どもが少しでも違和感の表情やサインを示したら、ペースを緩める。その際に、共感的なことばをかけ、その違和感を代弁的に表現したり、味や感覚について説明をすることで、子ども自身が体験したことへの意味づけが可能となっていく。

離乳後期ごろに子どもが自分で食べたいという意欲を示すようになったら、子どもが持てるような食べ物や食具を渡し、握れるように助ける。子どもは食べ物を見て、触り、味わい、においを嗅ぎ、五感を通して感じることにより、さまざまな感覚を身につける。そのため、この時期のこのような行為は発達上とても重要であるが、半面、食べ物を食べさせるおとなには、子どもに必要な栄養を摂取させるという至上命題があり、食べ物を挟んだ三者関係は複雑になってくる。空腹かどうか、情緒的に安定しているか、眠気の有無など、食事を開始するときの子どもの状態も重要であり、食事の満足に影響する。子どもの遊びたいという気持ちが強くなる時期には、食べることと気晴らしや遊びをご褒美のひとつとするなど、バランスよく取り入れ、子どもと介助するおとなとで、よい食事のペースを作ることが重要である。子どもと食べさせるおとなの心理状態は相互に影響しあうので、食事を食べさせるおとなが精神的に余裕をもって、子どもとのやりとりを楽しめるような雰囲気を作るとよい。食事に集中でき、介助するおとなとのやりとりを楽しめるように、静かな環境も必要である。音楽を聴きながら楽しい雰囲気作りをすることで、子どもの気持ちが落ち着くこともあるが、テレビやビデオなどが介助者とのやりとりを妨げることが多い[18]。

③幼児期

幼児期は、「よく噛んで食べる」「食事マナーを身につける」「家族と一緒に食べることを楽しむ」ことのほかに、学童期にかけて「仲間と一緒に食べることを楽しむ」「家族や仲間と一緒に食事づくりや準備にかかわる」などの「食べる力」の基盤を作る時期である。

a) 家庭

保育所・幼稚園等の集団生活を経験するようになり、社会が広がっていく時期ではあるが、食事については、家庭における親子、きょうだい、ほかの家族員とのかかわりの影響が依然として大きい。この時期には、家族との暖かく落ち着いた、楽しい雰囲気の中で自分で食べる意欲をはぐくみつつ、食事のマナーの基本や食事前後の挨拶や清潔行動などを習得する。食事の準備や後片づけなどの手伝いを通して、親役割を学んだり、調理方法や食事の意義、栄養について、口伝えの伝承の機会となる。

[18] 子どもが食事に集中し、介助者とのやりとりを楽しむには、食事の環境が重要である。家庭では、食事中はテレビを消すなどを習慣にするとよい。

　祖父母とのかかわりの中でも、食事をすることはもっとも多い交流の機会であり[23]、行事や食のしきたり、伝統食などの食文化の伝承の機会ともなる。

　また幼児期は、子どもの食行動に関する母親の認識が高まる時期であり、「遊び食べ」「むら食い」「偏食」「時間がかかる」「噛まない」「小食」などの訴えが増し[24]、保護者、とくに主に食事を食べさせている母親の食事に関するストレスが高まる[25]。これらの食行動上の問題には、発達の特徴や母親や家族自身の食習慣や期待などが影響し、思い込みと現実のギャップが生じていることもあるため、母親への援助が必要である。「遊び食べ」について、1 歳ごろには、食べ物と玩具を区別なく遊びの道具とするが、社会性が備わってくると、次第に食べ物を区別できるようになり、年齢とともに減少してくる。昨日まで食べていたものを、急にこれは食べないなどと意思を表出する場合があり、「むら食い」も自我発達の過程として捉えると理解できるときがある[26]。「噛まない」「偏食」や「小食」は、固い、食物繊維の多い食材であったり、子どもが好まない味や調理方法であったり、ある量までは食べさせたいという世話をする側の思いが強い場合などもあり、具体的な献立や摂取量を確認し、改善方法を一緒に探る必要がある。

　1 〜 6 歳児の朝食の欠食率は男児9.0％、女児5.3％、これらには、就寝時間が遅いこと、保護者など家族に朝食の欠食があることが、影響している[27]。食事場面での保護者との相互作用のほかに、食習慣や生活習慣などの子どもへの影響が大きくなるのもこの時期である。

b) 集団

　保育所・幼稚園等では、保育士等のおとなとのかかわりのほかに、仲間とのかかわりが、社会的相互作用としても大きくなる。

　保育所保育指針では、「第 3 章　健康及び安全」の章で、「食育の推進」が定められている（76ページ、表 3 − 16）。食育とは、生きる上での基本であって、知育・徳育・体育の基礎となるものであり、さまざまな経験を通じ「食」に関する知識と「食」を選択する力を習得し、健全な食生活を実現することができる人間を育てることと定義されている（食育基本法、2005）。保育所・幼稚園等の集団の場においては、子どもは他者と食事をともにしたり、他者とのかかわりの中で食に関する主体的な活動に参加したりすることで、食べることを楽しみながら、食事に関する基本的な習慣を身につけていくことにつながる。

　保育士等との、安定して安心できるおとなとの関係が基盤となり、その中で喜びや驚き、我慢や達成感など、さまざまな情緒的体験をし、自分で食べるという意欲をもてるようにする。食事の材料や献立、食具の目的とその使い方を学ぶ時期でもあり、食事に関する会話や食器のやりとりを通して、一緒に何かをしたり、主体的に人とかかわることを経験する。

　そして、ほかの子どもとかかわり、同じメニューを味わったり、美味しいという感情を共有することは、食事の体験を豊かなものとする。集団では、ほかの子

表３－16　食育の推進

(1)	保育所の特性を生かした食育
ア	保育所における食育は、健康な生活の基本としての「食を営む力」の育成に向け、その基礎を培うことを目標とすること。
イ	子どもが生活と遊びの中で、意欲をもって食に関わる体験を積み重ね、食べることを楽しみ、食事を楽しみ合う子どもに成長していくことを期待するものであること。
ウ	乳幼児期にふさわしい食生活が展開され、適切な援助が行われるよう、食事の提供を含む食育計画を全体的な計画に基づいて作成し、その評価及び改善に努めること。栄養士が配置されている場合は、専門性を生かした対応を図ること。
(2)	食育の環境の整備等
ア	子どもが自らの感覚や体験を通して、自然の恵みとしての食材や食の循環・環境への意識、調理する人への感謝の気持ちが育つように、子どもと調理員等との関わりや、調理室など食に関わる保育環境に配慮すること。
イ	保護者や地域の多様な関係者との連携及び協働の下で、食に関する取組が進められること。また、市町村の支援の下に、地域の関係機関等との日常的な連携を図り、必要な協力が得られるよう努めること。
ウ	体調不良、食物アレルギー、障害のある子どもなど、一人一人の子どもの心身の状態等に応じ、嘱託医、かかりつけ医等の指示や協力の下に適切に対応すること。栄養士が配置されている場合は、専門性を生かした対応を図ること。

出典）厚生労働省「保育所保育指針」

どものようすを見て、真似たり、感情を共有したり、あいさつなどの決まりごとを身につける。また、子ども同士で励まし合い、助け合い、協力し合いながら、食事の準備をがんばったりすることなどによる充実感などを体験することができる。

第3節　子どもの睡眠・休息

１ 睡眠の意義

　睡眠は、生命維持のため、覚醒時の正常な脳活動のために不可欠である。

　近年の研究により、睡眠と生体リズムの関係、ひいては健康との関係についての解明が進み、子どもの発達にとって睡眠がますます重要であることが明らかとなっており、2001（平成13）年に日本小児保健学会も睡眠についての提言を表明している[28]。

　脳の視交叉上核とよばれる部位には生体時計があり、その周期は、人間ではおよそ25時間[*19]である。しかし、地球の１日の周期は24時間であることから、地球上で生活するためには、24時間よりも長い周期の生体時計を毎日早めて、24時間に同調させる必要がある。この作業には、光が強く関与しており、最低体温直後の光には、生体時計の周期の位相を前進させる作用がある。一方、最低体温前の光には、生体時計の周期の位相を遅らせる作用がある。すなわち、朝の光には生体時計を早める作用があるが、逆に夜中の光は生体時計をますます遅らせる

*19　近年、24.2時間程度との報告もあるが、いずれにしても24時間よりは長いことが知られている。

方向に作用する。

　人間には概日リズムとよばれる規則正しい周期的リズムがあり、体温やホルモンなどの分泌などにそれがみられる。たとえば、体温は明け方ごろがもっとも低く、夕方にもっとも高くなる。また、後述するメラトニンやコルチゾールなどのホルモンも、一定の周期で分泌されている。これらの概日リズムと生体時計との間にズレが生じると、内的脱同調とよばれる状態が起こり、集中力の低下、疲労感、食欲低下、日中の眠気、抑うつなど、さまざまな心身の不調をきたす。

　睡眠は、免疫機能の活性化にも関与している。また、成人を対象とした研究では、睡眠時間の減少によるインスリンの分泌低下、血糖値の上昇、血圧の上昇などが報告されている[29]。さらに、睡眠は脳の発達にも深く関与している。とくに脳細胞が急速に発達する乳幼児期には、十分な睡眠をとることが重要である。

　また、成長とともに睡眠のリズムや睡眠時間は変化するため、よい生活リズムの確立へ向けて、成長発達にそった支援が重要である。

②睡眠の生理と休息
1）睡眠と休息
（1）睡眠の生理

　元気に活発に遊びまわる子どもはよく眠るといわれる。

　睡眠の特徴は大脳皮質と密接な関係にあり、脳の成熟発達に影響される。眠りとは、意識・知覚・意志などの作用が消失し、外界との交渉が稀薄となり、刺激が受容されにくくなった状態である。もともと、人間には活動期と休息期の周期的なリズムがあり、睡眠はその休息期にあたる。目覚めているあいだに十分な活動ができるように、からだ、および脳神経系を休息させる望ましい睡眠が必要である。睡眠により心身の疲労が回復される。

　心身の健康に望ましい睡眠は、寝つき、睡眠時間、睡眠の深さなどが指標となるが、睡眠時刻も健康に影響する。抗酸化作用（細胞の劣化を防ぐ）、鎮静・催眠作用、性成熟抑制作用などをもつホルモンであるメラトニンは、夜間に分泌されるが、光によってその分泌は抑制される。メラトニンの分泌量は、生後1～5年ごろにきわめて高いことが知られており、この時期に睡眠時刻が遅いことは、その分泌抑制による成長発達や心身の健康への影響につながることが危惧されている。また、ストレスに反応して分泌され、血圧の維持や糖の代謝にもかかわるホルモンであるコルチゾールは、朝5時ごろから分泌がはじまり、8時ごろにピークを迎える。起床後の活動というストレスに備えて分泌されるとも考えられるホルモンであるが、起床時刻の遅れが、朝のコルチゾール分泌量低下をまねくことが報告されており、目覚めの悪さ、午前中の活気のなさなどにつながる。起床時刻が遅くなると、朝食を食べられないという問題にもつながる。睡眠時刻が遅い子どもは睡眠時間が短くなる傾向があり[29][30][31]、睡眠時刻の遅い子どもや、

睡眠時間が短い子どもの方が、発熱などにより保育所・幼稚園等を欠席した日数が多い傾向にあったという報告もある[30]。

　近年問題になっている乳幼児突然死症候群（SIDS:Sudden Infant Death Syndrome）は、乳幼児の睡眠中に発症する疾患で、日本では生後4か月児をピークに、生後4～5か月児の死亡の半数を占める。厚生労働省の研究班によると、原因については、現在、まだはっきりと解明されたわけではないが、呼吸・循環の機能的な異常が疑われていると報告されている。保育所等においては、預かり初期のSIDS発症が多く、特に初日に突出して発生頻度が高いという報告もあり、預かり初期の乳幼児のストレスや体調不良に特に注意をはらう必要がある[32]。また、疫学的調査により、人工乳、家族の喫煙、うつ伏せ寝などとの関連が報告され、SIDS予防キャンペーン[*20]が展開されている（第6章213ページ参照）。

（2）睡眠の年齢による発達

　睡眠は、年齢とともに時間数も質（睡眠型）も変化する。

　睡眠には性質の異なる2つの型、レム睡眠（REM睡眠）とノンレム睡眠（NREM睡眠）があり、睡眠中、交互に反復出現する。

　レム睡眠は活動的睡眠ともいわれ、脳波には目覚めのときと同じような波が現れる。一方、ノンレム睡眠は静的睡眠ともいわれ、脳波には睡眠特有の波が現れる。

　睡眠中には、レム睡眠とノンレム睡眠がリズミカルにくり返されている。この周期は、成人では約90分で、一晩に4～5回のリズムであるが、乳児では50分くらいで、より頻繁に変わっている。

　すなわち、月齢、年齢が少ないほどレム睡眠が多い。子どもの睡眠型が成人の睡眠型と同様になるのは6歳を過ぎてからである。また、月齢が少ない乳児ほど、眠りの時間を長く要する（図3-11）。

　レム睡眠の減少とノンレム睡眠の増加は、脳の成熟度の指標になるといわれる。レム睡眠は、大脳皮質が十分に発達していなくても脳幹部があれば出現するが、ノンレム睡眠は、大脳皮質が発達してきてから出現する眠りだといわれている。最近では、光とメラトニンのフィードバックにより昼夜を区別することが知られている。深いノンレム睡眠時に成長ホルモンが分泌されることなどから、成長時の熟眠は、骨、筋肉形成に重要であるといわれている。

2）子どもの睡眠時間と睡眠・覚醒パターン

　乳児が1日の中で何時間寝るのかは、月齢や個人によって差がある。睡眠のパターンには、多相性睡眠と単相性睡眠がある。一般に、成人は単相性睡眠[*21]をとる。新生児期は短時間の眠りを無秩序にくり返す多相性睡眠の形をとり、昼夜の区別なく1日18～20時間くらい眠っている。これは、脳の未成熟によると考えられる。生後6～7か月ごろ、座位が可能になる中脳レベルの発達段階に達す

*20　米国では、1994年にBack to Sleep（仰向け寝）キャンペーンが始まり、SIDSの発生率が低下し効果をあげ、世界に広まった。日本では、SIDS家族の会を中心に、1996（平成8）年より予防キャンペーンを展開している。仰向け寝の推奨、母乳育児や禁煙などのほかに、赤ちゃんをひとりで寝かせない、寝かせるときの寝具など具体的な予防のポイントを啓蒙した。SIDS発生予防は「健やか親子21（第1次）」（2001～2014年）の取組み課題にも取り上げられ、わが国におけるSIDSによる乳児死亡率は2000年から2016年の間で、26.6から11.2（出生10万対）へ低減した。2015年からの「健やか親子21（第2次）」においても続けて基盤課題として取り上げられている。

*21　1日1回、連続してとる睡眠（夜間にまとめて睡眠をとり、日中は覚醒して活動する）パターンのことをいう。

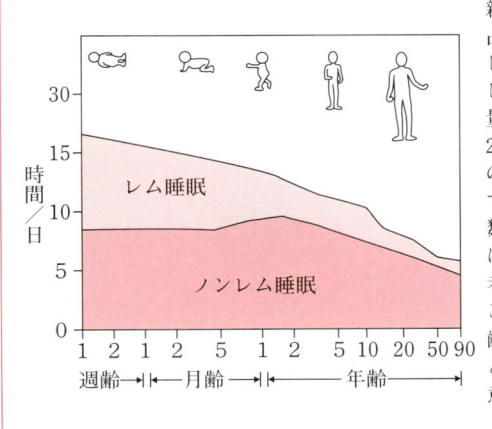

新生児は、レム睡眠が全睡眠量の半分を占めます。１歳児では、レム睡眠量が著しくへりますが、ノンレム睡眠はほぼ同じ量にとどまります。成人では、全睡眠量に占めるレム睡眠の割合がわずか20〜25％になります。この図は、睡眠実験室の検査によって得られた知見にもとづいていますので、アンケートから得られる数値に比べると、成人の全睡眠量は短めになってきます。また、この図からは、老人の睡眠量が若い人より短い、ということはわかりません。さらに、横軸の年齢は対数目盛りですから、年齢がふえるとともに目盛りが小刻みになることに注意してください。

〔ロフワーグら（1966）の図を改変〕

図３−11　睡眠内容の割合と年齢との関係

出典）Ａ．Ａ．ボルベイ　井上昌次郎訳『眠りの謎』p.52、どうぶつ社、1985

るころから、睡眠パターンの基礎ができてくる。

　しだいに夜間の睡眠が長くなり、１歳前後には午前と午後に昼寝をするパターンから、午後１回の昼寝へと移行し、５〜６歳ごろには、夜間のみ眠るようにパターンが確立されてくる（図３−12）。

　夜間の睡眠時間には年齢差が少ないので、乳幼児期の１日の睡眠時間の減少は昼間の睡眠時間の減少だといえる。

　子どもの睡眠パターンは、家族の生活パターンやリズムの影響を大きく受ける。家族の起床時間や帰宅が遅い場合、子どもの生活も夜型になりがちであり、内的脱同調やホルモン分泌の乱れによる体調不良をまねいたり、朝食を抜いたり、朝食の摂取が遅れるようになる。このような子どもたちは、起床時間が早く、朝食をしっかり食べる子どもと比べ、排泄（とくに、排便）の習慣がつきにくくなったり、屋外での遊びの機会が制限されるなど、生活リズムがつくりにくくなる。

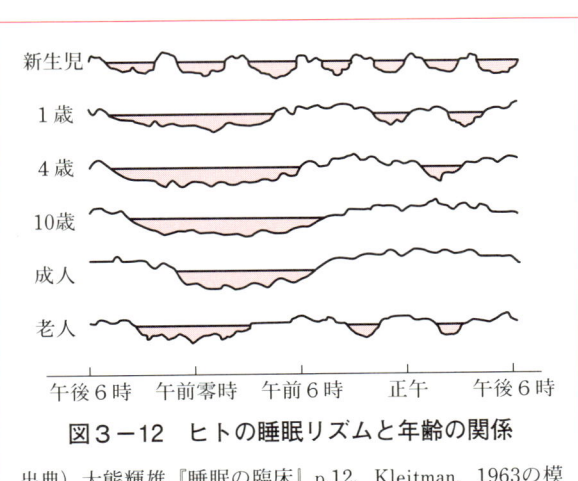

図３−12　ヒトの睡眠リズムと年齢の関係

出典）大熊輝雄『睡眠の臨床』p.12、Kleitman，1963の模式図に老人を加えたもの　医学書院、1977

3 睡眠への援助としつけ

　睡眠は子どもの生活や発達に大きく関係しており、1日の活動と休息、食事などとも密接に関係している。

　1〜2歳ごろになると、目覚めているあいだの行動が活発になり、心身の疲労も大きくなるので、その分、休息に要する時間が必要になってくる。3歳ごろから、昼寝（午睡）をしない子どもが多くなってくる。そのような子どもは、5〜6歳までは昼食後、しばらく横にさせるか、あるいは、屋内で静かに遊ばせることが必要である。それ以後は、午睡の必要はなくなる。

　昼間、十分遊ばない子どもはエネルギーの消耗が少なく、躍動感が乏しい。また、夕食や夜の眠りへも影響を及ぼし、1日の生活リズムが不規則となってくる。保育する際には、その年齢相応の睡眠パターンを考慮しつつ、習慣づける必要がある。

　昼寝の時刻、寝つき具合、睡眠中、起床時の状態を観察して、睡眠が本当に休養として効果的であるように考慮し、家族の生活リズムを整えていく必要がある。

　ただし、第4章「第3節　特別な配慮を必要とする子どもの理解」の「2発達障害児の支援」の中の「睡眠の問題」（140ページ）で述べるように、発達に偏りを示す子どもでは、生まれつきの脳の特性により、睡眠の問題を抱えやすく、生活時間を改善したり、環境を整えたりしても、寝つくまでにかなりの時間を要したり、中途覚醒のある子どももいる。このような場合、一方的な生活改善指導は保護者を追いつめることになりかねない。必要に応じて、かかりつけの小児科医への相談なども勧めるようにする。

4 睡眠に関する問題

1）睡眠時の状態と観察

　睡眠は、子どもの1日の心身の活動条件により異なるので、観察することは大事である。

　睡眠時は呼吸数が減少し、呼吸振幅が小さくなる。脈拍が緩やかになり、反射機能は低下もしくは消失する。しかし、汗腺の活動は活発になり、眠りが深くなると体温が上昇し、発汗がみられる。成長ホルモンや、思春期には性腺刺激ホルモンの分泌もみられる。

（1）睡眠時の観察

　呼吸の状態、顔色、乳汁の嘔吐の有無、就寝中の姿勢を観察する。

　子どもは、寝ついて1〜2時間くらいがもっとも汗をかきやすいので、からだに触れてみて、生理的発汗か、暑すぎるのかをみる。

（2）睡眠にともなう障害

①夜泣き

　毎夜決まったように激しく啼泣し、なかなか泣きやまないで睡眠が妨げられる

と訴えてくる保護者（養育者）がいる。夜泣きの原因には、空腹、排泄、暑さ、寒さ、体調不良、就寝前の興奮、衣服の状態、ときには不安や恐怖の体験の有無など、いろいろと考えられる。そのため、対応も一様でないが、授乳したり、水分を与えてみたり、衣服のしめつけがないかをみて、原因を取り除く。また、昼間に十分遊ばせたり、運動をさせる、昼寝や入浴の時間をずらしてみたりするなどを試みることも必要である。

　3～4か月になると徐々に昼と夜の区別がついてきて、24時間の生活リズムをつくりはじめる。朝に朝日を浴び、夜間にメラトニンが大量に分泌されるようになり、それとともにノンレム睡眠とレム睡眠が交互に現れるようになる。このころは、レム睡眠とノンレム睡眠のサイクルが未熟なため、このサイクルの頻度が高く、夜泣きをしやすいといわれている。夜間の睡眠サイクルは成長発達とともに整っていくため、朝日を浴びるなど、生活リズムを保つ習慣が重要である。

　また、アトピー性皮膚炎や汗疹など、痒みをともなう病気があるか、治療が必要かどうかをみることも大切である。

②昼と夜の取り違え

　昼と夜を取り違えて、夜間、入眠しない乳児がいる。家族の生活環境（物理的環境、人的環境）も影響しているので、生活のパターンを変えてみたり、睡眠を妨げる要因を取り除くように対応を考える。

　学童期や思春期になると、生活範囲も広がる。成長にともない食べ過ぎ、カフェイン入り飲料のとり過ぎ、深夜の勉強やテレビゲームなどで夜更かしして朝起きができない場合などには、生活指導が必要である。

③閉塞性睡眠時無呼吸症候群

　睡眠中に断続的に無呼吸や低呼吸をくり返すために眠りが浅くなる状態を、睡眠時呼吸障害とよび、その中で、鼻腔や咽頭などの上気道の閉塞によって生じるものを閉塞性睡眠時無呼吸症候群とよぶ[33]。小児の1～3％程度に見られる[29]。子どもの閉塞性睡眠時無呼吸症候群の原因は、口蓋扁桃肥大とアデノイド（咽頭扁桃）増殖症[*22]による気道狭窄が大部分である。口蓋扁桃とアデノイドは、生理的に2歳ごろより増殖し、6～7歳ごろに最大となり、その後は自然に消退する組織である。子ども、とくに乳幼児は、上気道の容積が狭いため、これら扁桃の肥大の程度が大きいと、睡眠中に気道の閉塞をきたし、低呼吸や無呼吸をもたらす。このため、子どもの閉塞性睡眠時無呼吸症候群の好発年齢は2～6歳ごろとなっており[29]、ピークは4～6歳である[34]。症状は、その程度によりさまざまであるが、睡眠中のいびき、無呼吸のほか、息を吸うときに前胸壁が陥没する、寝汗をかく、頻回に中途覚醒する、夜尿、日中の眠気や傾眠などがある。

　子どもでは、とくにレム睡眠時には生理的な無呼吸が生じることも知られており、数秒程度の無呼吸で、回数も少なく、また胸壁が陥没するような努力性呼吸が見られなければ、あまり心配はいらない場合が多いが、家族が気になるような

*22 口蓋扁桃と咽頭扁桃は、いずれもリンパ組織（免疫器官の一種）であり、口蓋扁桃は、口腔のなかの口蓋弓とよばれる部位に左右ひとつずつ、咽頭扁桃は、上咽頭後上壁（鼻の奥、のどの上の方）にひとつ存在する。なお、「アデノイド」とは、もともと『腺様増殖症』という意味であるが、「咽頭扁桃肥大症」の意味で使われている場合と、「咽頭扁桃」の意味で使われている場合とがある。

いびきや無呼吸、その他、前述の症状が見られる場合には、受診をすすめる。程度が進むと、睡眠中のホルモン分泌への影響や心機能の低下などが見られる[31]こと、また、日中の覚醒の質に影響し、学業成績も左右するという報告もある[28]ことから、早期の適切な対応が必要である。高度の口蓋扁桃肥大やアデノイド増殖症が原因の場合には、手術によって取り除くことで、無呼吸が改善する場合が多い。

④睡眠随伴症

　小児期にみられる睡眠随伴症として、睡眠時遊行症（寝ぼけ。睡眠中に行動するが覚えていない）、睡眠時驚愕症（叫び声をあげる）、寝言、歯ぎしりなどがあげられる。基本的には成長とともに自然消失する場合がほとんどであることから、本人を刺激するのは避けること、けがをしないように環境整備をすることなどにより、ようすを見る。まれに、薬物療法の適用となる場合もある。歯ぎしりは、正常な乳幼児の50％以上で認められる[29]。

（3）睡眠中の姿勢と寝かせ方

　適切な寝具を選び（103ページ参照）、溢乳や吐乳をしやすい乳児では側臥位にして寝かせ、窒息などに注意する。また、SIDSの予防として、仰臥位での睡眠が提唱されている。寝かせ方と同時に、呼吸状態や顔色など、睡眠中の観察も重要である（256ページ、表7－9参照）。

2）子どもが安心して眠れる環境づくり

①寝室は、静かで、換気、採光のよい部屋を選ぶ。また、睡眠中の乳児は環境温度の影響を受け、体温の上昇や下降にともない深部体温が変動する。高温環境・放熱障害に起因した高体温（うつ熱）の場合には、新生児・乳児は体温を正常に保つために、深く寝入り、からだの動きが少なくなり、筋緊張が低下する。このことにより、睡眠からの覚醒反応は遅れ、呼吸は抑制され、低酸素血症は次第に悪化し、SIDSの発生に関与していることが報告されている[35]。つまり、うつ熱にいたらないよう、適温でよい睡眠をとることがSIDSの予防にも重要である。

②照明は、夜間は顔色が見られる程度にする。昼寝のときは、カーテンなどで日差しを避ける程度がよい。

③寝間着については、乳幼児期は新陳代謝がさかんで、睡眠時に多くの汗をかくので、吸湿性のよい綿生地で、洗濯に耐え得る強度とともに保湿性のある素材を使用し、清潔を保ち、取り替えることが必要である。寝具の重さ、衣服のしめつけにも注意する。

④寝つきをよくするために子守歌を歌う、絵本を読む、そばで話しかける、軽くたたいたり、なでたりしてスキンシップを図るなどしながら、静かな眠りに誘うようにする。また、指しゃぶりをする場合があるが、そういうときには、安心して寝入るまで受容し、眠りが深くなってからはずすとよい。

⑤タオルをしゃぶったり、人形や枕を抱えたり、自分や養育者の耳や皮膚をいじったりすることもあるが、放置してかまわない。子どもはそのような行動により安心感を得ているので、無理にやめさせたり、取り上げたりせず、成長とともに自然におさまるのを待つ。

⑥添い寝の時期や是非については、賛否両論ある。しつけに対する考え方や養育環境の違いなどにも考慮する。

　また、保育の現場では、途中で起きて泣きだす子ども、寝起きに泣いたりする子ども、目覚めたときに保育士等の姿が見えると安心する子どもなど、個々に違いがあるので、それぞれに対応していくことが大切である。幼児では、機嫌よく起きられるように習慣づけることが大切である。

　以上のことから、子どもと家族の生活全体の流れを見直し、質と量においても子どもがよりよい睡眠が得られるように、よい習慣の確立と衛生に留意し、教育することが大切である。

第4節　運動・遊び・鍛錬・抱き方

❶運動と遊び

　子どもの運動機能の発達は、基本的には身体的な成熟によるものであるが、学習によって促進される。身体的能力、とくに体力を高めるには、その発達段階相応の運動を継続して行うことが望ましい。

　運動機能の発達が未熟である乳児期には、環境への適応や健康を促進するために外気浴などを積極的に取り入れたい。赤ちゃん体操などを行うことで運動機能の発達を促進していくことができる。

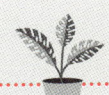 **コラム3-1** 冒険遊び場（プレーパーク）の広がり

　デンマークの造園家であるソーレンセン教授は、こぎれいな遊び場よりもガラクタのころがる廃材置き場で子どもたちが生き生きと遊んでいる様子を長年観察し、廃材遊び場を提案。1943年、これをもとに作られたのが冒険遊び場（プレーパーク）の始まりである。このような遊び場を作る活動はデンマークからイギリスへ、さらに世界へ広がり大きなうねりとなり、IPA（子どもの遊ぶ権利のための国際協会・UNESCO諮問機関）を発足させるに至った。

　日本でも1970年代から地域の親たちが主体となり、禁止事項をできるだけ取り除き、子どもたちの好奇心や自由な発想に基づく自発的な遊びができる場が作られ始めた。近年では、家庭・学校に次ぐ第3の居場所や、子どもの健やかな成長を見守り育む地域づくりの拠点としての機能を果たしているものもあり、今もなお広がりをみせている。

また、子どもにとって、遊びは生活そのものであり、「特権」でもある。遊びの多くの意義のひとつとして、身体機能の発達の促進がある。遊びは、子どもの身体的・精神的成長発達によって変化し、拡大していく。遊びは、子どもにとって楽しみであり、満足をともなう活動である。遊びそれ自体が目的であり、基本的には自発的であり、自由な行動である。遊びを通して得た技術や社会性は、その後の生活の基礎となっていく。

　子どもにとっては遊びそのものが目的なので、遊びの意義は、あくまでおとなが考えることであるが、身体・精神機能の発達を促す、生活リズムをつける、探索行動を通して知的な発達を促す、社会性をはぐくむ、情緒的な安定を図る、その他、ストレスの高い病児にとっては、治療的効果をもたらすなどがあげられる。

　遊びは、知的な発達、社会性の発達、遊びの機能などにより、それぞれ分類されている。遊ぶことは病気とたたかう意欲を高め、回復を早める役目をも担う。厚生労働省の「健やか親子21検討会」は、子どもの入院環境の観点から、長期入院児の心のケアのための心理職・保育士の配置、プレールームの整備などを打ち出した。

　最近、わが国においてもチャイルド・ライフ・スペシャリスト（米国大学院で資格取得）が遊びの援助や手術・検査前の心理的サポートを医師や看護師とともに行っており、ボランティアによる遊びのケア活動も行われるようになってきている。

　日本でも、小児専門病院などを中心に病棟保育士が活躍しており、2007（平成19）年からは医療保育専門士が認定されるようになった（8ページ参照）。

１）乳児期

　乳児期は、ひとり遊びと保護者や保育士等との接触による遊びが中心である。はじめは動くものを目で追ったり、ガラガラの音を聞いて楽しんだりし、次第に自分で動かして変化を楽しんだり、ガラガラを振るようになる。このころは、赤・黄・青などのように、色のはっきりしたおもちゃが子どもの目を引きやすく、望ましい。

　乳児期後半になると、お座りが可能となり、視界が広がり、自分が引き起こす環境の変化に興味をもって、それをくり返すような遊びをするようになる。叩くと音の出るおもちゃなどを取り入れるとよい。腹ばいで目の前におもちゃを置いて遊ばせたり、寝返りをうとうとするときに声かけをしたり、おもちゃなどを使って励ますようにする。子どもが足をつっぱって立ちたいというような動きを示したときには、焦って、すぐに歩行器などを多用せず、はいはいを十分に促すようにする。生後8〜9か月ごろになると、見えない世界の存在を知る力が発達し、「いない いない ばぁ」遊びを楽しむようになる。また、手遊びや絵本の読み聞かせを好むようになり、ボールを転がしてやり取りしたり、「まて まて」と保育士等から追いかけられることを楽しんだりするようにもなる。絵本の読み聞かせ

は、おとなが気持ちを込めて子どもに読み聞かせ、それに子どもが反応すること
など、絵本を媒体とした読み手と子どもとの触れ合いの意味が大きい。この時期
の追いかけ遊び、手遊び、読み聞かせなどの触れ合い遊びは、人間としての基本
的信頼関係の形成を促す助けとなる。

2）幼児期（1〜2歳ごろ）

　周囲へ関心を向けはじめ、模倣から「ごっこ遊び」がさかんになるが、まだま
だおとなが手本を示さないと、遊びとして自発的に行えるわけではない。ほかの
子どもが遊んでいるところには加わることなく、そのようすを見ながら（傍観的
遊び）遊び方を理解し、次第に模倣するようになる。また、水や砂など、子ども
の働きかけにより変化する素材で遊ぶことは、想像力をはぐくむことにつながる。
　2歳ごろになると、からだの動きが活発になり、外での遊びが多くなってくる。
ほかの子どもたちと集団で遊ぶ機会も増えるが、一緒のところにいても、遊びの
内容はそれぞれがばらばらで、勝手に遊んでいる（平行遊び）ことが多い。子ど
も自身の自由な活動を楽しめるように配慮すると同時に、活発に動くようになる
時期でもあるので、転倒・転落などによる危険を未然に防ぐように注意する。認
知的な発達にともない、積み木や粘土細工、お絵かきなどの構成遊びもこのころ
から積極的になり、年齢とともにさかんになる。

3）幼児期（3〜4歳ごろ）

　運動機能の発達にともない、行動範囲も拡がってくる。遊具を使った全身運動
などがさかんになる。また、この時期には、象徴的思考が発達しはじめ、おもち
ゃを食べ物に見立てたり、TVのキャラクターになりきったり（象徴的遊び）、友
だちとままごとなど（集団的象徴遊び）をするようになる。仲間とイメージを共
有してのごっこ遊びが楽しめるようになり、想像力が豊かになっていく。このよ
うに、ほかの子どもと一緒に遊び、お互いに交渉もみられるが、遊び自体は組織
化されていない（連合遊び）。
　また、おにごっこのような簡単なルールのある遊びができるようになる。

4）幼児期（5〜6歳ごろ）

　ゲームをしたり、何かをつくったりして共通の目的をもって遊ぶことができる
ようになるので、役割分担を決めたり、ルールや秩序をもって遊ぶようになる
（協同・組織的遊び）。ごっこ遊びや構成遊びも複雑になる。

5）おもちゃの選び方

　おもちゃは、子どもの環境の一部として重要な意義をもつ。身体的・精神的な
発達段階に即したもので、発達を促すのに適し、子どもの注意を引いて遊びたい
という欲求を引き出すようなものがよい。たとえば、生後2〜3か月の乳児は、
先述したように、音の出るカラフルな配色（赤・黄・青などの原色）のおもちゃ
に注目しやすい。また、全身運動がさかんになる3〜4歳ごろには、運動機能の
発達をより促進する公園や園庭のブランコや雲梯などのような遊具も適している。

おもちゃは、できるだけ天然の素材（木、ウール、木綿など）を使った安全で丈夫なものを、STマーク（玩具安全基準合格、日本玩具協会）などを参考にして選ぶ。また、子どもが口に入れるようなものは、あらかじめ色落ちしないかなどを確認しておく。

　おもちゃの片づけなども、日常生活行動の一部として習慣づけていく必要がある。

❷鍛錬 ─ 外気浴・赤ちゃん体操など

　戸外に出て、新鮮な空気に触れることによって、人間はリフレッシュし、適切な刺激（皮膚や粘膜に対する寒冷刺激、風景や緑を見ることによる視覚的な刺激など）を受け取り、気持ちが安定し、寒さなどにも慣れていく。

　外気浴は日光浴を兼ねることになる。日光には紫外線が含まれているが、この紫外線には殺菌作用や皮膚のエルゴステリン[23]をビタミンDに変える作用や、カルシウムやリンが骨を作るのを助け、乳幼児期に大切な骨の発達を促し、くる病[24]を予防する作用がある。また、日光に含まれる赤外線により、皮膚の血管が拡張されて血行がさかんになり、皮膚の機能と抵抗力が増進する。

　一方、近年、紫外線による皮膚の老化や発がんリスクなどの健康問題も明らかとなってきており、中でもオゾン層の破壊などにより、その影響が注目されてきている。とくに散歩時などには配慮が必要である。天気のよい日、とくに夏季に散歩に連れて行くときには、日差しの強い10〜14時ごろを避けて朝夕の涼しい時間帯にし、強い日差しが直接子どもにあたらないよう、薄い長袖を着させて、帽子やベビーカーの日よけを用いるなど、工夫をするとよい[36]。子どもの皮膚は刺激に弱いため、日焼け止めを用いる場合は、子ども用の低刺激で子どもの皮膚の状態に適したものを選び、外遊びなどの日常生活ではSPF[25]15以上のものを目安にし、むやみにＳＰＦ値の高いものを使う必要はない。まず、おとなの手になじませてから、両手を使ってムラなく子どもの腕や脚に塗布する。塗り忘れがないように、生え際、耳、首、首の後ろ、からだの側面、手足の甲を確認し、発汗により落ちやすいので、夏季など長時間の戸外遊びなどを行うときは2、3時間ごとに重ね塗りするとよい。入浴時には、石けんで日焼け止めをよく落とす必要がある。水遊びでは時間帯や場所を工夫し、直接日光が皮膚に当たるのを避けるためにラッシュガードを着用するのも紫外線防御に効果的である。一方で近年、乳幼児くる病が増えており、過度の紫外線予防がその一因と考えられているため、適切な紫外線対策が求められている（[23]参照）。

　戸外での心地よい刺激は、子どもの快の感情をはぐくみ、視覚・聴覚などの発達を促す。たとえば、戸外で遠くを眺めることは、両眼視の発達を促進する。また、外気浴などの機会に、ほかの子どもと触れ合うようになり、社会性の獲得を促す。

[23] ビタミンDになる前の前駆物質（プロビタミンD）。紫外線にあたることで、体内でビタミンDとなり、カルシウムやビタミンAなどの吸収を助ける。

[24] くる病とは、ビタミンDが欠乏することによってカルシウムやリンが不足し、骨の石灰化が障害される病気である。症状としては、O脚・X脚などがある。ビタミンDの供給方法は、食事などから栄養として摂取する方法と、紫外線に当たることにより皮膚で合成される方法があるが、近年はそのどちらも不足しがちである。とくに紫外線対策が広まるとともにビタミンD欠乏症が増加し、乳幼児のくる病も増加傾向にある。

[25] SPF（Sun Protection Factor）は、日焼け止めの効果を示す指標のひとつである。B領域紫外線（UV-B）を防ぐ指標として、何も塗らない皮膚と日焼け止めを塗った皮膚に太陽光に似たランプを当て測定する。一般的には、1SPFでUV-Bによる日焼けを20分程度延長するといわれており、20SPFでは計算上は6時間40分となる。日焼け止めの効果については、A領域紫外線を防ぐ指標としてのPA（Protection grade of UV-A）とともに考慮する必要がある。

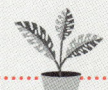

コラム3-2 子どもと放射線

東日本大震災後、福島第一原子力発電所の事故を受けて、放射能の子どもに及ぼす影響が懸念されている。厚生労働省が食品などの基準値を改定して、子どもにもより安全な設定となっており、継続的に食品や飲料水が検査され、基準値を上回る場合には出荷制限なども行われている。2019年12月現在出荷制限されている主な食品は、事故の影響を受けた地域に生息するシカ・イノシシなど野生鳥獣の肉、野生のきのこや山菜類、淡水魚などであり、日常的に摂取する飲料水や米などは心配ない。一人ひとりでできる予防には限界があるため、厚生労働省のホームページなどを見て確認し、無用な心配を避け、地域の子育て仲間と協力して対応していく必要がある。なお、当然のことながら除染で取り除いた土壌などの保管場所へは、子どもを立ち入らせないよう注意しなければならない。

生後2か月くらいになると、動きたい気持ちはあるが、運動機能は未発達なので、世話をする人が手足を動かしてあげると喜ぶ。お風呂あがりやおむつ交換のときなどに、子どもと遊ぶつもりで赤ちゃん体操を取り入れるとよい。運動機能の発達を促し、スキンシップの機会にもなる。

健康の増進には、薄着の習慣なども大切である。

1）外気浴

健康状態に問題がなければ、生後1か月以降になったら開始する。はじめのうちは、5分くらいずつ子どもを抱いて、ベランダや庭に出たりする。次第に時間をのばして戸外を散歩し、子どもの首がすわったらベビーカーやバギーなどを用いてもよい。

夏季の日中は避けるようにする。冬季などは気温にあわせて、ジャケット・帽子などを着用する。生後1年近くになったら、健康であれば1日に2時間ぐらいは公園で遊んだりして外で過ごすようにすると、子どものよい生活習慣になる。

夏季または紫外線の強い10～14時の間の長時間に及ぶ外気浴は避け、顔・頭部には直接日光があたらないように、日除けや広いつばの付いた帽子やベビーカー・バギーのシェードなどを用いてさえぎる。外気浴の後には麦茶や果汁などを与え、水分補給をするとよい。

2）赤ちゃん体操

外気浴に慣れてきたら、お風呂あがりや外気浴、おむつ交換のときに、無理のない程度に行う。関節の形成などが未熟なので、手や足首などは関節を引っ張らないように注意して行う。子どもが機嫌のよいときに行い、嫌がるときには無理をしない。下肢の屈伸や、うつぶせ、寝返り、ハイハイなど、発達段階にあわせて行う。

母乳がうまく飲めない、寝返りが遅い（または早すぎる）、片一方にしか寝返らない、はいはいをしないなどが見られる場合は、筋緊張の亢進あるいは低下が原因となっている場合が多い。これらは、育児体操などである程度の改善が期待

できる。詳細については、専門書[37) 38)]を参考にされたい。

3）薄着

　子どもの衣服の着せ方は、汗ばまない程度で、生後6か月ごろからはおとなより1枚少なく、手足の熱感を感じない程度が目安である。薄着で皮膚を鍛えることは、寒さに対する抵抗力を増し、健康を増進する。秋からはじめるとよい。

❸ だっこなどでの移動

　乳児期から幼児期前半までは、ひとり歩きができるようになっても、移動の際には、保育士等がだっこをしたりバギーなどを用いる機会が多い。

1）だっこ

　生後3か月ぐらいで首がすわるまでは、手または腕で頭部を支え、もう一方の手で子どもの臀部を支えて抱く（図3－13①）。首がすわったら、たて抱き（図3－13②）や子どもの後ろからのだっこができるようになる。子どもが泣いたりぐずったりしたときに子どもを抱いてあやしたり、落ち着かせることで、子どもは自分の示した不快の合図に応えてもらったという大切な経験をする。スリング、スナグリなどのだっこ用ベルト*26を用いるときは、股脱予防のために下肢を開いた姿勢に抱くように注意する。

　また、だっこのときは、世話をする人は足下が見えにくくなるので注意する。

2）おんぶ

　首がすわったら、「おんぶ帯（おんぶひも）」などでおんぶをする方法もある。おんぶは、身体が密着して、子どもも安心して過ごすことができる。「おんぶ帯」は、幅の広い、しっかりしたつくりのものを用い、子どもの下肢を開いて、臀部

*26　だっこ用ベルト類は、さまざまなデザインのものが市販されていたり、自作のものがあるが、使用方法を間違うと転落等の危険がともなうため、安全性に十分注意して用いる必要がある。ほとんどのだっこ用ベルトは、首がすわってから適用可能となっているため、適用月齢や適用体重などに注意する。スリングについては、日本ベビースリング協会が第三者機関において、「リングなどの強度」をはじめとし、「落下衝撃耐久試験」などの試験を行い、合格した製品にSSマーク（セイフティースリングマーク）を発行している。

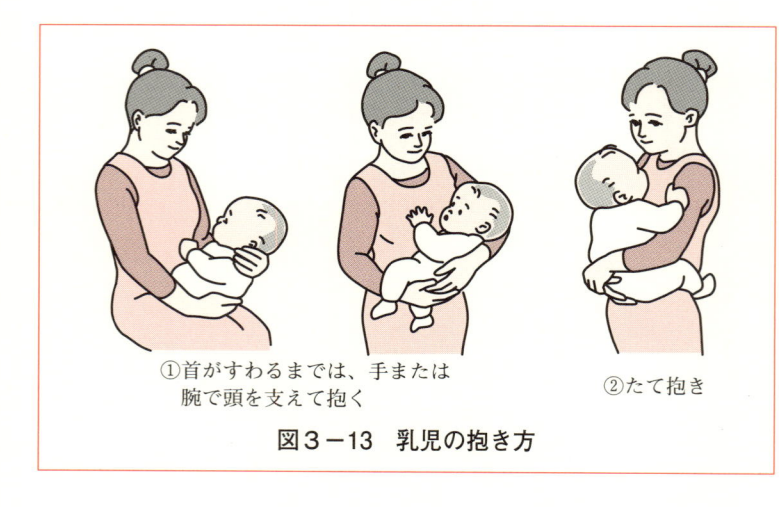

①首がすわるまでは、手または腕で頭を支えて抱く　　②たて抱き

図3－13　乳児の抱き方

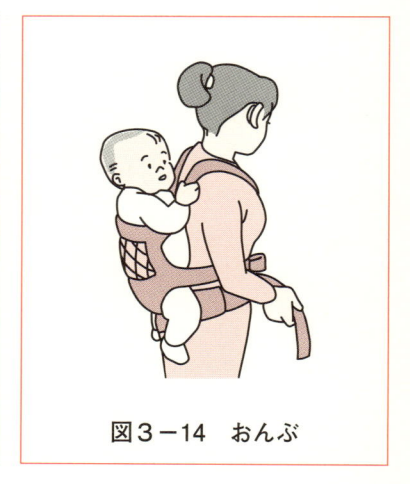

図3－14　おんぶ

で体重を支えるようにする（図３－14）。保育所等においては、落下事故防止のため、おぶう際には、ふたりで行うようにする。また、圧迫による循環障害などを防ぐため、長時間のおんぶは避ける。両手があくおんぶは、災害時の避難の際にも有効な方法である。

３）ベビーカー・バギーなど

ベビーカーにはＡ型、Ｂ型があり、Ａ型は寝かせた状態で使用できるため、生後２か月ごろから使用可能である。Ｂ型は座った状態で使用するので、生後７か月ごろから適用される。いずれのタイプも折りたたみ式のものがあり、外出の際に便利である。

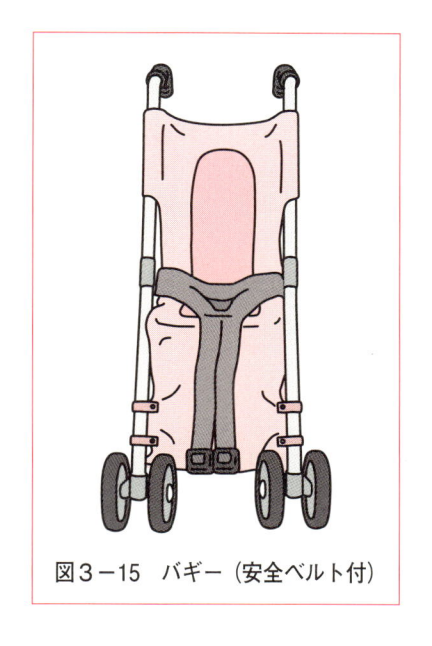

図３－15　バギー（安全ベルト付）

ベビーカーは２歳ごろまで使用できるが、それ以降の幼児にはフレームが金属でできていて、車輪も大きいバギー（図３－15）などがある。

第5節　排泄

■排泄の意義

排泄とは、人体が物質代謝によって生じる老廃物や有害物を体外に出す作用であり、排尿、排便が含まれる。排尿、排便の回数や性状は、健康状態を把握するための重要な指標となる。また、子ども自身の生活の規律化と自立への過程で、月齢、年齢の発達段階に応じた援助をしていくことが求められる。それにより、真の自律性の獲得を図ることができる。

■排泄の生理と排泄行動の発達

１）排尿

（１）排尿の生理

腎臓には、血液中の不要成分をろ過する働きがあり、ろ過された不要成分を尿として排出する。膀胱は尿を一時的にためておくところで、それが一定量に達すると、大脳に信号が送られ、尿意として意識し、その指令が大脳から膀胱に伝えられ、周りの筋肉が収縮して排尿される（90ページ、図３－16（１））。

（２）排尿行動の発達

乳児期、幼児期前期では、膀胱に尿がたまるとすぐに反射的に排尿される。こ

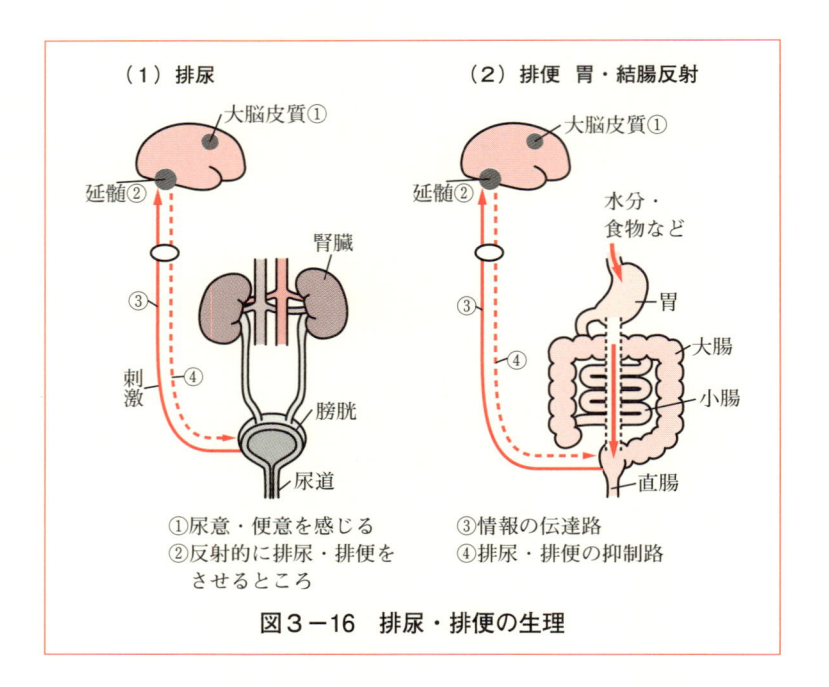

図３−16 排尿・排便の生理

（1）排尿

大脳皮質①
延髄②
腎臓
③
刺激 ④
膀胱
尿道

①尿意・便意を感じる
②反射的に排尿・排便を
　させるところ

（2）排便　胃・結腸反射

大脳皮質①
延髄②
水分・食物など
③
④
胃
大腸
小腸
直腸

③情報の伝達路
④排尿・排便の抑制路

れは、１歳ごろまでは排尿をつかさどる神経系の発達が未熟なためで、強く啼泣したり、体動により腹圧がかかったりした場合や、授乳後にもみられる。

　１歳半ごろから２歳ごろには、次第に尿をためることができるようになり、膀胱壁に一定の圧が加わると、尿意として大脳皮質の排尿抑制中枢へ伝えられる。このくり返しで排尿抑制中枢が成熟して、尿意を感じたり、我慢したりし、それを動作とことばで表現するようになる。これと並行して、運動機能の発達（歩行完成）や、尿の間隔が２時間くらいであることも、排尿コントロールのはじまりの目安になる。最初は、排尿した後に知らせてくるが、そのうちに、排尿前に知らせるようになる。

　３歳ごろから睡眠中の抑制が可能になり、夜のおむつも不要になる子どもが多いが、それらの能力は個人差が大きい。また、夢中で遊んでいて、つい失敗することもあるが、それも多くは４〜５歳ごろまでになくなる。尿意を感じたり、排尿を途中で中断したり、排尿しようとしたときに、いつでもできるようになるのは５歳過ぎからである。

２）排便

（1）排便の生理

　摂取した食べ物は消化吸収され、大腸において水分が吸収され、糞塊を形成する。糞塊は、ある程度の量が直腸にたまると便意を生じさせ、排便反射によって直腸を収縮させ、肛門を経て体外に排出される（図３−16（2））。

　肛門のまわりには内肛門括約筋と外肛門括約筋があり、肛門挙筋とともに便の排出を調節している。

規則的な排便は身体的な健康を意味するだけでなく、精神的な健康にとっても大切である。

（2）排便行動の発達

排便行動は、排尿行動と同様に神経系の発達と密接な関係をもっていて、1歳ごろまではまったく意識せずに排便している。脊髄レベルでの排便反射で、回数も多く、便の性状もやわらかい状態であるが、次第に硬くなり、腹圧をかけたり、きばるようなしぐさをするようになる。

排便の時間が決まってくる子どももいる。1歳半過ぎから排便を自覚し、身近な人だけにわかるような動作やことばで知らせるようになる。2歳ごろにはコントロールができるようになり、便意を伝えるようになる。5歳から6歳ごろには、自分で排便後の始末ができるようになる。

排便中枢の近くに排尿中枢があり、両者は神経連絡があるため、排便は排尿を誘発する。

3 排泄の自立への援助

1）排泄のしつけ

おむつをはずす時期は、養育者の世話からすると早い方がよいと思うが、子どもの排尿・排便の機能の成熟・発達から考えていかないと適切ではない。子どもの養育にあたる者は、子どもの機能がどこまで発達しているかを知って、子ども自身が自分の機能をじょうずに使えるように、たくさんほめて意欲を高めることが大切である。

排泄のしつけをはじめる一応の目安は2歳ごろとするが、段階的な援助が必要であって、出生直後からおむつが汚れたら交換し、常に清潔に保つようにこころがける。一人ひとりの生活リズムに合わせておむつを取り換え、清潔にし、気持ちがよいことを覚えさせることからはじまっていると考えてよい。

排尿・排便の予告をする時期は、個人差はあるが、1歳半ごろからその子どもなりのサインで知らせてくるので、そのことを大事にする。

子どもの発達過程からいうと、漏らした後に知らせることからはじまる。このとき、決して叱ったりしてはいけない。漏らしたことは悪いことではなく、尿が出ることが大切なのである。「排尿したい、排尿したという感覚」「出たのを見る感覚」「出る音を聞く感覚」が分かることは、自発性を促し、自立につながる。「チー出たね」などのことばをおとながそえることは、これらの感覚の獲得を促す。

尿意間隔を知り、促してみることもよい。しかし強制せず、子どもの関心にあわせることも大切である。排尿後は紙を軽く押し当てて尿を吸い取らせる。排便もあった場合は尿を吸い取らせたのちに肛門周囲の便を紙で拭き取る。

便器を嫌がって座ろうとしないときは、高さがあわなかったり、冷たかったり、

無理に座らされたり、失敗して叱られた経験があることも考えてみる。

２）排泄自立へ

排泄の自立は個人差があり、その迎えた月齢、季節との関係によっても異なる。ちょうど夏の季節に向かって自立の時期を迎えた子どもは、おむつがはずしやすいようである。

排便については２歳過ぎごろから予告するようになるので、紙の使用が完全にできるようになるまで援助して、常に清潔にする。女の子は、前から後ろへ拭くように教える。

排便のあとは、必ず便性を確かめてから後始末をする。便は汚いものではなく、子どもの健康のようすを確かめるものである。自分で後始末ができるようになった子どもには、いつもと違った便（下痢、色の変化など）は流さずに保護者や保育士等に知らせ、見てもらうように教えておくとよい。

保育所・幼稚園等のように集団で子どもと対応しているところでは、個別の排泄周期を知り、個別に働きかけられるように配慮するとよい。

とくに、しつけの時期において念頭においておかなければならないことは、ライフサイクルの中でのイベント（誕生、入・卒園、分離、別離など）や週末や休日を利用した家族旅行（国内外）、外出などにより、生活の場や環境が慣れた家庭以外に移ったり、時間的変化がともなう場合には、子どもは排泄（排尿・排便）のコントロールに支障をきたすことがあるということである。家族と保育士等は互いに連絡し合って、共通理解をする必要がある。

３）排泄習慣に関する問題

（１）頻尿

幼児（２〜５歳）は外出したとき、緊張したとき、入園直後、担任が変わったときなどに排尿の回数が増えることがある。排尿回数が多いだけでほかに変わったようすがない場合は、情緒の安定を図る対応をし、ようすをみる。

（２）退行現象

自立しはじめたようにみえる２歳過ぎの子どもが、習慣がくずれておむつの使用が必要になることがある。

環境の変化、とくに、弟や妹の誕生がきっかけになりやすい。夢中になる遊びや接し方を工夫し、子どもが満たされた気持ちで過ごせるように気を配る。

（３）夜尿

腎疾患がなければ心配ない。３歳までは生理的なものとみなされる。夜間の排尿は、機能的膀胱容量が拡大し、夜間の抗利尿ホルモン分泌による尿濃縮機能が発達することによって消失するが、これら２つの機能の発達は個人差が大きいため、就学前まではようすをみてよい。水分は日中にたっぷりとって、夕方以降は控えるようにし、夜間にからだが冷えないような配慮をするとよい。叱ったり、起こしたりせず、焦らず、恥ずかしいと思わせないように対応する。

4 おむつ

おむつは排尿・排便を処理するためのもので、便・尿によるかぶれ、おむつ・おむつカバーによるむれ、おむつによる運動の制限などを考えると心地よいものではない。汚れたおむつをつけていたり、また、運動を制限しないように考慮し、あて方に習熟しなければならない。

1）おむつの選び方

現在、家庭では9割以上が紙おむつを使用しており、保護者が捉えるそれぞれのメリット・デメリットを考慮し、保育所等での対応を配慮していく必要がある。また、子どもによってはどちらかのおむつで皮膚かぶれを生じたり、普段布おむつを使用していても、ウイルス性胃腸炎、ヘルパンギーナなどの感染症罹患時や外出時には紙おむつを使用するなど、子どもの状態や状況にあわせて使用する。

（1）紙おむつ

乳幼児の肌に接する不織布、尿を吸収保持する吸収体、しみ出すのを防ぐ防水シートからなっている。選ぶときのポイントは、成長にあわせて、尿量や便性に適した吸水性、通気性、足回りのギャザーの具合やテープなどについて、乳幼児にとって快適かを具体的に確認する。家庭では、これに価格や親など世話をする人の使い勝手のよさなども選択条件として加わる。

パンツ型の紙おむつもあり、寝返りをはじめたり、つかまり立ちをはじめる生後8〜9か月になると使用しはじめることが多い。その他、尿吸収用のライナーもあり、これらを使い分けている家庭もある。

自治体により異なるが、可燃ゴミとして処理するところが多い。便はトイレに流して処理し、汚れた部分を内側にしてまとめる必要がある。

（2）布おむつ

材料は、柔らかくて、肌ざわりがよく、洗濯に耐え得るもの、経済的なものがよい。布地は木綿が適し、色は白地のものが便の観察に適している。布おむつのたたみ方は、年齢、体型、性別に応じて工夫する。

おむつカバーは、おむつを固定して、便や尿が外へしみ出さないようにするために使うものである。おむつのあて方と同様に、自然の肢位が保てるようにする。毎日交換して洗濯する。材質は、通気性のあるものがよい。形は、図3−17（94ページ）に示すように、発達段階に応じた種類のものを選ぶ必要がある。

布と紙おむつでは、自立には必ずしも差があるとはいえないが、適切に交換することが大切である。

（3）トレーニングパンツ

トイレットトレーニングで用いる訓練用のパンツである。紙タイプのものと布タイプのものがある。布タイプのものは、タオルやフランネル生地になっており、クロッチ部分（股の部分）の厚さにより男児用と女児用、厚さも3〜6層と多様である。おむつのように多くの尿を吸収するものではないので、子どもの排尿間

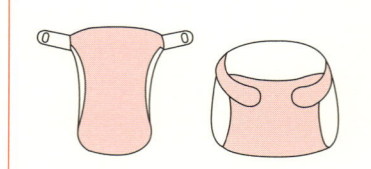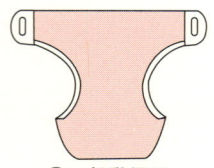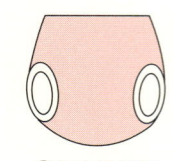

①新生児用
股関節の動きを妨げないようにするために、足ぐりが大きくつくられたものを求める

②一般乳児用
月齢、からだの大きさに合わせてサイズを選ぶとよい。股あきの大きいものを求める

③年少幼児用
股におむつをはさみ使用。ぬれ止めとカバーがついているものを求める

図3－17　おむつカバー

出典）千羽喜代子・吉岡毅・長谷川浩道『実習育児学』p.105、日本小児医事出版社、2009

隔を把握したり、子どもが排尿便を自覚するのに、効果的に用いることが必要である。

2）おむつを使う

（1）おむつの交換

　清潔保持のためには、排尿・排便のつど交換することが望ましいが、月齢、年齢によって排尿回数も異なるので、子どものようすにあわせて、神経質にならず、安静、睡眠を妨げないように行う。また、交換を怠らないようにする。

①使用物品をそろえる

　清潔なおむつ（紙・布）、おむつカバー（布おむつの場合）、汚れたおむつ入れ、清拭用のお湯と布、使い捨て手袋[*27]、シート。

②交換時の注意

　シートを敷き、その上で交換する（水漏れしなければ、微生物は床まで透過はしない）。使い捨て手袋を装着する。尿便を取り除き、あちこちにつかないように注意して拭き取り、湯でぬらし、かるく絞った布で拭く。女児は前から後ろに向かって拭き取る。市販のおしり拭きは、おむつかぶれの原因になることがあるため、できるだけお湯と布を使うことが望ましい。

　交換する際には、両足をまとめて持ち上げると股関節脱臼を起こす可能性があるため、とくに4か月未満の乳児では、お尻の下に手を入れて持ち上げ（図3－18）、汚れたおむつと清潔なおむつとを交換するようにする。

　尿便の性状（121～123ページ参照）や臀部、陰部の皮膚の状態を見る。

（2）おむつのあて方

①ぬれる部分に、できるだけこぢんまりとあてる。自然の肢位を保ち、運動が制限されないようにする。

②乳児は腹式呼吸なので、腹部を圧迫しないように臍の下でまとめる。基本的には、腹式呼吸を妨げないように腹部とおむつの間に1～2本指が入ることを確

*27　おむつ交換の際に、尿、便に触れることもあるため、個別に使い捨て手袋を使用することが望ましいが、使用できない場合には、ひとり交換するたびに、十分な手洗いをする。

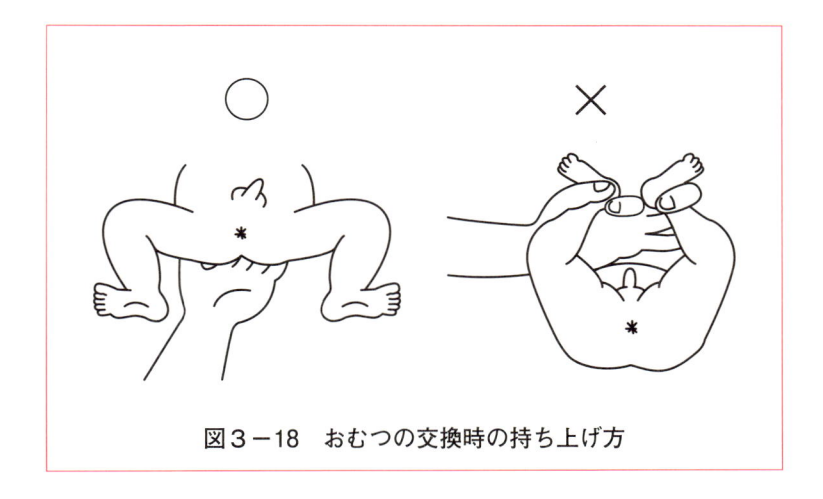

図3−18　おむつの交換時の持ち上げ方

認する。股関節まわりにも指を回し入れ、圧迫や皮膚のよれなどがないかを確認する。

③紙おむつでは、左右のテープが同じ数字の上にくるようにすると、バランスがとりやすい。布おむつの場合には、尿、便で汚れやすい部分は厚くあてたり、男児では前の方を、女児では後の方を厚くしたりする。月齢が進み、尿量が多くなるにつれ、あてる枚数を増やす。おむつカバーからはみださないようにする。

3）汚れたおむつの処理

ビニール袋の口をあらかじめ開けておき、汚染したおむつを入れられるよう準備しておく。交換したら、汚染部分に触らないように、おむつをビニール袋へ入れる。おむつに付着した便はトイレに捨てる。使い捨て手袋をはずし、ビニール袋の外側のみに触れて密封する。

（1）紙おむつ

汚れた面を内側にしてクルクルとたたみ、ビニール袋に密封する。ゴミとして処理するとき、可燃性か不燃性か、地域によりルールが異なるので、調べて正しく捨てる。

（2）布おむつ

便で汚れたおむつは、便をトイレに捨てたあと、家庭では、簡単に水洗いしたあとに、蓋つきバケツに入れた洗剤や規定量に薄めたおむつ専用の漂白剤に浸けておき、何回分かをまとめて洗う。保育所等では、便をトイレへ捨て、ビニール袋に入れて密封し、家庭に持ち帰り、洗ってもらう。汚れたまま持ち帰ってもらうことに抵抗がある場合は、使い捨て手袋を装着して消毒剤を用いて水洗いし、絞ったおむつをビニール袋に入れて密封し、子どもごとに保管しておき、家庭へ持ち帰ってもらうようにする。

布おむつやカバーの洗濯では、柔軟剤を使用せずに[*28]洗剤分が残らないよう

*28　布おむつやおむつカバーに柔軟剤を用いないのは、柔軟剤成分によるかぶれ防止と吸湿性の保持のためである。柔軟性を出すために、クエン酸（酢）などを用いる場合もある。一部の衣類用漂白剤も撥水性があるため、注意する。

に十分すすぎ、乾燥させる。かぶれ防止のため、雨天などで乾燥が不十分なときは、アイロンや乾燥機を用いて、湿気を取り除くようにする。

　汚れたおむつを各保育所等で処理する場合と業者委託している場合では、処理が異なる。各保育所等での処理は家庭での処理とほとんど同様だが、紙・布おむつどちらにしても業者処理の場合は契約内容により異なり、便を取り除いたあとは、専用の蓋つき容器などに保管し、業者に定期的に引き渡す。

４）おむつかぶれの予防と治療

　おむつかぶれの代表的なものに、尿中の尿素の分解によって生ずるアンモニア皮膚炎がある。予防するには、おむつ交換を頻回に行い、皮膚を汚れた状態にはしておかず、ぬるま湯でよく拭くか、または洗い流し、よく乾かすことが大切である。おむつの洗濯、乾燥も十分にする。

　症状が悪化（湿疹様変化）した場合は、医師の治療を受ける。真菌（カンジダ）の寄生による皮膚炎のこともある。また、皮膚の弱い子どももいるので注意する。

第6節　身体の清潔

1 身体清潔の意義

１）身体清潔と健康保持

　子どもは、体表面積のわりに運動量や栄養摂取量が多く、新陳代謝が激しい。汗腺からの分泌物も多い。とくに、新生児期には皮脂腺からの分泌物も多く、排泄回数も多いうえに、おむつを使用しているため、皮膚が汚れやすい。また、皮膚の構造が未熟なため、皮膚の抵抗力も弱く、汗疹や皮膚炎などを起こしやすい。さらに、全身の抵抗力も弱く、粘膜の感染や陰部では上行感染[*29]なども起こしやすい。

　生後2～3か月ごろまでは皮膚の皮脂分泌が多いため、過剰な皮脂と皮膚の汚れが重なると湿疹[*30]などができやすくなる。それ以降は、皮脂分泌が低下してくるため、皮膚は乾燥してくる。そのため、皮膚の保湿のためのスキンケアが必要である。また近年、生後早期の湿疹がアレルギー疾患発症のリスク因子であるとの報告もある。[39]

　これらのことから、子どもの身体を清潔にすることは重要であり、適切な世話のしかたによって子どもの健康を保つことができる。

２）清潔習慣の自立

　子どもの身体清潔を保つためには、新生児期には乳児専用の沐浴槽（もくよく）を用いた沐浴を行うが、その後は、おとなと一緒に家庭の浴槽に入って入浴できるようにな

＊29　何らかの原因で、細菌やウイルスが通常の排泄のルートを逆行して侵入し、感染を生じること。

＊30　新生児から2～3か月の乳児の、おもに頭部から顔面に見られる湿疹で、皮膚が赤くなったり黄色いカサブタのようになったり、ニキビのようになる。皮脂分泌が落ち着いてくると自然に治る場合が多いが、皮膚を傷つけないように泡立てた石けんを用いて、ていねいに汚れと過剰な皮脂を取り除くとよい。

る。入浴のできないときや、たくさんの発汗があったあとなどは、全身を清拭したり、とくに汚れたところだけぬるま湯を用いて部分浴を行うことで、汚れを除くことができる。また、頭髪も汚れやすいので、入浴できない場合には、清拭と洗髪のみを行う場合もある。その他に、歯みがきや爪切り、耳を清潔に保つことなども必要である。

また、清潔に関して、乳児期にはほとんど子どもを育てる人の世話によっているが、幼児期は、手洗いや歯みがきなど、自分でできることからはじめて、徐々に清潔習慣を身につけていく時期でもある。子どもの清潔行動の発達は、身体発達や認知的発達、社会性の発達と関連し、家族や子どもを育てる人の生活習慣にも影響される。子どもの清潔習慣の自立を促すためには、ほかの基本的生活習慣の獲得と同様、適切なしつけが必要である。

それぞれの清潔習慣の援助過程を以下に示す。

（1）手洗い

離乳がはじまると、まず、おしぼりで手を拭いてあげたり、手を洗ってあげてから「いただきます」をして、食事をはじめる。1歳半から2歳ごろになると、食事の前や外出から帰ったときに、自分で手を洗う習慣をつけていく。感染症予防として、洗った手を拭くタオルは一人ひとり専用のものを用意し、共用しない。また、タオルとタオルが接触しないよう離して配置するとよい。

洗面台が高くて届かない場合は、安定した足台などを用意する。また、手ふきタオルなども、子どもの届く位置に専用のものをおき、食事の前や帰宅時には、手を洗い、タオルで拭くといった一連の行動として習慣づけるとよい。

（2）歯みがき

乳歯の萌出がみられたら、歯みがき練習をはじめる。歯みがきをはじめると、みがく真似をしたりして興味をもつようになるので、カミカミ用の歯がためブラシなど、自分で持てるブラシを持たせるのもよい。4歳ごろには、自分で意識してみがけるようになる。しかし、歯の保清という意味では、4歳以降もおとなが仕上げみがきをする必要がある。

なお、歯ブラシを口にくわえたまま動きまわって転倒し、口腔内裂傷を起こすという事故も発生しているため、注意する。

（3）爪切り

乳児のうちは薄い爪で、少しのびると皮膚を傷つけたりしやすいので、1週間に2回くらいは切るようにする。幼児期以降は、おとなと同様に、1週間に1回くらい切るようにすればよいだろう。就学前ごろになって、のびてきた爪を気にして、自分で切りたいというころに、切り方などを教えていくとよい。深爪に注意する。

（4）耳そうじ

乳児期には、沐浴や入浴のあとに、耳についた水分を綿棒で拭き取るくらいで、

あまり奥まで押し込まない。綿棒で拭く場合、耳垢を奥に押し込んでしまうことがあるので注意する。耳垢が塞栓してしまうような場合は、耳鼻科に行って、除去してもらう。

　子どもが綿棒で自分でそうじをしたがるときには、必ず安全な姿勢で（座るなどして）、おとなが見守っている環境で行わせ、危険を回避する。

（5）鼻かみ

　風邪などにより鼻の炎症があると鼻汁が増加し、放っておくと中耳炎[*31]などの原因となる。2〜3歳ごろになると、ていねいに教えることで鼻かみが可能となる。鼻汁があるときには、やわらかいティッシュペーパーで、片方ずつ少しずつ空気を鼻から出すように、「ふん」と声をかけるなどして促す。同時に、鼻をかんで空気が通ると気もちがよいことを教えていく。

　また、鼻汁のないときなどに、息こらえをして鼻から空気を出す練習として、やわらかいリボンやティッシュペーパーを丸めたものなどを鼻の前におき、片鼻ずつ少しずつ空気を出し、それらが動くのを遊びにするなどしてもよい。

＊31　鼓膜の内側の中耳の粘膜部分に細菌などが入り込み、炎症を起こす疾患。子どもの耳管はおとなと比べて、まっすぐ・短く太い形をしており、かつ、耳と鼻の位置が水平のため、鼻や喉からの細菌が進入しやすく、乳幼児期には中耳炎になりやすい。

2 沐浴

　新生児期には、沐浴槽を使って入浴する。これを沐浴という。生後1か月間は適応期であり、抵抗力が低く、首がすわっておらず、自分でからだを支えられないことから、おとなとは別に専用の沐浴槽を使っての沐浴が望ましい。

　沐浴の目的は、皮膚を清潔にすることである。また、新陳代謝を促し、暖かいお湯の中でリラックスすることもできる。乳児は、さっぱりしてリラックスすることで、入浴後に容易に入眠できるようになる。また、全身の皮膚や状態を観察する機会でもある。

　沐浴槽で行う場合、オールイン法（すべてを沐浴槽の中で行う方法）とフェイスアウト法（顔だけ沐浴槽の外で洗う方法）などがある。沐浴のほかに、身体を清潔にする方法としては、ベッド上で行うベッドバス（清拭）や部分浴などもある。

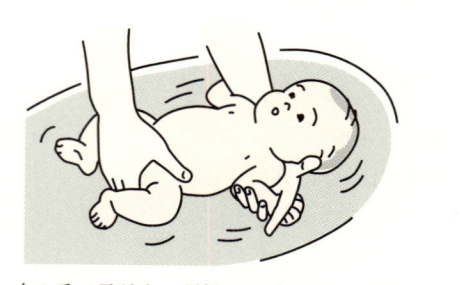

一方の手で子どもの頭部から肩にかけて支持し、もう一方の手で、臀部をしっかり持つ

図3−19　沐浴時の乳児の抱き方

　沐浴は、昼間の気温の高い時間（おおむね10時から14時ぐらい）に行うと、体温の喪失などを防げる。また、嘔吐などの防止のために、授乳後1時間以上経った状態の落ち着いたころに行うようにする。

　ここでは、新生児期のオールイン法について紹介する。

これは、産休明けの乳児や月齢のすすんだ子どもへのケアとしても応用できるものである。

1）沐浴に必要な物品

沐浴の前には物品を全部揃え、入浴後の衣服やおむつなどは組んでおき、バスタオルと一緒に準備して、子どもを裸にしてしまってから慌てることのないようにしておく。

必要物品は、沐浴槽、洗面器、湯温計、バスタオル、ウォッシュクロスまたはガーゼ、大きめのガーゼハンカチまた

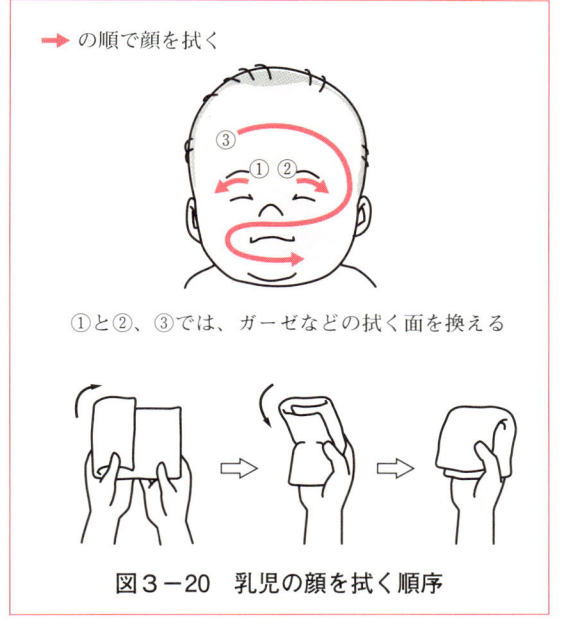

➡ の順で顔を拭く

①と②、③では、ガーゼなどの拭く面を換える

図3-20 乳児の顔を拭く順序

はサラシ布（浴槽に子どもを入れるとき、子どもを軽く覆うもの）、石けん（刺激性の少ない良質なもの）、綿棒、ベビーオイルまたはオリーブオイル（脂漏（しろう）などの汚れは、沐浴前にあらかじめオイルを塗布しておくと、沐浴槽の中で汚れが落ちやすい）、脱脂綿（オイルを塗布したり、耳介に付着した水分などを拭くのに使用する）、着替え（肌着など）、おむつなどである。

また、沐浴前には安全に留意し、室温の調節も含めた環境整備をしておくことが必要である。

2）沐浴の方法

（1）沐浴前の観察と沐浴施行の判断

小さな子どもにとって、沐浴は前述したようなメリットも大きいが、体力の消耗をともなうため、沐浴前の状態の観察と沐浴施行の判断は重要である。子どもが発熱していたり、体調が悪いときなどは、沐浴を中止する。

（2）沐浴の実際

沐浴中は、「きもちいいね」「きれいきれいにしましょう」など、優しく声かけしながら行うことも大切である。

①沐浴槽に39±1℃（季節によって考慮する）のお湯を8分目程度入れる。湯温は湯温計で測って準備しても、必ず自分で、肘などの皮膚のやわらかい部分で確認する。

②洗面器などに上がり湯を用意しておく。

③子どもの衣服を脱がせ、両手でしっかりとからだを支え（図3-19）、子どもの足先からゆっくりとお湯に入れる。生後2～3か月くらいまでは下半身を支える手を急に放すとびくっとしたモロー反射が出るので、沐浴布などで上肢を

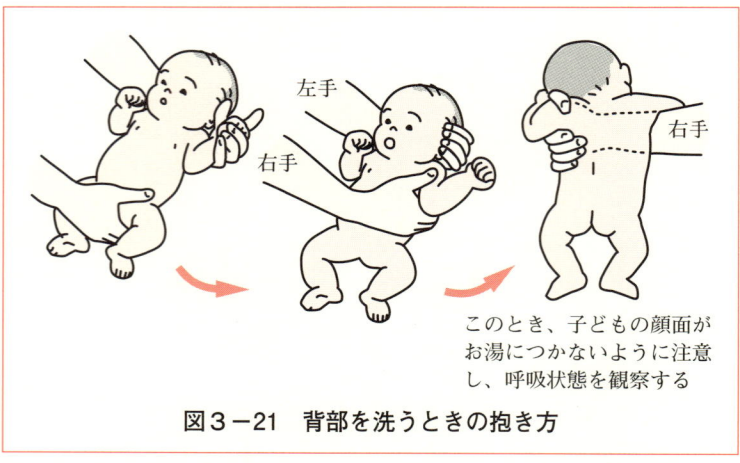

このとき、子どもの顔面が
お湯につかないように注意
し、呼吸状態を観察する

図3－21　背部を洗うときの抱き方

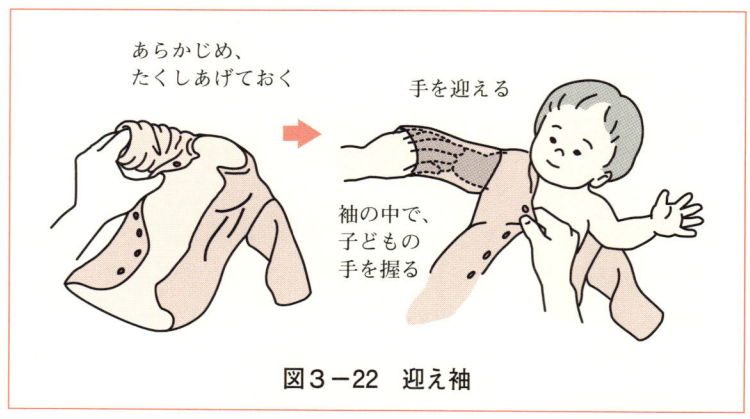

あらかじめ、
たくしあげておく

手を迎える

袖の中で、
子どもの
手を握る

図3－22　迎え袖

中心にからだを覆い、お湯に入ったときに沐浴布の上に静かに手を乗せて待っ
てあげると、子どもは安心して落ち着くことができる。

※耳にお湯が入らないように注意する。生後1か月くらいまでは指でしっかり
　と耳をふさぐような形で押さえることも可能である。

④まず、洗面器に汲んだきれいなお湯でガーゼを浸し、顔面の清拭をする。目頭
　→目尻→顔全体→耳介→耳の後ろの順に拭く（図3－20）。皮膚が薄いため、
　あまり強くこすりすぎないように注意する。

⑤頭を洗う。ガーゼを沐浴槽のお湯に浸して頭部を拭く。石けんを指でよく泡立
　ててから、頭髪を立てるように指のはらを使って軽く洗う。ガーゼを使って、
　十分に石けん分を洗い流し、最後にガーゼをかたく絞って、頭髪の水分を拭き
　取る。

※新生児期は、とくに脂漏がたまりやすいので、そうした場合には、顔面・頭
　部も石けんを使って洗うようにする。

⑥仰臥位のままで、首→胸→腹→腋窩→上肢→下肢の順に洗う。石けんを指でよ
　く泡立ててから、爪などで傷つけないように手早く洗う。あごの下、腋窩、肘

の内側などくびれの多いところは、よく指を入れて洗う。子どもは手をしっか
りと握っていることが多いので、湯の中で子どもの手を下に向け、指を開きや
すくして、指のあいだなどもよく洗う。

⑦右手の親指と人さし指のあいだで子どもの腋窩を支え、親指のつけ根に子ども
のあごをのせて腹臥位にし（図3－21）、左手で背部→臀部→陰部→肛門の順
に洗う。

⑧もとの体位に戻し、石けん分をガーゼを使ってよく落とす。やはり、ここでも
くびれの部分に石けん分が残らないように指でよく開き、洗い流す。

⑨子どもが心地よい程度に、少しゆったりとお湯に入れ、最後に足先から上がり
湯をかけて、湯からあげる（ここで、子どもを振ったりしない）。

⑩バスタオルで、水分を押さえるように拭き取る。やはり、くびれの部分に注意
する*32。

※臍の消毒が必要な場合は、ここで行う。

⑪バスタオルの下に準備しておいたおむつ・衣服を手早く着せる。おむつは股お
むつ（95ページ、図3－18参照）にし、衣服は迎え袖（図3－22）で着せる。

⑫鼻は、鼻垢が見えている場合は綿棒で取り除く。耳は、綿棒で耳介の見える部
分に付着した水分を拭うように拭き取り、耳道には綿棒を押し込まないように
する。

（3）沐浴後の注意

　冬季などは、沐浴によって体温が下がり過ぎる危険もあるので、顔色・口唇色
などを見る。また、誤ってお湯などが気道に入ってしまった場合は、すぐに咳込
んで吐き出せても、呼吸状態の変化などを観察することは必須である。

3）入浴

　生後1か月を過ぎると、家庭ではおとなと一緒の浴槽に入れられるようになる。
ただし、お湯がきれいな最初に入れることが望ましい。また、浴槽には、臀部を
洗ってから入れるようにする。

　乳児期には新陳代謝がさかんで、排尿便の回数も多く、皮膚が汚れやすいので、
1日に1回は入浴することが望ましい。夏季などで、多量に発汗したあとなどは、
シャワーや軽い入浴などを行い、汗疹などを防ぐようにする。

　乳幼児期には、家族と一緒に入浴することがスキンシップのよい機会となった
り、からだを洗うなどの日常生活習慣の自立へのしつけの機会ともなる。おとな
がからだを洗っているのを見て興味を示すようになったら、子どもが握りやすい
小さなスポンジなどを使って、自分のからだを洗うように促すとよい。また、洗
髪時、シャンプーやお湯が目に入るのを嫌がる場合には、寝かせるように抱いて、
目に入らないように流すか、シャンプーハットなどを利用するのもよい。

4）公共の浴場での注意

　最近は家庭に浴室が普及し、銭湯などを利用する機会は減ったものの、反対に、

*32　沐浴後は直ちに保湿剤を塗布し、スキンケアを行う。洗浄と保湿はスキンケアの基本であり、皮膚トラブルの予防に効果がある（第4章152ページ参照）。近年では、乳児期の湿疹がその後の食物アレルギーの発症につながるという学説が有力になっている。

温泉やスーパー銭湯のような大浴場を備えた公共浴場も増えており、家族で利用する機会も増えている。

　家庭の浴槽での入浴に慣れ、首がすわるくらいまでは公共浴場の利用は控えたほうがよいであろう。また、排尿間隔の短い3か月くらいまでは浴槽内で排尿する可能性もあるため、できれば公共浴場の利用は避けたほうがよい。施設によっては、年齢制限を設けているところもある。

　利用時の注意点としては、浴槽に入る前に身体をよく洗い、出るときもシャワーなどでよく身体を流す。温泉などでは湯温を確認し、高い場合には無理に入浴することは避ける。また、皮膚に傷がある場合なども、感染を避けるために控える。

　床が滑りやすく、浴室や脱衣所が広いために子どもも活発になるので、転倒・転落などに注意する。

第7節　衣生活

■1 子どもと衣服

　本章の第1節でも述べたが、子どもは自分で衣服の枚数を調節したりできないので、環境温にあわせて保育士等が衣服を調節してやる必要がある。また、自分で着脱ができるようになるころには、自分で衣服の調節ができるように習慣づけていくことも必要である。

　一般に、衣服の目的は、礼儀、装飾、からだの保護が主であり、子どもの場合には、外界の刺激からからだを保護することに重点をおいて考える。

　乳児期には、皮膚の構造が未熟であり、新陳代謝が活発であることなどから、保温性・吸湿性・通気性のよい素材で、からだを圧迫せず、自発運動を妨げないようなデザインの衣服を選ぶ。

　子どもの衣服は、発達段階にあわせて選ぶ。乳児期には、子どもを育てる人の世話によることになるので、着せやすいことも条件である。

　幼児期は、基本的日常生活行動としての衣服の着脱を獲得する時期であり、子どもの発達段階に適した課題を含むデザインなどが望ましい。また、事故につながる場合があるため、ひもやフードがついていないものを選ぶとよい。素材に関しては、保温性・吸湿性・通気性に加えて、頻回の洗濯に耐久性のあることなども考慮しなければならない。

　新生児期から乳児期前半は、木綿のメリヤス編みやガーゼ地のものなどがよい。環境温によって、短肌着・長肌着を組み合わせて着る。縫い目やひもが肌に直接触れないように、表に縫い目がくるように仕立ててあるものもある。血行障害を起こしやすいので、袖口や足首にはゴムを入れない。

　活動量が増してくる乳児期には、やはり木綿を主とした伸縮性のある素材のロンパースやスウェットスーツのようなものが適している。高価で華美なものである必要はないが、子どもらしいかわいい色・柄のものが望ましい。

　ひとり歩きをはじめるころには、足もとの動きを妨げないパンツタイプのものが、また、トイレットトレーニングがはじまるころにはパンツだけ汚れることが多いので、上下別々のものが便利である。

　３歳ごろになると、自分で衣服を着ようとするようになる。最初は、かぶって着られるトレーナーやスウェット地で緩いゴムのパンツなどが、子どもにとって着やすい。大きな前ボタンのある上着などで、ボタンかけの練習をはじめるのもよいだろう。

②子どもの寝具

　寝間着は、夜間の発汗や体動を考慮し、吸湿性・伸縮性に優れた木綿素材が望ましい。体動の多い年齢向けに、上着とパンツを止めるボタンがついたものもある。子どもは発汗量も多く、新陳代謝がさかんなので、肌着などは汚れたら交換し、衣服も毎日洗濯して、清潔なものを着せる。

　敷き布団またはマットレスは、睡眠中の窒息防止のため、あまりやわらかすぎず、適当な弾力がある硬めのものが望ましい。近くにガーゼ、タオルなどの鼻を覆うものを置かないようにする。

　敷き布団の上に、防水布やおむつパッドなどを敷く場合は、通気性が悪くなるので、必ずその上に吸湿性の高いシーツを敷くようにする。マットレスの場合は、マットレスパッドなどを敷くとよい。シーツ*33は、木綿のブロード地かタオル地がよく、こまめに洗濯し、清潔なものを敷くようにする。

　掛け布団は、一番下にはタオルケットなどの吸湿性のよいものを掛け、環境温によって綿毛布や薄く軽い布団などを組み合わせて調節する。枕は必要ないが、頭部にタオルを折って置き、こまめに取り替えるようにする。

　また、布団やマットレスは、こまめに日光に干す。

　ベッド*34を使用する場合は、柵つきのベビーベッドにし、ベッドから離れるときは必ず柵をあげるようにする。乗り越えや転落防止のために、柵の高さは敷き布団の上から600mm以上、縦格子の間隔は85mm以内で、柵は横段のないものにする。

③衣生活への援助

　子どもの衣生活は、乳児期から自分で着脱できるようになる幼児後期まで、発達段階によって子ども自身の自立度も変化していくので、援助もそれに応じた度合いで行う必要がある。

　衣服の着脱は、子どもの粗大運動・微細運動機能の発達、認知的発達、社会性

*33　繊維や織り方の工夫で、ダニの通過を困難にさせた防ダニシーツというものがある。気管支ぜん息やアトピー性皮膚炎などのアレルギー疾患でダニがアレルゲンである場合は、必要に応じてこのような防ダニシーツや防ダニ仕様の布団カバーを用いる方法もある。

*34　乳幼児用ベッドは、消費生活用製品安全法による基準をクリアしたものしか販売されないことになっている。とくに、乳幼児ベッドは不適切品が含まれていたため、特別特定製品とし、第三者機関による適合性検査を義務づけられている。これらの基準をクリアしたものには、S（Safety）マーク、あるいは、PSC（Product、Safety、Consumer）マークが付されている（Sマークは2003〈平成15〉年９月末までのもので、以降のものはPSCマークになっている）。

の発達などと関連し、その子どもの発達の状態にあわせて、具体的に、子どもが理解できるように教えていく必要がある。

1）乳児期（お座りができるまで）

更衣の際、あらかじめ衣服は袖を通して、重ねて組んでおく。袖を通すときは、たくしあげ・迎え袖（100ページ、図3−22参照）で行い、関節を無理に引っ張らないようにする。

2）乳児期（お座りができてから）

かぶりものが着せやすくなる。襟ぐりはボタンなどで開きやすくなっているものが、頭部を通しやすい。

このころから衣服に対する興味をもつようになるので、一つひとつの動作について、声をかけながら行うと意識づけになる。

3）幼児期

1歳半ごろには、自分で靴下・帽子などを引っ張って脱ぐようになり、2歳ごろには自分で衣服を脱ごうとするようになる。自分でしようとすることを励まし、できたときにはほめる。

3歳ごろには、自分で靴をはいたり、ボタンかけをしようとするようになる。ひとりででもはきやすい靴を選び、前開きのボタンのものを意図的に準備し、ボタンのかけ方などは具体的に教える。

それと同時に、脱いだ靴を揃えることや、脱いだ服を洗濯かごに入れたり、自分の着替えの置き場所から衣服を出してくることなどを教える。

4歳ごろには、自分で袖を通して、シャツの前後を間違えないで着られるようになる。

5歳ごろには、全部自分で脱ぎ着できるようになる。小学校入学までには自分で脱ぎ着ができるようになることが望ましい。

＜実習のための課題＞

1．子どもの健康を守るために必要な環境を整える保育のポイントを、発達段階ごとに整理してみましょう。

2．母乳育児を支援するうえで、保育士の役割を考えてみましょう。

3．6か月の子どもの1日の保育スケジュールを立案してみましょう。

4．「夜10時半ごろに就寝し、朝8時ごろ起床して、朝食は果物のみで登園してくる3歳児」を想定して、子どもと保護者への対応を考えてみましょう。

5．4月に、1歳0か月〜1歳11か月の子どもがいるクラスを担当したことを想定して、排泄の自立支援に関する年間計画を立ててみましょう。

6．6か月の子どもを想定して、人形を用いておむつ交換、沐浴、授乳を演習してみましょう。

【引用文献】

1）厚生労働省．「日本人の食事摂取基準（2020年版）」策定検討会報告書．2019.

2）厚生労働省．「日本人の食事摂取基準（2020年版）」策定検討会報告書．2019．2対象特性 2-2乳児・小児.

3）児童福祉施設における食事の提供ガイド―児童福祉施設における食事の提供及び栄養管理に関する研究会報告書― 厚生労働省雇用均等・児童家庭局保健課．平成22年3月．2010.

4）中埜拓．母乳 母乳成分の科学―糖質．周産期医学．2008；30（10）：1225-1229.

5）厚生科学研究：母乳中のダイオキシン類に関する調査結果．1999.
https://www.mhlw.go.jp/www1/houdou/1108/h0802-1_18.html
http://www.mhlw.go.jp/topics/0012/tp1228-1.html

6）日本小児科学会：新生児・乳児ビタミンK欠乏性出血症に対するビタミンK製剤投与の改訂ガイドライン（修正版）．2011.

7）Righard L, Alade MO. Effect of delivery room routines on success of first breast-feed. Lancet. 1990; 336: 1105-1107

8）WHO. Ten steps to successful breastfeeding (revised 2018). 2018. http://www.who/int/nutrition/bfhi/ten-steps/en/

9）厚生労働省．乳児用調製粉乳の安全な調乳、保存及び取扱いに関するガイドラインについて 平成19年6月4日．2007.

10）水野克己．母乳保存バッグでの長期冷凍保存に関する検討．Neonatal Care. 2017；30（2）：88-92.

11）河井昌彦. NICUナースのための必修知識 第4版. 京都：金芳堂 2016

12）大西聡，市場博幸．母乳の保存と解凍 適切な母乳の保存方法．周産期医学．2015；45（4）：455-458

13）授乳・離乳の支援ガイド．厚生労働省雇用均等・児童家庭局母子保健課．2019：40.

14）向井美恵．こどもの歯・口の健康と食べ方を育む 4．摂食機能の発達と食具．小児歯科臨床．2007；12（1）：59-63.

15）石井一実，千木良あき子ほか．手づかみ食べにおける手と口の協調の発達 その1：食物を手でつかみ口に運ぶまでの過程．障害者歯科．1998；19：24-32.

16）石井一実，千木良あき子ほか．手づかみ食べにおける手と口の協調の発達 その1：食物

をスプーンで口に運ぶまでの過程. 障害者歯科. 1998；19：56-57.

17) 田村文誉. 第4章 幼児期の食べ方の発達と乳歯の萌出. 幼児食懇談会編. 幼児食の基本. 東京：日本小児医事出版社 1998：41-61.

18) 伊与田治子, 足立己幸, 高橋悦二郎. 保育所給食の料理形態との関連からみた幼児における食具の持ち方および使い方の発達的変化. 小児保健研究. 1996；55（3）：410-425.

19) 酒井治子, 足立己幸. 幼児の箸を使って食べる行動の発達的変化パターンと構造. 小児保健研究. 2002；61（2）：297-307.

20) 伊与田治子, 足立己幸, 高橋悦二郎. 幼児における食具を使って食べる行動の発達と食物摂取との関係. 小児保健研究. 1995；54（6）：673-685.

21) 厚生労働省. 「食を通じた子どもの健全育成（－いわゆる「食育」の視点から－）のあり方に関する検討会」報告書 楽しく食べる子どもに～食からはじまる健やかガイド～. 日本児童福祉協会. 2004.

22) J.Bowlby. 二木武訳. 母と子のアタッチメント－心の安全基地. 東京：医歯薬出版 1993.

23) 板野美佐子, 花谷香津世, 奥山清子. 母親が見た幼児と祖父母の交流. 川崎医療福祉学会誌. 1996；6（1）：63-71.

24) 厚生労働省. 平成17年度乳幼児栄養調査. 2006.

25) 安部裕美, 築城友加子, 横井吉和. 子どもを持つ母親の食事のストレスとその要因について. チャイルドヘルス. 2005；8（11）：841-844.

26) 太田百合子. 幼児期の気になる食行動. 小児科臨床. 2004；57（12）：2497-2503.

27) 厚生労働省. 平成17年度乳幼児栄養調査. 2006.

28) 日本小児保健学会学校保健委員. 子どもの睡眠に関する提言. 2001.
http://www.jschild.or.jp/com/011112.html

29) 神山潤. 睡眠の生理と臨床. 東京：診断と治療社 2003.

30) 日本小児保健協会. 幼児健康度に関する継続的比較研究 平成22年度総括・分担研究報告書. 2011.

31) 金泉志保美ほか. 幼児を持つ親の子どもの健康管理の状況および認識について 第2報－A幼稚園およびB保育園の比較－. 上武大学看護学研究所紀要. 2003；1（1）：17-34.

32) 伊東和雄. 中村徳子. 保育預かり初期のストレスとSIDS危険因子の関係について. 小児保健研究. 2006；65（6）：836-839.

33) 北村聖ほか編. 臨床病態学 小児編. 東京：ヌーヴェルヒロカワ 2013.

34) 宮崎総一郎. 小児の閉塞型睡眠時無呼吸症候群. 小児看護. 2005；28（11）：1474-1478.

35) 久保田史郎, 佐野正敏. 乳幼児突然死症候群（SIDS）の新仮説と発生予防法－赤ちゃんの着せ過ぎに注意. メディカル朝日. 2001；30（7）：22-25.

36) 環境省. 紫外線保健指導マニュアル. 2008.
http://www.env.go.jp/chemi/uv/uv_pdf/full.pdf

37）町村純子監修．ベビーマッサージ．東京：東京法規出版　2007.

38）家森百合子ほか．別冊発達３．子どもの姿勢運動発達．東京：ミネルヴァ書房　1985：187-217.

39）渋谷紀子．斎藤恵美子．柄澤千登世．出生コホートによる乳幼児期早期の湿疹と感作およびアレルギー疾患発症についての検討．アレルギー62（12）：1598-1610．2013

【参考文献】

・Huber, C J. Documenting quality of parent-child interaction: Use of the NCAST Scales. Inf Young Children 1991：4（2）：63-75

・保育所における感染症対策ガイドライン　2018年版

・大平光子ほか編．母性看護学Ⅱ　マタニティサイクル．東京：南江堂　2012

・村本淳子，高橋真理編．ウィメンズヘルスナーシング　周産期ナーシング．東京：ヌーヴェルヒロカワ 2011

・大西聡，市場博幸．母乳の保存と解凍　適切な母乳の保存方法．周産期医学．2015；45（4）：455-458

・厚生労働省．日本人の食事摂取基準（2020年版）．2019.

・厚生労働統計協会編．国民衛生の動向・厚生の指標　増刊・第59巻第９号．東京：厚生労働統計協会　2012.

・白石正久．発達の扉（上）．京都：かもがわ出版　1994.

・田中秀朋．＜近年の育児環境の変化をふまえた育児相談＞皮膚のトラブルとスキンケア（日光浴も含めて）に関する相談．小児内科．2012：44（11）：1855-1859.

・野崎太希．胎児・小児期の放射線被曝．京都府立医科大学雑誌．2011；120（12）：931-940.

・水上尚典．原子力発電所事故が母児健康に及ぼす影響．母子保健情報　2011：64：90-97.

・厚生労働省．妊娠中の方，小さなお子さんをもつお母さんの放射線へのご心配にお答えします．〜水と空気と食べものの安心のために〜．　平成23年４月．2011.
http://www.mhlw.go.jp/

・二木武ほか編．小児の発達栄養行動．東京：医歯薬出版　1995.

・日本小児看護学会監修・編．小児看護事典．東京：へるす出版　2007.

・日本冒険遊び場づくり協会．「外遊び」の力を次の世代に．2009

・環境省．放射線による健康影響等に関する統一的な基礎資料．2016.
https://www.env.go.jp/chemi/rhm/h28

・環境省．除染情報サイト．2018．jyosen.env.go.jp

・宇理須厚雄・伊藤浩明監修．認定NPO法人アレルギーネットワーク編集．アレルギー大学テキスト　これだけでわかる食物アレルギー　ー基礎的な知識から専門的な対応までー．株式会社みらい．2016：53

・厚生労働省．保育所におけるアレルギーガイドライン2019年改訂版．2019

・経済産業省. その服、「カワイイ」だけで選んでませんか？. 2016.
http://www.meti.go.jp/policy/economy/hyojun/kijyun/kodomofuku.html

第 4 章

健康状態の把握と支援

<学習のポイント>

①子どもの健康観察の基本的な方法について理解しよう（第1節）。

②体調不良によって生じる症状の起こり方について理解し、基本的な対応方法について学習しよう（第2節）。

③一時的な病気にかかった子ども、慢性的な病気をもつ子どもや障害をもつ子どもなどに対する理解を深めよう（第3節）。

第1節　健康観察

1 健康観察の意義

　子どもは成長発達の途上にあることから、さまざまな身体機能が未熟である。したがって、身体の状態が急激に変化しやすいという特徴をもっている。また、ことばや認知能力も未熟であることから、自分の身体に起こっている症状などを的確に表現して伝えることができない。そのため、保育士等が観察を行うことは大変重要である。

2 一般状態の観察

1）機嫌・活気・表情

　子どもは、とくに年少であるほど、痛みやだるさなどの不快を、機嫌や活気の変化・啼泣などで表現する。健康な子どもは一般的に機嫌がよく、元気に動き回り、周囲の状況などによく反応し、表情豊かである。性格や環境への順応しやすさなどで個人差はあるが、普段のその子と比べて機嫌が悪い、活気がないなどの状態がみられる場合には、健康状態に何らかの不調が生じていることが考えられる。

2）啼泣

　ことばが十分に発達していない乳幼児は、空腹・排尿便による不快感・眠さなどの生理的欲求から、甘え、分離不安、苦痛や痛みなどのさまざまな訴えまでを、泣くことによって表現している。健康状態の異常による啼泣であるのかどうかを見分けるには、おむつ交換や授乳などで泣きやむか、抱いてあやすと泣きやむかなどを観察する。また、強い啼泣は痛み、かん高い泣き声は何らかの身体的異常の可能性がある。たとえば、激しい啼泣が続いた後、何ごともなかったように静かになることをくり返すような泣き方の場合、腸重積症*1 が疑われる。

3）食欲

　身体的に、あるいは精神的に何らかの不調がある場合に、食欲の低下がみられ

*1　腸管の一部が、その連続する部分の腸管の内側に陥入し、折り重なった状態となるために腸管の通過障害を起こすもので、主に生後3か月から2歳の子どもに発症する。症状として、間欠的な強い啼泣のほか、嘔吐・粘血便がみられるのが特徴である。

るため、食欲も一般状態の観察として大切である。食欲は、その子どもの普段と比べてどうかという視点で判断する。もともと小食の子どももいるので、普段の食欲や家庭でのようすを把握しておくことが必要である。

以下に、子どもの食欲に関する過不足についての判断例をあげる。

・その年齢の食事摂取基準*2と比較して明らかに摂取量の少ない子どももいるが、元気に活動し、体重増加していればその子どもにとってはその食事量で足りていると考える。

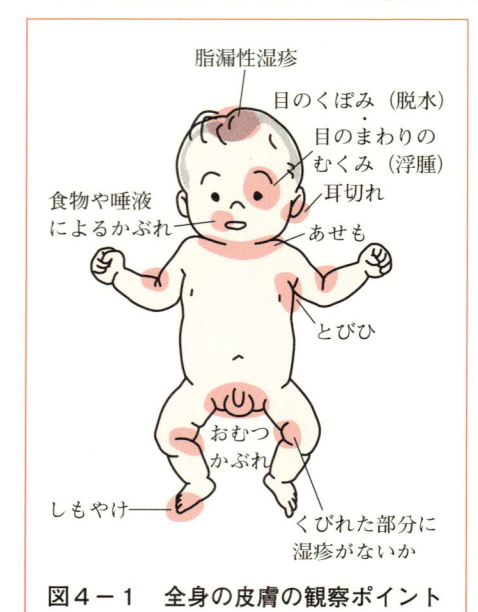

図4-1　全身の皮膚の観察ポイント

・食べムラは乳幼児期には普通のことである。

・暑さや疲労などで胃腸の働きが低下することによって食欲の低下がみられる場合もある。

4）皮膚（図4-1）

【色】赤み、黒ずみなどはないか、黄疸*3はないか。

【乾燥】ザラザラ、カサカサしていないか（乾燥した皮膚は、防御機構が低下している）。

【弾力】腹部の皮膚を指で押して戻る

＊2　健康な個人または集団を対象として、国民の健康の維持・増進、生活習慣病の予防を目的とし、エネルギーおよび各栄養素の摂取量の基準を示すものが「日本人の食事摂取基準」であり、厚生労働省によって5年ごとに改正されている。2020（令和2）年4月からは、「日本人の食事摂取基準（2020年版）」が使用される。

＊3　血液中のビリルビンの増加により、皮膚や眼球が黄色っぽく染まった状態をいう。多量の血球が壊れたり、肝臓に機能障害があったり、胆道が閉鎖していることなどが原因で起こる。

🌿 コラム4-1 乳幼児期によくみられる皮膚疾患

＜おむつかぶれ＞

尿や便が皮膚への刺激となって、おむつのあたっている部分に紅斑がみられる。悪化するとびらん*4を生じる。なかなか治らない場合には、真菌が感染している可能性もあるため、受診して抗真菌剤を処方してもらう。

＜伝染性膿痂疹（とびひ）＞

湿疹や虫刺されなどのちょっとした皮膚の傷に、黄色ブドウ球菌などが感染して生じる皮膚の感染症。高温多湿の時期によくみられる。赤いポツポツとした膿をもった発疹が徐々に拡がっていくものや、皮膚の一部が赤くなって膿をもち、皮がむけたようになり、次第に範囲が大きくなっていくものがある。ほかの子どもへ感染し、また、全身に拡がることがあるため、注意が必要。抗生剤の内服で軽快する。

＜伝染性軟属腫（水いぼ）＞

原因はポックスウイルスへの感染で、光沢のある1～2mm大の柔らかい丘疹が複数発生する。ほとんどは1年ほどで自然に消える。プールの水で感染することはないため、プールを禁止する必要はないが、肌と肌の直接の接触やタオルの共有は感染の機会となる[1]。

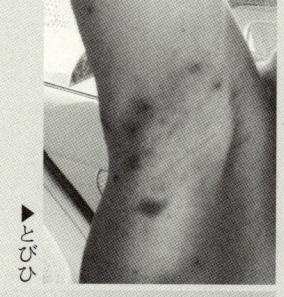
▶とびひ

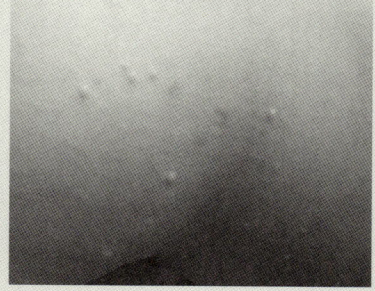
▲水いぼ

のに時間がかかる場合は、脱水が疑われる。

【むくみ（浮腫）】衣服の縫い目の跡などがついていないか（詳しくは、124ページ参照）。

【湿疹・発疹】赤いポツポツや皮膚の部分的な発赤、ジクジクしたところはないか。

＊4　皮膚は表皮と真皮から構成されているが、このうち表皮の部分が欠損した状態を「びらん」という。いわゆるただれた状態。

5）バイタルサイン

　バイタルサインとは、人が生きていることを示す兆候であり、一般的に体温・脈拍（心拍）・呼吸・血圧のことをさす。

（1）体温測定の意義と方法

　体温は、脳の視床下部にある体温調節中枢において、熱産生と熱放散の調節により恒常性が保たれている。子どもは新陳代謝がさかんなため一般に成人より体温が高く、腋窩・口腔温で37.5℃（直腸温で38℃）程度までが正常域と考えられている[2]（表4−1）。また、年少であるほど環境温による影響を受けやすい。

　体温の測定部位には、腋窩、口腔内、直腸および鼓膜が用いられる。また、体温計には、水銀計と電子体温計とがある。ここでは、電子体温計を用いて腋窩温を測定する方法と、耳式体温計を用いて鼓膜で測定する方法について説明する。

①腋窩温の測定

　電子体温計による腋窩での測定方法を、図4−2に示す。腋窩は、乾いたタオルなどで拭いてから測定する。

【予測値による測定】90秒程度でブザーが鳴り、測定結果の数値が示される体温計が多いが、この測定値は温度の上昇速度等から計算された予測値である。実測値との誤差は±0.2℃程度であり、通常はこの値を用いて問題はない。

【実測値による測定】正確に測定するためには、実測値を用いる。測定には5〜10分間を要する（体温計により異なる）。実測値が測定されるとマークが出る（あるいは消える）、第2のブザーが鳴るなど、体温計のメーカーや種類により設定が異なる。

②鼓膜による測定

　赤外線で鼓膜の温度を測定する方法である。耳たぶの上部をもって、耳を軽く後方に引っ張り、耳の穴をまっすぐにしてから、体温計の先端のプローブを耳の穴に挿入し、測定する。

表4−1　年齢別正常体温

	正常体温（℃）
新生児	36.7〜37.5
乳児	36.8〜37.3
幼児	36.6〜37.3
学童	36.5〜37.6

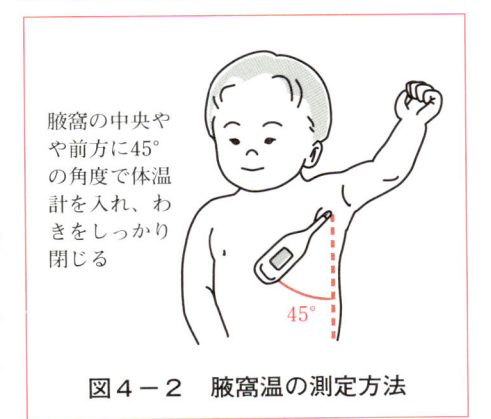

腋窩の中央やや前方に45°の角度で体温計を入れ、わきをしっかり閉じる

45°

図4−2　腋窩温の測定方法

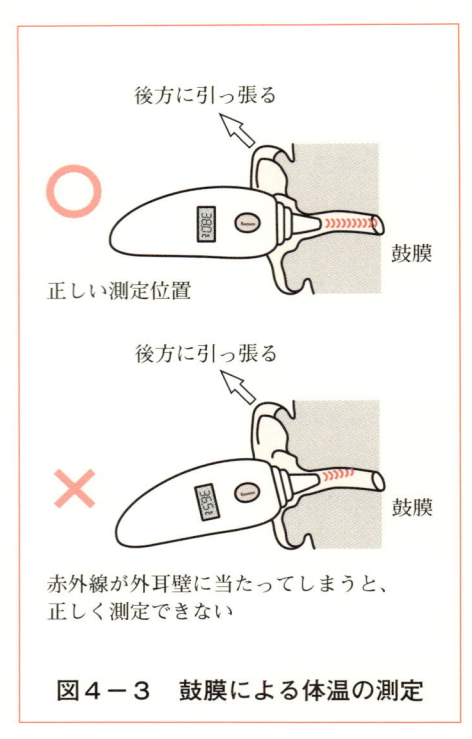

図4-3　鼓膜による体温の測定

（図中ラベル）
- 後方に引っ張る
- 鼓膜
- ○ 正しい測定位置
- 後方に引っ張る
- 鼓膜
- × 赤外線が外耳壁に当たってしまうと、正しく測定できない

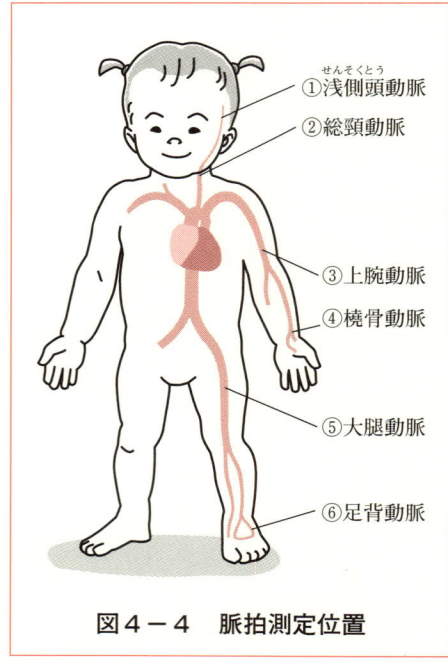

図4-4　脈拍測定位置

（図中ラベル）
- ①浅側頭動脈（せんそくとう）
- ②総頸動脈
- ③上腕動脈
- ④橈骨動脈
- ⑤大腿動脈
- ⑥足背動脈

測定時間は数秒程度と短時間で測定できるため、子どもへの負担が軽くて済むが、鼓膜に赤外線が当たるように正しい位置に体温計を挿入しなければ、正確な値を得ることができない（図4-3）。

（2）脈拍測定の意義と方法

心臓の拍動にともなって起こる動脈の圧の変化が脈拍である。動脈は基本的に身体の深部を走行しているが、体表に近いところを走行しているために、その拍動を感じることのできる部位で脈拍を測定することができる。脈拍の測定部位を図4-4に示す。一般的には橈骨動脈（とうこつ）（④）、総頸動脈（けい）（②）、足背動脈（はい）（そく）（⑥）を用いる。乳児では、橈骨動脈よりも上腕動脈（③）のほうが触知しやすいことがある。

脈拍は人さし指、なか指、薬指の3本の指で触れて測定する。測定者自身の拍動を触知してしまうことがあるため親指は使わない。子どもの脈拍は変動しやすいため、1分間測定することが原則である。また、啼泣時や運動後などは脈拍が増加するため、安静時に測定するようにする。

子どもでは、1回の拍動で心臓から押し出される血液の量が少なく、これを回数で補うため、成人よりも脈拍数が多い。また、発熱時には酸素消費量が増し、これを補うために脈拍数はさらに増加する。

年齢別の1分間の脈拍数を表4-2に示す。

（3）呼吸測定の意義と方法

呼吸運動によって空気が肺に達すると、肺胞という組織が酸素を取り込み、血液中の不要な二酸化炭素を排出する。これをガス交換という。乳幼児では肺胞の

数が少なく、1回の呼吸でのガス交換量が少ないため、成人よりも呼吸数が多い。

乳児の場合は腹式呼吸をしているため、腹部の上下運動を観察することにより呼吸数が測定できる。服の上からで分かりにくい場合には、腹部に軽く手を添えることで動きを触知する。

幼児の場合は、腹式呼吸から胸腹式呼吸へと移行するため、腹部や胸部の動きを観察する方法や、口や鼻から吐き出される息を感じて測定する方法などがある。呼吸数は、意図的に調節することが可能であるため、とくに、幼児期以降では、子どもに気づかれないようにさり気なく測定する。年齢別の1分間の呼吸数を表4−3に示す。

表4−2　年齢別の1分間脈拍数

	安静覚醒時	睡眠時
乳児前期	100〜220	80〜180
2歳ごろまで	80〜150	70〜120
2歳以降	70〜110	60〜100

表4−3　年齢別の1分間呼吸数

	呼吸数（回）
新生児	30〜80
乳児	20〜40
幼児	20〜30
学童	17〜22

6）意識の状態

子どもの意識の異常は、髄膜炎（ずいまく）などの感染症や、脱水症、けいれん時、頭部を強くぶつけて脳組織に何らかの損傷が生じた場合などにみられる。乳幼児の意識レベルの評価方法としては、成人用のものを小児用に改変した評価法が広く用いられている。あやすと笑うか、母親と視線が合うか、飲み物を見せると飲もうとするか（乳児では、乳首を見て欲しがるか）などを観察する。

3 身体各部の観察

1）頭部

（1）大きさ

頭の大きさが身長に占める割合は年齢とともに変化し、新生児では頭部が身長の約1/4を占め、2歳児で約1/5である（25ページ、図2−4参照）。年齢や身長に比して頭部が大きい場合には水頭症、小さい場合には小頭症などの異常が考えられる。

（2）大泉門

新生児では頭蓋骨相互の骨縫合が完成されていないため隙間があるが、そのうち前頭部のひし形の未閉鎖部分が大泉門とよばれる。生後数か月の間は頭囲の増大にともなって大泉門も増大するが、その後縮小し、1歳半ごろまでに閉鎖する（37ページ参照）。

大泉門が閉鎖していない年齢の子どもでは、健康状態のバロメーターとなる（図2−14、38ページ参照）。髄膜炎などにより脳圧が上昇すると大泉門は膨隆（ぼうりゅう）する。また、脱水を起こしているときには陥没する。

2）目

【視機能】 追視をしない、視線を合わせない、まぶしがらない、あるいは過度にまぶしがることなどがないか。目を細めて見ることや、上目使い、眼振[*5]がないか。

【斜視】 正面を見ているときの眼球の位置が偏っていないか。

【炎症[*6]】 結膜の充血および眼脂（めやに）の有無を観察する。とくに、流行性角結膜炎は非常に感染力が強く、角膜障害を起こすこともあるため、兆候の早期発見に努める必要がある。

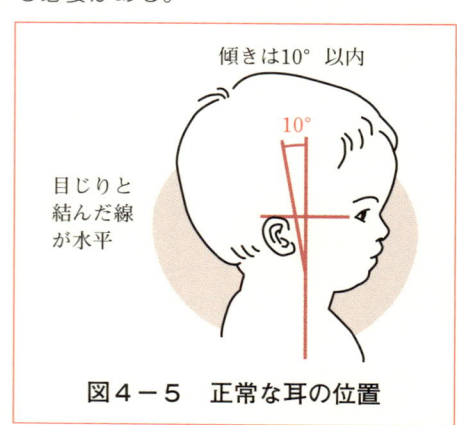

図4−5　正常な耳の位置

（傾きは10°以内）
（10°）
目じりと結んだ線が水平

3）耳

【外観】 耳介（じかい）[*7]の位置異常（位置が低い、傾きの異常）から、先天奇形や発達異常がわかる場合がある。耳介がそびえ立つようにみえる場合は、乳様突起炎（にゅうようとっきえん）（コラム4−2参照）が疑われる。正常な耳の位置を図4−5に示す。

【聴力】 乳児では大きな音などに驚かない、幼児では名前を呼ばれても振り向かない、テレビの音などを大きくし

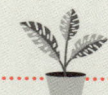 **コラム4-2** 子どもの中耳炎

「中耳」とは、鼓膜の内側の部分をいう。中耳は耳管で咽頭（いんとう）（のど）の奥とつながっているが、子どもは耳管の傾きが平坦に近いため、咽頭や鼻腔の細菌が容易に中耳に入りやすく、中耳の炎症を起こしやすい。

＜急性中耳炎＞

かぜなどにより、咽頭の細菌が中耳に拡がって感染を起こし、鼓膜が赤く腫れたり化膿したりする。発熱と耳痛が症状であるが、痛みを的確に表現できない年齢の子どもでは、発熱があり、不機嫌・耳を触るなどがみられれば、急性中耳炎が疑われる。鼓膜の一部が破れれば、耳漏がみられる。

まれに、急性中耳炎がなかなか治らずに、炎症が耳の後ろの骨（頭蓋骨の乳様突起とよばれる部分）にまで及ぶことがあり、発熱とともに耳の後ろが赤く腫れ、耳介がそびえ立つ。これを乳様突起炎（図4−6）といい、入院治療が必要となる。

＜滲出（しんしゅつ）性中耳炎＞

図4−6　乳様突起炎の耳介所見

感染性である急性中耳炎とは異なり、耳管の機能が悪いために鼓膜の内側に液体が貯まるものである。このため、鼓膜の動きが悪くなり、軽い難聴を起こす。発熱や痛みをともなわないため気づかれにくいが、放置すると治りにくくなり、難聴が進むこともある。そのため、ことばの遅れ、年齢不相応によく泣く、呼んでも振り返らない、テレビの音を大きくすることなどがないか、日常的に観察することが大切である。急性中耳炎から滲出性中耳炎に移行することもある。

て聞くことなどがないか、観察する。

【耳漏（耳だれ）】中耳炎による場合は、鼓膜の炎症によって鼓膜の内側に膿が貯まり、鼓膜の一部が自然に破れて膿が流れ出すことによってみられる。外耳炎・外耳湿疹による場合は、外耳道表面からの滲出液である。

4）鼻

鼻汁、鼻づまりの有無・程度・持続期間を観察する。乳児は口呼吸ができず鼻で呼吸をしており、鼻汁や鼻づまりにより呼吸困難となるため、呼吸状態にも注意する。鼻の横を押して痛がる場合には、副鼻腔炎の可能性がある。鼻出血をくり返す場合には、鼻をいじる癖がないかどうかも観察する。鼻汁に異臭がする場合には、異物挿入・侵入がないか注意して見る。

＊７ 外耳道（耳の穴）の入り口の周囲を取り囲んでいる凹凸のある部分全体、すなわち一般的に「みみ」と呼ばれている部分を「耳介」という。内部には耳介軟骨がある。

5）口腔・咽頭

・扁桃腺の肥大がないか。
・口内炎、鵞口瘡＊8 などの口腔内の炎症があるか。
　　※口腔内粘膜の白色の小斑点は麻疹の初期症状（コプリック斑）の可能性がある。
　　※イチゴ舌…舌の表面にある細かい隆起（舌乳頭という）が赤く腫脹し、イチゴの表面のようになる。猩紅熱、川崎病（147ページ参照）などでみられる。
・舌小帯（舌の裏側と下の歯茎の内側とをつなぐ靱帯）が短いと哺乳や発語に影響することがあり、治療を要することがある。
・上唇小帯（上口唇の内側と上の歯茎の内側とをつなぐ靱帯）が太いと中切歯（前歯）の間に隙間ができ、歯列に影響する（とくに、永久歯への生えかわり時期）ため、歯科受診が必要なことがある。

＊8 カンジダ・アルビカンスによる感染症で、舌や頬の内側の粘膜、歯肉などに、苔のような白い斑点が現れる。一見、ミルク粕のようにみえるため、柔らかいガーゼ等で拭き取ってみて確認するとよい。鵞口瘡の場合は、拭き取れない。

6）胸部

（1）胸郭

胸郭の断面は、成人では前後径よりも左右径のほうが長く楕円形であるが、5歳ごろまでの子どもでは円形である。

【漏斗胸】胸の中央が漏斗のように凹んでいる（図４−７）。呼吸機能に影響があるため、手術を要する場合が多い。

【樽型胸】漏斗胸とは逆に、胸が出っ張って、樽のような形をしている。重度の喘息児などにみられる。

（2）呼吸

乳児は腹式呼吸、2歳ごろから胸腹式呼吸となり、学童期に徐々に胸式呼

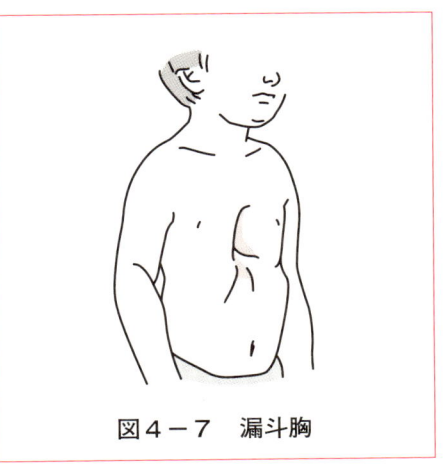

図４−７　漏斗胸

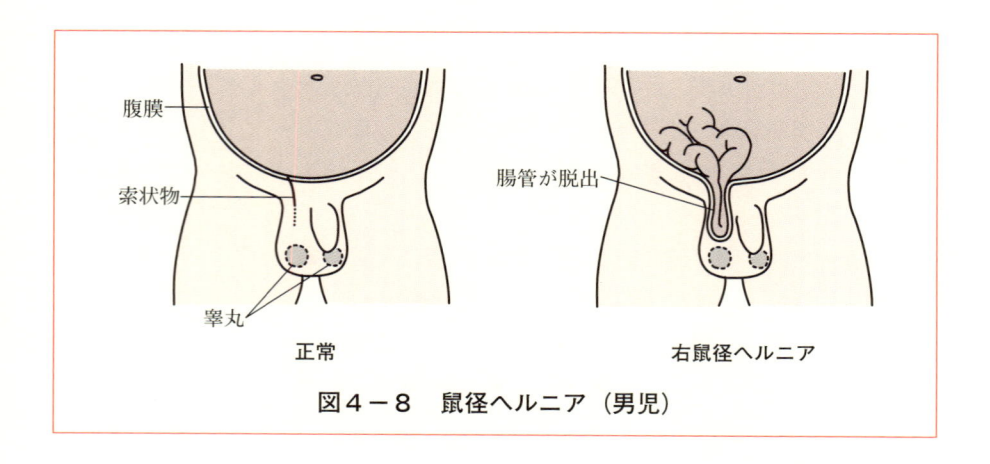

図4−8　鼠径ヘルニア（男児）

正常　　　　　　　　右鼠径ヘルニア

腹膜

索状物

腸管が脱出

睾丸

吸に移行する。

7）腹部

　腹部が硬く張っている場合は、ガスや便の貯留が考えられる。

【臍ヘルニア】出生後、不要となった臍（へそ）の内側の血管が消失すると、へその部分の筋膜が閉じるが、これが閉じずに穴となって残っていると、へその内部へ腸管が脱出して膨らみ、いわゆる「出べそ」のようになる。この状態を臍ヘルニアという。1〜2歳ごろまでに自然閉鎖する場合も多い。

【鼠径ヘルニア】腹部内臓は腹膜で包まれている。胎児期に性器が発生する過程で鼠径部（太腿のつけ根前面）の腹膜に袋状の部分ができ、これはのちに自然に閉じることが多い。しかし、出生後も閉じずに残っていると、袋の中に腸管が脱出して鼠径部に膨らみがみられる（男児では、陰嚢が膨らむ。図4−8）。主に、泣いて腹圧がかかったときや、夕刻に膨らむ。手術を要する場合が多い。膨らみの部分が硬く、緊張して痛み（不機嫌、啼泣）や嘔吐をともなう場合はヘルニア嵌頓[*9]が考えられ、血行障害を起こすため緊急に受診が必要となる。

8）四肢

・体格に比した四肢のバランス、左右差をみる。

・上肢がわきから離れるか、肩がすくんでいないか。

・O脚、X脚の有無をみる（2歳ごろまでは生理的O脚[*10]、3〜6歳ごろまでは生理的X脚[*10]を示す[3])）。

9）性器

・大きさの異常や左右差がないか。

・男児では、尿道口の位置異常があり、立って排尿すると尿線が弧を描かずに足に伝ってしまうような場合は、尿道下裂の疑いがある。

・分泌物は、乳幼児では通常みられないか、または透明でごく少量である。分泌物や外陰部の発赤がみられる場合は、感染や虐待が疑われる。とくに、においの強い分泌物や白い粕のような分泌物は、感染症の徴候と考えられる。

＊9　脱出した腸管がもとに戻らなくなった状態のこと。

＊10　新生児期から2歳ごろまでは、膝は生理的に内反しておりO脚を示すが、歩行開始後より徐々に外反していき、6歳ごろまでは、逆に生理的にX脚となる。以降は成人の形態に近づく。このような変化は、臥位→立位→歩行という子どもの運動発達過程が下肢に及ぼす影響によるものとされている。O脚、X脚の程度が年齢相応以上である、疼痛（ずきずきするような痛み）や機能障害がある、進行性である、などの場合には、くる病や腫瘍などの疾患が疑われる。両足を揃えて立ったときに、両膝関節の間隔が5cm以上（O脚）、両足関節の間隔が8cm以上（X脚）の場合は、異常とされている。

4 虐待の早期発見

近年、全国の児童相談所に寄せられる児童虐待に関する相談件数は、増加の一途をたどっている[4]。2000（平成12）年に制定された「児童虐待の防止等に関する法律」第5条では、児童福祉施設の職員等は児童虐待を発見しやすい立場にあることを自覚し、児童虐待の早期発見に努めなければならないとされている。子どもの身体に不自然な外傷やあざがみられたり、身体の清潔が保たれていないなどの場合には、子どもや家族の状態などを観察し、情報収集するように努める。

内出血や切り傷などが、新しくできたものから古いものまで混在して存在するような場合には、身体的虐待の可能性がある。また、身体の清潔保持が不十分、衣服の汚れが目立つ、食べ物に異常に執着するなどの場合は、適切な養育を受けられていないネグレクトの可能性がある。ネグレクトの場合、親にも子ども自身にも自覚がないことが多いため、保育士等による観察は重要である。

虐待がある場合、子どもにも親にも、以下のような不自然なところがあることが多い。

【子どもの不自然さ】

・不自然な外傷やあざ（腹部や太ももの内側など外から見えにくい場所にある、新旧の外傷の混在、境界線の明瞭なやけど、など）。
・子ども自身の説明が不自然（つじつまが合わない、隠そうとする、など）。
・落ち着きがない、乱暴、過剰に甘える、おとなの顔色をうかがう、おどおどする、など。

【親の不自然さ】

・ケガの状況と親の説明が一致しない。
・子どもへのかかわり方が不自然（抱こうとしない、さわろうとしない、視線を合わせない、子どもの扱い方がぎこちない、あるいは乱暴、不適切な要求を子どもにする、など）。

第2節　一般的な症状に対する看護

1 体調不良の子どものケア

「体調不良」とは、何らかの原因によって身体の機能の一部に狂いが生じ、普段のような活発さや豊かな表情がみられなくなった状態である。子どもの体調不良は、ウイルス感染が原因となる場合が多いが、睡眠をはじめとする生活リズムの乱れによっても生じる。

以下に、子どもによくみられる症状と対応について述べる。

1）不機嫌・啼泣

本章第1節でも述べたように、ことばでの表現が十分にはできない子どもは、

とくに年少であるほど、痛みやだるさ、苦しさなどを、不機嫌や啼泣で表現する。そういう意味で、子どもにとっては不機嫌や啼泣も身体症状のひとつであると考えることができる。

　対応としては、まずは泣いている原因をとらえること、そして、その原因を除去することである。乳児が口唇を動かしながら泣いているときは空腹が原因だと考えられ、授乳すればすぐに泣きやむ。また、甘えで泣いている場合には、抱っこをすると泣きやむことが多い。しかし、抱っこ、おむつ交換、授乳などをしても泣きやまない場合（あるいは、授乳をすると泣きやみ飲みはじめるが、しばらくするとまた泣き出すという場合もある）には、身体に何らかの不快が生じていると考えて、観察をする必要がある。具体的には、抱く姿勢による啼泣の変化、触れると泣き方が強くなる部位がないか、発赤、腫脹（しゅちょう）、熱感がないか、などを観察する。暑さ・寒さ、不安なども啼泣の原因となる。

２）発熱

　人のからだは熱産生と熱放散とによって、体温の恒常性を保っている（図４－９－①）。体温の上昇には、大きく分けて２つの場合がある。「発熱」は、ウイルスなどの刺激により体温調節中枢の設定温度が上昇するために起こる（図４－９－②）。一方、熱放散に何らかの障害が生じて熱産生のほうが過剰となった状態が「うつ熱」である（図４－９－③）。子どもは体温調節機能が未熟であり、外気温などの環境の影響を受けやすいため、うつ熱となる場合がある[*11]。あるいは、入園して間もない場合など、環境の変化や心理的ストレスにより発熱するという場合もある。また、子どもは新陳代謝が活発なため、成人と比べて平熱は高く、37.5℃程度までが平熱とされている（111ページ、表４－１参照）。発熱であるかどうかの判断は、平熱と比較する必要があるため、個々の子どものおおよその平熱を把握しておくことが大切である。

　生後３～４か月ごろまでの子どもには、母体免疫（受動免疫）といって、胎盤や母乳を通して母親からもらった免疫があるため、ウイルスなどによる感染症にはかかりにくいが、生後５～６か月ごろからはこの母体免疫がなくなるため、かぜをはじめとする感染症にかかりやすくなり、発熱する機会が増えてくる。この

＊11　発熱時、特に熱が上昇する際には手足の末梢が冷たいのに対して、うつ熱の場合は手足も温かく、身体全体が熱くなる。また、身体が熱産生を抑える方向に働くため、ウトウトしたりする。うつ熱が疑われたら、風通しのよい涼しい環境におき、首筋などを冷やすようにする。

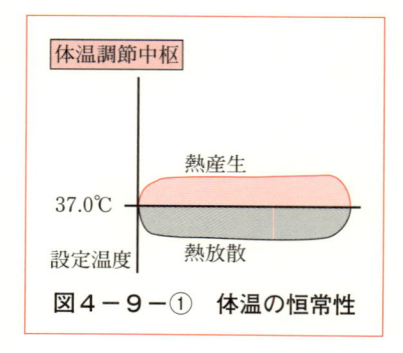

図４－９－①　体温の恒常性

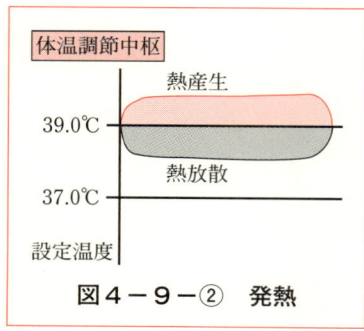

図４－９－②　発熱

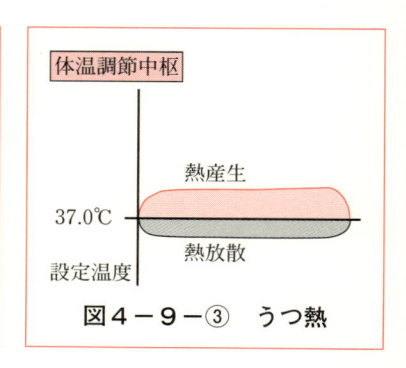

図４－９－③　うつ熱

時期からは、感染症にかかることによって徐々に自動免疫（能動免疫）を獲得していく（獲得免疫）。また、上記のことから、生後４か月未満の子どもが発熱した場合には、一般的なウイルス感染以外の原因が疑われるため、受診させる必要がある。

（１）観察するポイント

・体温

・機嫌、活気、食欲

・そのほかの症状：咳、嘔吐、下痢など。とくに、発疹がないか。

・脱水の兆候がないか：尿量、皮膚の弾力性、口腔内の湿り気、乳児であれば大泉門が陥没していないか。

（２）発熱に対する一般的な対応

①水分補給

こまめに（できれば30分おきぐらいに）水分を補給する。与える水分の量は年齢によって異なるが、嘔気、嘔吐がなければ、１回に30〜100cc程度を目安とする。１日の生理的な水分必要量については、第２章の表2-2（29ページ）に示した通りである。熱が高いときには不感蒸泄が増えて脱水を起こしやすくなるため、水分必要量はさらに増える。

②安静

発熱時には体力を消耗するため、できるだけ安静に遊べるように工夫する。無理に寝かせる必要はないが、布団に横になって読み聞かせをするなどの方法もある。また、しばらく安静に遊んで満足したあとで、布団に誘ってみると眠ってしまう子どももいる。子どものようすをよく観察し、元気がない、顔色がよくないなどの場合は、早めに寝かせるとよい。

③無理のない解熱をはかる

ａ）環境整備

・適切な温度、湿度。

・熱の放散を妨げないよう、衣服や掛け物は薄めにする。ただし、悪寒*12があるときには保温する。

ｂ）冷罨法

水枕（乳児）や氷枕・市販の冷却枕（幼児）、氷嚢などを用いる方法があるが、子どもが嫌がるときには無理に冷やす必要はない（132ページを参照）。

ｃ）解熱薬の使用について

発熱は、ウイルスなどの影響による身体の変化に生体が適応しようとしている反応である。そのため、むやみに解熱薬で体温を下げることは好ましくない。高熱でぐったりしていたり、熟睡できないような場合には、医師の指示に基づいて解熱薬を使用するが、体温の急激な下降は身体に負担がかかるため、与薬後には十分な観察を行う。

*12 急激な体温上昇時にみられる症状で、寒気がして震えや立毛（鳥肌）が起こる。

なお、原則として一般の保育所・幼稚園等においては、解熱薬の与薬は行わない。

（3）保育所等における子どもの発熱時の判断と対応について

　通常、38.0℃以上の発熱がある場合は、感染症の可能性が高く、周囲への感染の可能性が高まると同時に、子ども本人の体力的負担も増すため、保育所等での保育を続けることは望ましくない。しかし、中には平熱の高い子どもや、体温調整が未熟で外気温の変化により容易に体温が上昇してしまう子どももみられ、環境の変化やストレスにより発熱するという場合もある。したがって、発熱がみられた場合には、発熱以外の身体の状態（機嫌、かぜ症状、食欲、元気があるか、など）を観察し、子どもの年齢、体質などとあわせて総合的に判断する必要がある。

　参考として、保育所等における発熱時の判断と対応の流れを図４−10に示した。

３）腹痛

　腹痛はさまざまな原因で起こり得る。虫垂炎や腸重積症など、何らかの腹部の病変によるものから、下痢など腸の動きの亢進、腹部にたまったガスの移動による刺激、また、心理的ストレスなどが痛みとなって表現されることもある。とく

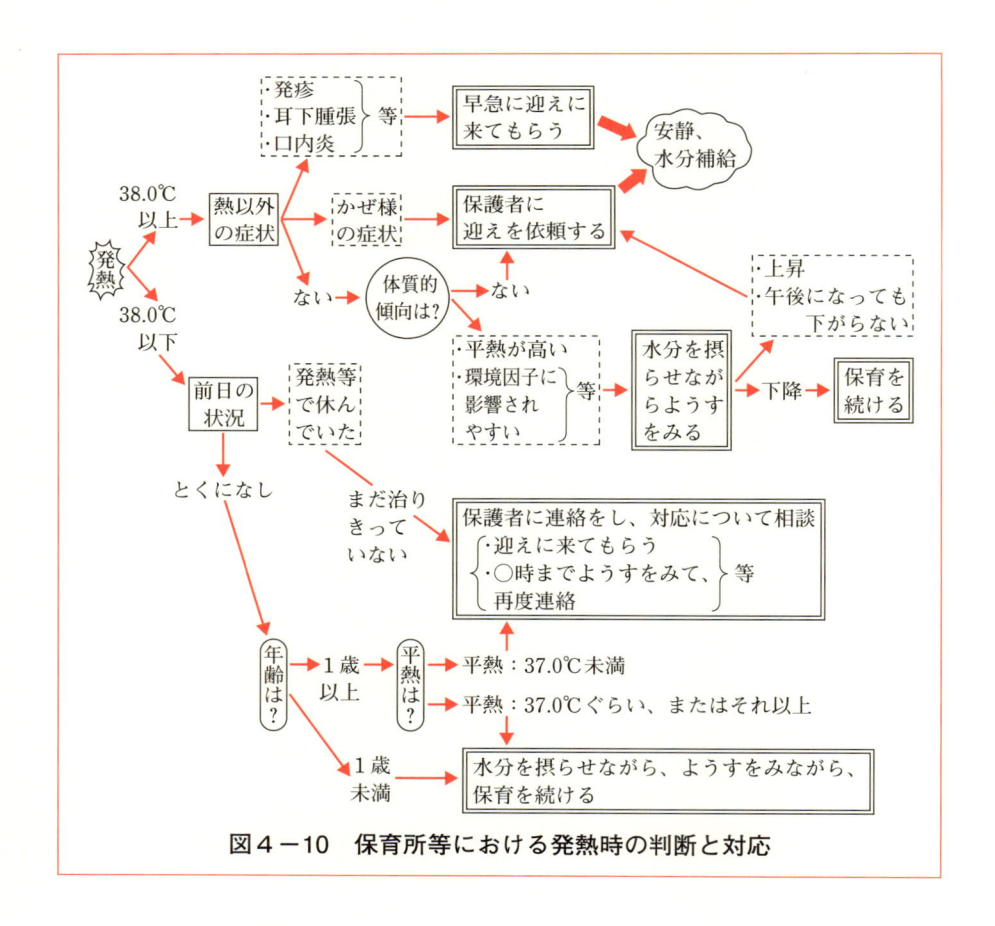

図４−10　保育所等における発熱時の判断と対応

に、年少の子どもの場合は、痛み自体をうまく表現できないことが多いため、いつもより元気がない、動かない、機嫌が悪いといったようすがみられたら、痛みの存在も念頭において観察をすることが必要である。また、ことばが未熟な子どもたちは、からだのどこが痛くても「ぽんぽんいたい」と表現したり、痒みやだるさなどもすべて「いたい」と表現することもある。

（1）観察するポイント

・腹部の張りや緊張があるか。

・痛みの部位：指腹で軽く押して痛がる場所を探す。

・痛みの程度：子どもはことばでの訴えが的確にできなかったり、逆に、大げさに訴えたりするなど、痛みの程度を把握することがむずかしい。以下の点を観察することは、痛みの程度を判断するのに役立つ。

　①生理的反応：脈が速い、顔色が青ざめている、冷汗。

　②表情：歯を食いしばる、下唇をかむ、眉間にしわをよせる。

　③自分であてはまる絵を選ぶフェイススケール（図4－11）も活用されているが、7歳未満では、このスケールのみで痛みを判断することはむずかしい。

（2）腹痛に対する一般的な対応

・安静にし子どもに楽な姿勢をとらせ、嫌がらなければ腹部や背部を軽くさする。

・便意を痛みとして訴える場合があるため、トイレに座らせてみる。

・温めることで痛みが緩和する場合があるが、虫垂炎などの炎症による腹痛の場合は悪化させることがあるため、原因が分からない場合には控える。

・排便があった場合は、便の性状を確認する。

・痛みが激しい場合には、受診が必要。

4）下痢

（1）観察するポイント

・便の性状（水様、泥状、カス状、不消化など）や色、血液混入の有無。

　※白色～灰白色の水様便は、ロタウイルスによる乳幼児下痢症が疑われる。血液の混ざった下痢便では、腸管出血性大腸菌O157:H7やカンピロバクター（食中毒の原因菌であり、菌に汚染された鶏肉などにより感染する）などに

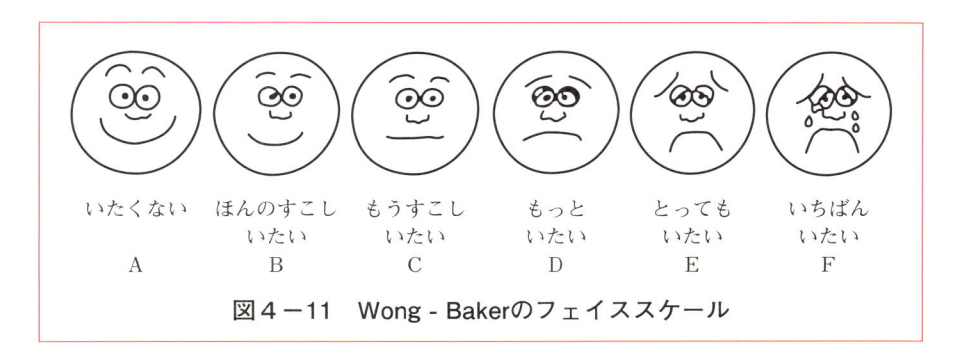

いたくない	ほんのすこし いたい	もうすこし いたい	もっと いたい	とっても いたい	いちばん いたい
A	B	C	D	E	F

図4－11　Wong - Bakerのフェイススケール

よる腸管感染症が疑われる。いずれも、便の回数が多く、脱水に陥る恐れが

　　あるため、早急に医療機関を受診させることが望ましい。

・便のにおい。

　※酸っぱいにおい：ウィルス感染による下痢の場合、酸臭がすることがある。

　　なお、母乳栄養児では、便が酸性となるため、健康なときでも便は酸臭がす

　　る。

　※生臭いにおい：細菌感染による下痢では生臭いにおいとなる。

　※鉄分のにおい：便に血液が混入していることが考えられる。

・便の量、回数。

・そのほかの症状：発熱、嘔吐、腹痛など。

・脱水の兆候がないか（127ページ参照）。

・お尻が赤くなっていたり、ただれていないか。

（2）下痢に対する一般的な対応

①水分の補給

　下痢によって体液を喪失するため水分を補給するが、一度に多く与えない。年齢や体格にもよるが、1回に30〜100cc程度で、30分おきぐらいを目安とする。

②消化のよいものを与える

a）乳児

　母乳は普通に与えてよい。ミルクの場合は、1回量を少なめにする。なお、以前は下痢をしているときにはミルクの濃度を薄めて与えることが勧められていたが、現在では、薄める必要はないとの見解が示されている[5]。離乳食は、ひとつ前の段階に戻す。

b）幼児

【水様便のとき】

・スープなど、水分が中心となるもの。

・やわらかく調理した炭水化物のみ。

【泥状便のとき】

・炭水化物を中心に、やわらかく調理した野菜などを加える。

・その他、りんご、豆腐などの消化のよい食品。

【下痢のときに避ける食品】

　脂肪類、肉類、牛乳・乳製品、繊維の多い野菜、柑橘類、海藻類、きのこ類は避けるようにする。

③お尻が赤い、ただれているなどの場合

　おむつ交換のたびにぬるま湯で洗い流すことが望ましい。その際、こすらずに流すようにする。不要なおむつなどを敷き、きれいに洗った洗剤の空容器やペットボトルの蓋に穴をあけたものなどを用いると、シャワーの要領で洗い流すことができる。

④感染予防

　ほかへの感染の拡がりを防ぐため、排便のおむつなどの処理をする際には使い捨て手袋を着用する。使用済みの手袋は、ビニール袋などに密閉して廃棄する。便の処理をした後には、石けんで30秒以上の手洗いをする（コラム５−５、177ページを参照）。

５）便秘

　便秘の原因は、腸の疾患などによるものと、体質、食習慣、生活習慣によるもの、それらが組み合わさったものなど、さまざまである。排便と活動とは密接に関係しており、排便のリズムが整っていると、日中元気に活動ができる。また、便秘が続くと裂肛（切れ痔）を起こすことも多く、便秘はできるだけ予防したい。

　便秘や不規則な排便が気になる場合には、保護者に、まず排便日誌をつけることを勧めてみる。そうすることで、排便の状況を客観的に知ることができる。体質的に便秘になりやすい子どももいるが、先天的な腸の疾患などの場合もあるため（155ページ、「先天性消化器疾患」の項を参照）、心配な場合は記録をした排便日誌を持って、小児科を受診することを勧めるとよい。体質によるものである場合には、緩やかに効く緩下剤が処方されることもある。

　腹部が張って苦しいようなときには、腹部を温めたり、大腸の走行に沿ってマッサージを行う。なお、便秘を予防する基本的な事項を、表４−４にあげる。

６）嘔吐

（１）観察するポイント

・嘔吐の回数と量。
・吐物の性状：食物残渣、唾液様、胃液様（黄色）、胆汁様（緑色）、血液混入の有無。
・その他の症状：・咳（子どもは胃腸の炎症でなく、咳にともなって嘔吐することもある）
　　　　　　　　・下痢（感染性の嘔吐下痢症の場合が多い。脱水に注意する）
　　　　　　　　・便秘
　　　　　　　　・頭痛、項部硬直*13（髄膜炎など、脳圧が変化することによる嘔吐）
　　　　　　　　・発熱（脱水の症状としての発熱に注意）

*13 首の筋肉の異常緊張により、首の前屈が制限されている状態で、髄膜炎などによって髄膜が刺激を受けたときに現れる症状。

表４−４　便秘を予防する基本的な事項

・水分を多めに摂らせる
・繊維質の豊富な食事が摂れるようにする（野菜とくに根菜類、きのこ類、米飯、海草など）
・毎朝の排便習慣を整える（たとえ排便がなくともトイレには毎朝座る習慣をつける）

（2）嘔吐に対する一般的な対応

・原因によって異なるため、原因をみきわめる。

【胃腸の炎症による嘔吐の場合】

①1時間程度は何も与えずに、ようすをみる。その間に何度も吐く場合や、胃液様・胆汁様の嘔吐をしている場合には、受診が必要である。

②1時間ほどしたら、水分を少量（15〜30cc程度）ずつ、何回かにわけて与えてみる。乳幼児用イオン飲料（コラム4−5、128ページを参照）などを用いるとよい。それで嘔吐する場合には、やはり受診をすすめる。

③水分摂取ができれば、食欲に応じて消化のよい食事を与える。

7）咳嗽（がいそう）・喘鳴（ぜいめい）

咳嗽（咳）は、外部からの刺激に対する反射運動であり、痰などの気道内の異物を体外に出そうとする働きをもっている。

一方、喘鳴は、気道が狭くなっていたり、痰などが溜まっているために生じる、正常ではない呼吸音である。

（1）観察するポイント

①咳の種類と程度

・乾性（コンコンと乾いた咳）、湿性（痰がらみ）、犬吠様（けんばい（ぼう））*14、けいれん様。

・ときどき出るのか、頻繁に出るのか、たて続けに出るのか。

②喘鳴の種類と程度

・息を吐くときに出るのか、吸うときに出るのか。

・高音（ヒューヒュー）か、低音（ゼーゼー、ゼロゼロ）か。

③呼吸困難はないか

・鼻をヒクヒクさせる。

・息を吸うたびに肩が上がる。

・喉がへこむ。

　　※午睡に入るときに咳が多くなる場合があるが、これは体温の変化によるもので、あまり心配はない。

（2）咳嗽・喘鳴に対する一般的な対応

・水分をこまめに与える（痰が出やすくなる）。

・空気が乾燥していれば、加湿器を用いる。

・安静にさせる。

・横になると息苦しさを訴える場合には、上半身を高くする。

（3）医療機関への受診が必要な状態とは

①喘息発作が疑われる場合

・ゼイゼイ、ヒューヒューという音が、息を吐くときに聞こえる。

・息を吸うときに、のどぼとけのあたりがへこむ。

*14　犬吠様の咳とは「ケンケンケン…」というような、犬が吠えるような甲高い咳のことで、急性喉頭炎のときにみられる。

②急性喉頭炎（クループ）が疑われる場合

・グウグウというイビキに似た喘鳴がある。

・犬吠様の咳をする。ひどくなると呼吸困難をともなう。

・38.0℃前後の発熱をともなうことが多い。

③気管支炎、肺炎などが疑われる場合

・発熱をともなう喘鳴がある。

8）けいれん

けいれんとは、中枢神経系の何らかの異常により発作的に生じる筋肉の収縮のことをさす。乳幼児のけいれんは、ほとんどが急な発熱にともなう「熱性けいれん」であり、この場合、けいれんは数分でおさまり、予後も良好である。

けいれんは、通常、一定時間が経過すればおさまること、慌てて揺さぶったりすると舌を噛むなどの危険を招くこと、てんかんや髄膜炎などを見分けるためにはけいれんの状態の観察が必要であることなどから、けいれんが起きたときには、慌てずに落ち着いて、むしろ、けいれんの状態をきちんと観察することが大切である。

（1）観察するポイント

・持続時間

・部位（全身がけいれんしているのか、手や足など体の一部か）

・左右差（片側だけのけいれんか、両側か）

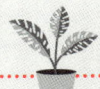 **コラム4-3** 熱性けいれん

熱性けいれんとは、通常、38℃以上の発熱にともなって乳幼児に生じるけいれんで、体温の急激な上昇時に起きる。6か月～6歳の子どもにみられ、とくに1～2歳児に多い。日本では、7～10％の子どもにみられると報告されている[6]。

＜熱性けいれんの特徴＞
・持続時間は数分、長くても15分以内
・全身性のけいれん
・左右対称のけいれん
・眼球は中央または上方に固定

＜熱性けいれんの既往のある子どもが発熱したら＞

熱性けいれんを起こしたことのある子どもの過半数は、生涯を通じて1回しか発作を起こさないが、30％前後に再発がみられている。再発の要注意因子が考えられる子どもには、けいれん予防の座薬が処方されている場合が多く、このような子どもが発熱したときには、けいれん予防のために、迅速に保護者へ連絡をする必要がある。同時に、わきの下（可能なら鼠径部も）を冷やすことで、体温上昇を抑えるようにする。氷嚢あるいはビニール袋に氷水を入れ、ガーゼやハンカチなどで包み、不要になったストッキングのような物に入れて結ぶと固定できる。わきの下や鼠径部は、大きな血管が体表面近くにあるため、からだ全体の温度上昇を抑えることが期待できる。

・眼球の位置

・意識状態

・けいれん後の回復状態（眠ってしまった、吐いた、意識が戻った、など）

（2）けいれんに対する一般的な対応

・顔を横に向ける（吐いた物などが気管に入るのを防ぐ）。

・口の中に食物がある場合は掻き出す（口の中を傷つけたり、逆に食物を押し込んでしまいそうな場合には無理をしない）。

・医療機関を受診する。

　①10分以上続いた場合には、救急車を要請する。

　②10分以内におさまった場合は、落ち着いてから、念のために受診する。

9）発疹

　発疹には、以下のようなさまざまな原因があり、形状も多様である。

・ウイルス感染などによるもの。

・汗疹（あせも）、接触性皮膚炎（例：おむつかぶれ）など、皮膚の炎症によるもの。

・じんま疹、アトピー性皮膚炎など、アレルギーによるもの。

（1）発疹に対する一般的な対応

①感染性の疾患（とびひを含む）が疑われる場合

　受診をさせ、医師の指示に従う。

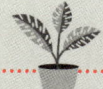 **コラム4-4** 発疹をともなう感染症疾患

＜麻疹（はしか）＞

　発熱し、一度下がってから再び熱が上昇して、発疹が出現する。細かい発赤疹で、顔面→体幹→四肢へと拡がる。

＜風疹＞

　発熱と同時に発疹が出る（ただし、発熱がない場合もある）。発疹は麻疹によく似ており、24時間以内に全身に拡がる。

＜水痘（水ぼうそう）＞

　紅斑→丘疹→水疱→痂皮と経過する。発疹は徐々に出てくるため、出たばかりの紅斑から痂皮化したものまで、種々の時期の発疹が混在するのが特徴。

＜突発性発疹＞

　高熱の後、解熱とともに細かい発赤疹が出現する。乳児期〜2歳に好発し、生後初めての高熱という場合が多い。

＜伝染性紅斑（りんご病）＞

　頬、肩から上腕、および大腿部外側にレース状の淡い紅斑ができる。発疹出現時には、すでに感染性は消失している。

＜手足口病＞

　手のひら、足の裏、口腔内、臀部に、1〜5mm大の水疱性発疹ができる。

②汗疹

　基本的には、こまめに汗を拭く、着替える、シャワーで汗を流すようにする。通気性のよい涼しい環境におくことで改善する。痒みや赤みが強い場合には、受診をすすめる。

③アトピー性皮膚炎

　アトピー性皮膚炎が疑われる場合には、受診を勧める。

　日常のケアとしては、スキンケアが大切である。発汗・乾燥・細菌は悪化の原因であり、清潔と保湿がスキンケアの基本となる。本章「第３節　特別な配慮を必要とする子どもの理解」のなかの「❸慢性疾患児」５）（２）（151ページ）を参照。

④じんま疹

　数時間で消失するものから慢性的にくり返すものまで、さまざまであるが、痒みが強かったり、持続する場合には受診をすすめる。症状のある部分を冷やすことで痒みを和らげることができる。

10）チアノーゼ

　チアノーゼとは、皮膚や粘膜が青紫色にみえる状態をいう。指先や耳など、末梢だけのチアノーゼは、寒冷刺激で末梢の血管が収縮した場合などにみられるが、全身に現れるチアノーゼは、呼吸障害などにより血液内に酸素が不足していることが原因である場合が多い。したがって、先天性心疾患などの一部を除き、チアノーゼは重篤な状態であることを示しており、緊急に受診が必要な場合が多い。対応の基本は、以下の通りである。

・安静：酸素消費量をできるだけ少なくするよう安静にし、なるべく泣かせない。
・体位：上半身を高くするなど、呼吸しやすい体位をとらせる。

11）脱水

　脱水とは、何らかの原因により体内から水分が失われた状態であり、通常、水分とともに血液中の電解質も失われる。子どもはその生理的特徴から、容易に脱水に陥りやすい。脱水が進行すると重篤な状態になるため、早期の対応が必要である。

（１）観察するポイント

・口唇や口腔内の湿り気
・のどの渇き
・皮膚の弾力性
・大泉門の陥没（乳児）、目のまわりの落ち窪み（幼児）
・尿量、尿の性状（濃縮された尿でないか）
・体重（10％以上の体重減少は重症）
・発熱の有無
・活気
・意識の状態（すぐにウトウトする場合は要注意）

（2）脱水に対する一般的な対応

・水分（および電解質）の補給：湯ざまし、番茶、乳幼児用イオン飲料（コラム 4-5参照）などを、少量ずつ何回かに分けて与える。

・嘔吐により水分がとれない、発熱がある、排尿がない、意識が低下するなどの場合には、早急に医療機関を受診する。

12）むくみ（浮腫）

浮腫とは、何らかの原因により、からだの中の水分配分のバランスが崩れ、皮下などの組織間液が異常に増加した状態である。心臓、腎臓、肝臓の異常が原因となる。

（1）観察するポイント

・むくんでいる場所：顔面、眼瞼（まぶた）、腹部、四肢末端、下腿前面（膝から下）。

・むくみの程度：指で押すと痕が残る、衣類等による圧（迫）痕[*15]がある、など。

・呼吸困難がないか。呼吸困難がみられる場合は、胸部に水が溜まっていることが考えられる。

・活気、機嫌、食欲。腸管に浮腫がある場合は、嘔吐や下痢がみられる。

・尿量。

*15　むくみのある皮下組織は水分を多量に含んでいるため、皮膚には弾力がなく、ウエストのゴムや靴下などにより圧迫された部分や、衣類の縫い目や紐など均一でない部分が触れて体重がかかった場合などに、その痕が皮膚に残る。これを圧（迫）痕という。

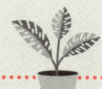 ## コラム4-5 脱水時の水分補給

脱水のときには、通常、からだの中の水分だけでなく電解質（イオン）も失われるため、水分補給と同時に電解質も補給することが望ましい。その際、いわゆるスポーツドリンクは浸透圧が高く、乳幼児では腎臓への負担がかかるため、乳幼児の生理にあわせて商品化された乳幼児用イオン飲料を与えるのが好ましい。

また、近年では、脱水のときに点滴を行わなくても、正しい水分補給を行うことによって改善できるという経口補水療法がWHO（世界保健機関）から提唱されており、イオン飲料よりもさらに体液組成に近いORS（＝経口補水塩）商品も市販されている。

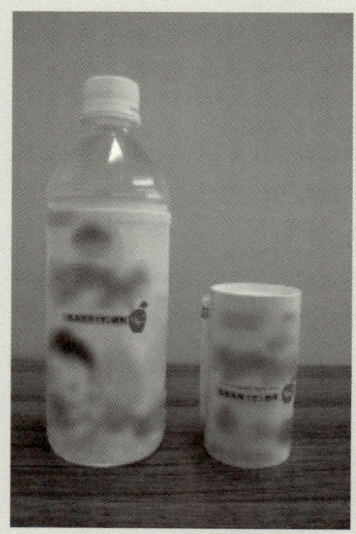

図4-12-① 乳幼児用イオン飲料

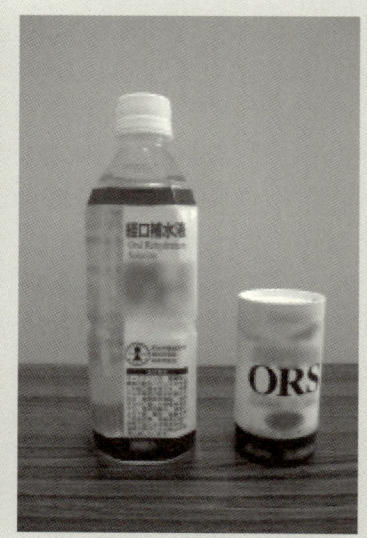

図4-12-② ORS（経口補水塩）商品

（2）むくみ（浮腫）に対する一般的な対応

・安静、楽な体位をとらせる。

・保温する。

・皮膚の清潔を保持する。

2 子どもへの一般的なケアの方法

1）薬の与え方（与薬の方法）

（1）飲み薬の飲ませ方

①乳児

　乳児では、満腹時に薬を飲ませようとすると嫌がって飲まなかったり嘔吐したりするため、授乳前や離乳食前に与えるようにするとよい。また、薬をミルクや離乳食に混ぜて与えてはならない。その理由は、ミルク嫌いになる可能性があることと、飲み残した場合に薬を全量摂取できないからである。以下に、薬の飲ませ方の具体的な方法を示す（図４−13−①参照）。

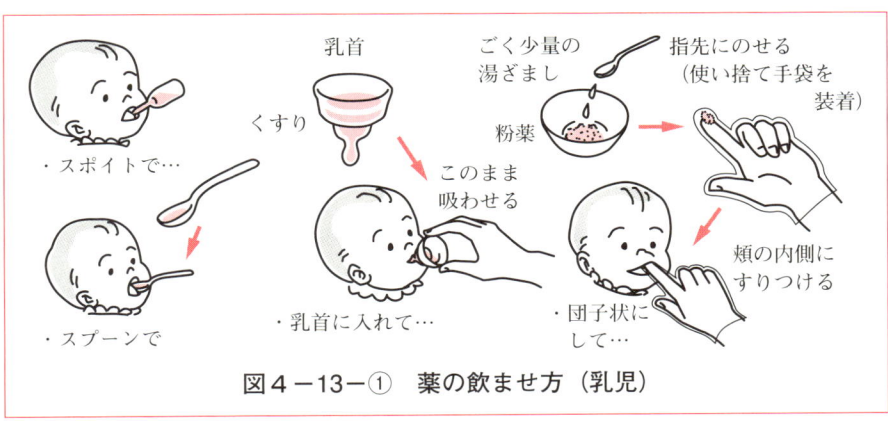

図４−13−①　薬の飲ませ方（乳児）

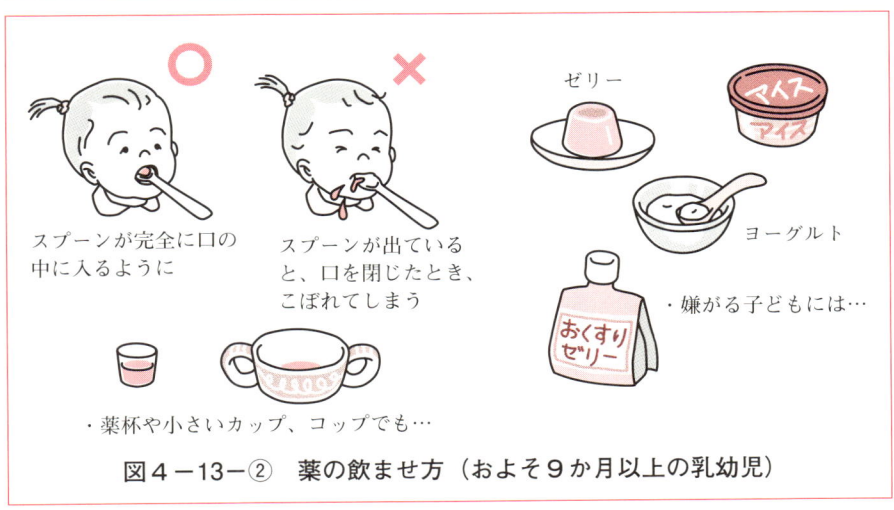

図４−13−②　薬の飲ませ方（およそ９か月以上の乳幼児）

- スポイトを使う場合は、口角から舌の下に入れ、ゆっくりと注入する（舌の上ではむせてしまうことがある）。
- スプーンで与える場合も、舌の上にのせると嫌がって出してしまうことがあるため、舌の下へスプーンを入れるようにするとよい。
- 哺乳ビン用の乳首に入れて吸わせる方法もある。
- 粉薬は少量の湯ざましで溶いて与える。あるいは、ほんの少しの湯ざましを加えて団子状にして、口の中（頬の内側あたりがよい）にすりつける方法もある（使い捨て手袋を使用）。薬が口の中に残らないよう、その後に水分を与える。

②およそ9か月以上の乳幼児

基本的にスプーンで与えることができる。幼児では、子どもによって、薬の飲み方のスタイルや好みがあるため、家庭での飲み方などを情報収集しておくとよい（図4－13－②、129ページ参照）。

- 粉薬なら少量の湯ざましで溶く。小さめのスプーンで与えるが、スプーンが完全に口の中に入るようにして飲ませる。
- 嫌がらない子どもなら、小さなコップや薬杯で直接飲ませることもできる。
- 薬を嫌がる子どもの場合は、家庭ならば、適量のゼリー、ヨーグルト、アイスクリームなどに混ぜて与えることもできるが、保育所等で、ほかの子どもの前では使えないという場合には、薬用のゼリーを用いるとよい。オブラートを使う方法もある。また、励ましたりほめたりすることも大切である。

（2）座薬

座薬は、薬効成分を直腸粘膜から吸収するため、時間をかけて吸収され、徐々に効果の現れる飲み薬とは異なり、30分程度で効果が現れてくる。そのため、座薬は医師の指示に基づき慎重に使用しなければならない。なお、下痢をしている場合には、座薬は使用できない。

◆座薬の入れ方

- 感染予防の観点から、原則として使い捨て手袋を装着して行う。
- 座薬の先端に潤滑剤（ワセリン、オリーブ油など）を塗る。
- 乳児～2歳ぐらいまでの子どもは仰向け、年長児では横向き（左下のほうが、腹圧がかからなくてよい）に寝かせ、膝を深く曲げた姿勢をとらせる（図4－14）。
- 理解できる年齢の子どもであれば、口を開けて呼吸をさせたり、

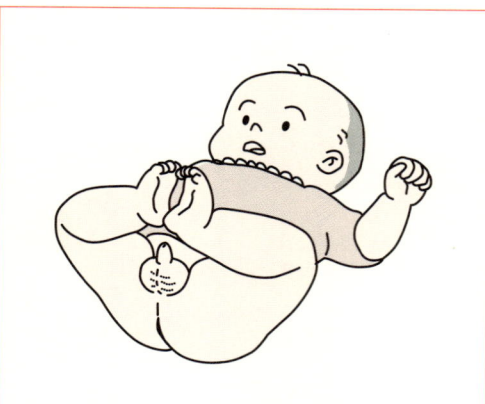

図4－14　座薬を入れるときにとらせる姿勢（乳児）

「あー」という声を出させたりすると、肛門の緊張が和らぐ。

・人さし指または小指を使い、直腸壁に沿って座薬を先端から挿入する。指の第一関節まで挿入する。

・座薬が出てしまうのを防ぐために、挿入後は１〜２分程度、肛門部をおさえる。

・15分後ぐらいに、座薬が出てしまっていないかを確認をする。座薬が出てきたときの対応を、あらかじめ医師に聞いておき、それに従う。

（３）外用塗布薬（ぬり薬）

軟膏などの外用塗布薬は、指示された回数に従って使用する。１日に何回でも使用できる薬もあるが、とくにステロイド剤を含む軟膏については、必ず指示回数を守る必要がある（一般的には、ステロイド剤を含む軟膏は、朝・夕の１日２回の使用とされている場合が多く、保育所等で必要となる機会はほとんどない）。

◆外用塗布薬のぬり方

・皮膚の汚れや、皮膚に残っている前回の薬を拭きとる、あるいは洗い流すことで、皮膚を清潔にしてから塗布する。

・指先に薬をとり、患部に薄く塗りのばす。保湿剤など、身体全体に塗る薬は、保育士等の手のひら全体に薬を伸ばし、手で包みこむようにして塗るとよい。

・すり込むのではなく、やさしく塗りのばすようにする。

２）安静

安静を保つ目的は、その原因となる状況によりさまざまである。たとえば、腎疾患では、安静にすることにより腎臓への血流を保ち、回復をうながす必要がある。心疾患では、安静によって心拍出量を少なくすることで、心臓への負担を軽減させる。

子どもが安静を必要とする一般的な状況としては、発熱や、咳・喘鳴などの呼吸器症状のある場合があげられる。いずれも、酸素消費量を抑え、回復をうながすために安静を必要とする。呼吸器症状については、このほか、運動による呼吸負荷増加によって症状が悪化するのを防ぐことも安静の目的のひとつである。

しかし、子どもはこのような安静の必要性を理解することはむずかしく、とくに年少であるほど欲求のままに動き回ってしまう。そのため、その子どもの年齢や興味にあった安静の保てる遊びの工夫などが必要である。エネルギー消費量がもっとも少ないのは臥床（がしょう）しているときであり、高熱のときなどには布団やベッドに寝かせることでもっとも安静の効果が得られるが、嫌がる子どもを無理に寝かせる必要はない。臥床させて絵本の読み聞かせをするのも、工夫のひとつである。また、乳児や低年齢の幼児では、保育士等が抱っこをすることでも安静を保つことができる。表４−５（132ページ）に、さまざまな安静保持に役立つ遊びをまとめた。

３）罨法（あんぽう）

罨法とは、身体の一部に皮膚上から温刺激（温罨法の場合）または冷刺激（冷

表4－5	安静保持に役立つ遊び
触れ合い遊び	・絵本の読み聞かせ ・手遊び
感覚遊び・ 創造遊び	・パズルボックス ・動きを見て楽しむ玩具で 　の遊び ・音の出る玩具 ・シール遊び ・スタンプ遊び
象徴遊び	・ままごと ・お店やさんごっこ　など
構成遊び	・積み木 ・ブロック ・絵画 ・制作（工作） ・折り紙 ・ひも通し ・ビーズ（大玉で危険のな 　いもの）
ゲーム遊び	・手作りのパズルやカルタ 　　　　　　　　　　など

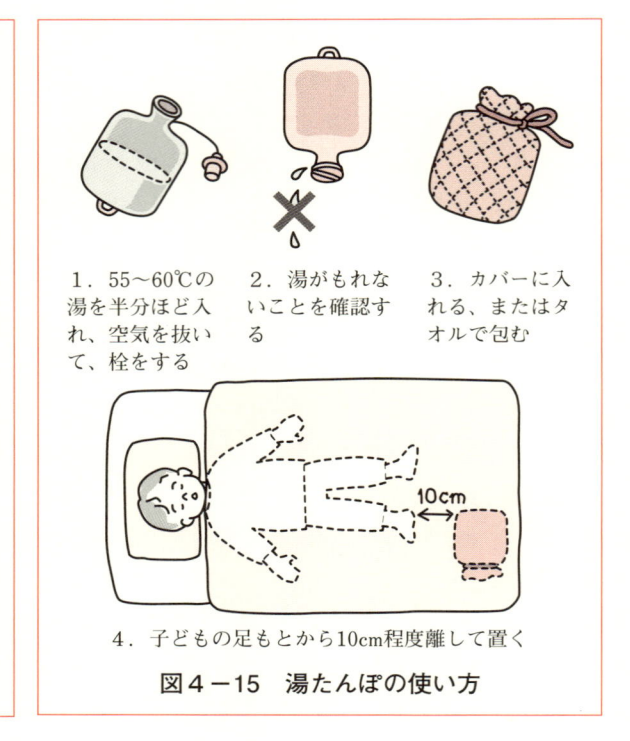

1．55〜60℃の
湯を半分ほど入
れ、空気を抜い
て、栓をする

2．湯がもれな
いことを確認す
る

3．カバーに入
れる、またはタ
オルで包む

←10cm→

4．子どもの足もとから10cm程度離して置く

図4－15　湯たんぽの使い方

罨法の場合）を与え、循環器系・神経系・筋系に作用させる方法であり、痛みを
はじめとする苦痛や不快を軽減させ、安楽をはかることを目的としている[16]。

（1）温罨法

局所の痛みや不快感の緩和として、蒸しタオル、ホットパック[17]、カイロな
どが用いられる。また、低体温時や、悪寒を訴えるときには、布団の中に温枕
（湯たんぽ）を入れて温める方法がある（図4－15）。温罨法を行う際には、低
温やけどに十分注意し、皮膚の状態を観察しながら実施する。また、子どもは体
温調節機能が未熟なため、うつ熱（118ページ、「発熱」の項を参照）にならな
いよう、体温の変化に注意する。

（2）冷罨法

発熱時の不快感の軽減、打撲や炎症による局所の腫脹や痛みの緩和、痒みの軽
減などの目的で行われる。貼用部が凍傷にならないよう十分に観察をするととも
に、冷やしすぎて低体温とならないよう、体温の変化に注意する。

以下、冷罨法に用いられる方法についていくつか紹介する。

①氷枕

枕の1/2〜2/3程度まで氷を入れ、横に置いたときに表面が平らになるように
水を入れる。乳児の場合には水のみか、または、ごく少量の氷とする。口をクリ
ップでとめたあと、水漏れがないことを確認し、タオルやカバーで包む（図4－
16）。子どもが布団やベッドに横になっているときに、頭部にあてて使用する。

*16　温罨法・冷罨法
には、それぞれ乾性のも
のと湿性のものとがある。
一般的に「湿布」とよば
れているものは、薬液等
に浸した布を用いた湿性
罨法のひとつである。

*17　保温性の高いシ
リカゲル剤などの入った
パックで、電子レンジや
加温器などで温め、タオ
ルやカバーで包んで使用
する。蒸しタオルなどを
ビニール袋に入れて（パ
ックして）局所にあてて
もよい。着衣を濡らさず
に使用できるのがメリッ
ト。

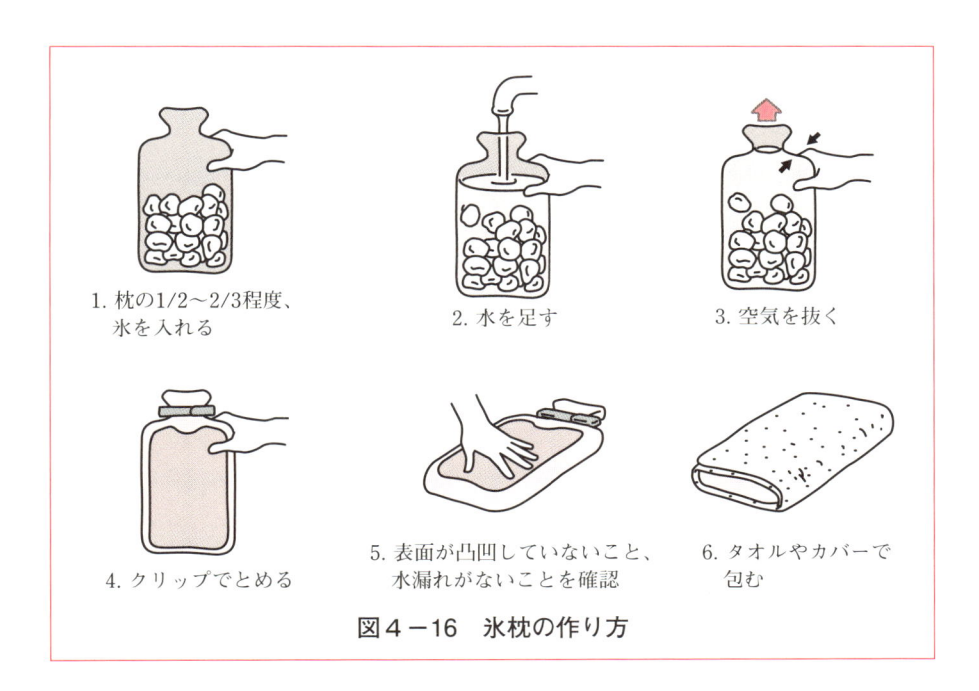

1. 枕の1/2〜2/3程度、氷を入れる
2. 水を足す
3. 空気を抜く
4. クリップでとめる
5. 表面が凸凹していないこと、水漏れがないことを確認
6. タオルやカバーで包む

図４－16　氷枕の作り方

②市販の冷却枕

　急激な体温低下を防ぐために、子ども用の製品を用いることが望ましい。冷凍庫に保管しておき、必要時に取り出し、カバーをしたりタオルで包んだりして使用する。

③貼付冷却シート

　シートのゲルに含まれる水分の気化熱を利用して、シートを貼った部位の温度を低下させる。発熱時の不快感の緩和や、腫脹部位の症状の緩和などに利用される。

第３節　特別な配慮を必要とする子どもの理解

■病児・病後児の理解

１）病児・病後児とは

　子ども・子育て支援法に基づく地域子ども・子育て支援事業のひとつに、病児および病後児を対象とした病児保育事業がある。「病児」とは、かぜをはじめとする感染症などの急性疾患にかかっている子どものことであり、「病後児」とは、これらの病気の回復期にあり、まだ、集団保育には適さない状況にある子どもをいう。

　病気の回復期をどのように過ごすかは大切である。たとえば、子どもが高熱を出した場合、元気そうに見えても体力の消耗は大きく、翌日、解熱したとしても、

普通に集団生活に入っていくと身体への負担がかかり、かえって回復が遅れたり、ぶり返したりということもみられる。

２）病児保育

「病児保育」とは、一般的には、「保育所等に通っている子どもが病気になったときに、保護者のかわりに世話をすること」と理解されている。しかし、「病児保育」ということばは、広義には、基本的には保護者の就労の有無にかかわらず、子どもの自宅療養、病児保育室におけるケア、そして入院治療を受けている子どもたちの生活援助のすべて、たとえば、病棟保育士による病児への援助なども含み、病気の子どもとその保護者へのトータル・ケアをさしている。また、狭義には、地域子ども・子育て支援事業の病児保育事業のことをさすが、この事業の対象児童は、「家庭で保育を行うことが困難な児童であって、市町村が必要と認めた乳児・幼児又は小学校に就学している児童」とされている。子育て支援センターを併設しているところもあり、両親ともが就労しているのではない子どもでも病気のときに利用し、母親の育児不安の軽減につながっているという報告もある[7]。

病児保育の歴史としては、1966（昭和41）年に東京都内の保育所での父母会の共済制度によるものがはじまりであるが、国の制度としては、1995（平成7）年に「乳幼児健康支援一時預かり事業」としてスタートした。この事業は、「保育所に通っている病気の回復期にある子どもが、集団保育にはまだ適さない場合を対象に、育児と就労の両立支援」を目的としていた。また、医療機関がこの事業を実施する場合には、回復期にいたらない場合でも対象とされ、現在の制度における「病児対応型」の前身となっている。現在、病児保育は、子ども・子育て支援新制度のもと、病児保育事業実施要綱に基づいて実施されており、「保育を必要とする乳児・幼児又は保護者の労働もしくは疾病その他の事由により家庭において保育を受けることが困難となった小学校に就学している児童であって、疾病にかかっているものについて、保育所、認定こども園、病院、診療所、その他の場所において、保育を行う事業」となっている。実施主体は市町村であり、「病児対応型」「病後児対応型」「非施設型（訪問型）」「体調不良児対応型」の4つの事業類型がある（表4－6）。「体調不良児対応型」は、従来の病児・病後児保育の概念とは異なるため、ここでは、「病児対応型」「病後児対応型」および「訪問型」について解説する。

（１）病児・病後児保育室の特徴

①日ごろ通い慣れている保育所等とは別の施設である

子どもにとっては、はじめての（あるいは、2回目以降の利用であっても、通い慣れていない）場所である。病気のときには不快や苦痛などが子どもに不安をもたらすが、そのうえ、さらに慣れない環境での親との分離に、子どもは大きな不安を感じる。子どもの不安をしっかりと受け止めて対応することが大切となる。

表4−6　病児保育事業の概要

事業類型	対象児童	実施場所	実施方法の概要
病児対応型	当面症状の急変は認められないが、病気の回復期に至っていないことから、集団保育が困難な児童	病院・診療所、保育所等に付設された専用スペース又は本事業のための専用施設	対象児童をかかりつけ医に受診させた後、保護者と協議のうえ、受け入れ、訪問の決定を行う
病後児対応型	病気の回復期であり、集団保育が困難な児童		
非施設型（訪問型）	病児および病後児	利用児童の居宅	
体調不良児対応型	事業実施保育所等に通所しており、保育中に微熱を出すなど体調不良となった児童	保育所又は医務室が設けられている認定こども園等	保護者が迎えに来るまでの間の緊急的な対応であり、医師による確認や連絡票などに関する規定はない

②年齢や病状などが異なる子どもが集まる

　利用対象児の年齢は幅広く、一般の保育所等における同年齢集団での保育とはまったく異なる。また、病状によって必要な安静度も異なってくる。一人ひとりの発達段階と病状にあわせた個別の配慮が必要であると同時に、異年齢ならではの交流も大切である。

③時期によって利用人数の変動が大きい

　かぜ、その他の疾患の流行状況などによって、利用希望人数は大きく変動する。一般的に、冬のかぜのシーズンと、夏かぜやとびひへの罹患の多い夏季に利用人数が大きく増加するが、それ以外の季節には、利用者が０人という日が何日も続く場合もある。利用人数が一定せずばらつきがあり、また予測できないというのが、病児・病後児保育室の特徴である（図４−17、４−18〈136ページ〉参照）。

（2）病児対応型

　病児対応型では、高熱がある、嘔吐をしている、喘息発作など、いわゆる病気の急性期にも対応している。実施機関は、ほとんどが病院や診療所であるが、2008（平成20）年の制度変更後には、隣接の医療機関との密な連携のもとに乳児院等で実施しているところもある。実施機関において医師の診療を受けることができ、必要に応じて保育中に輸液（点滴）などの処置が行える施設も多い。

（3）病後児対応型

　病後児対応型は、病気の回復期にある子どもを受け入れ対象としている。しかし、回復期とはどのような状態かということについて、医学的にも明確な定義はない。したがって、受け入れる子どもの基準は、その施設の状況、すなわち、地域の医療機関や嘱託医との連携の状況や、保育・看護の専門性の水準にあわせて決定される必要がある。原則的には、高熱・呼吸苦・嘔吐の持続・頻繁な水様

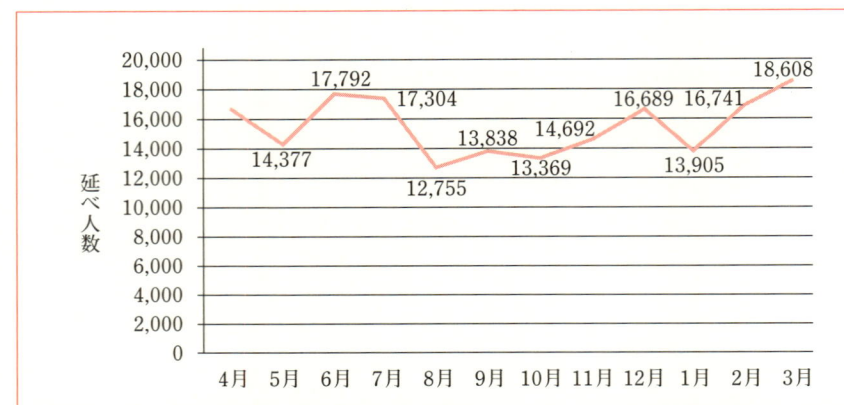

図4－17　病後児保育室の月別の利用延べ人数の推移（267施設からの回答の集計）

出典）羽根靖之「平成22年度全国病児保育協議会加盟施設実績調査報告」全国病児保育協議会 機関誌編集委員会（編）『病児保育研究 第3号』p.52、全国病児保育協議会、2012

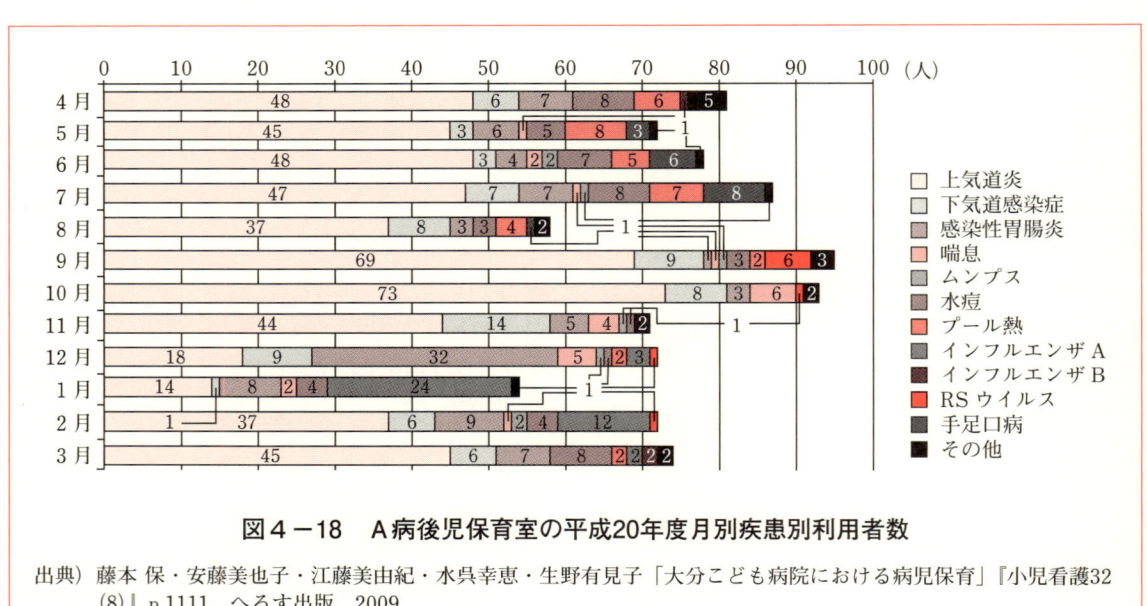

図4－18　Ａ病後児保育室の平成20年度月別疾患別利用者数

出典）藤本 保・安藤美也子・江藤美由紀・水呉幸恵・生野有見子「大分こども病院における病児保育」『小児看護32（8）』p.1111、へるす出版、2009

便・脱水の徴候がある場合は対象外となる。また、水痘などの流行性疾患の回復期は、隔離室が整備されている施設のみ受け入れが可能である。なお、隔離室が整備されていても、病後児対応型の場合、麻疹やインフルエンザなど、感染力が強く重篤化しやすい感染症については対象外としている施設も多い。

（4）訪問型

　病児および病後児が対象であり、家庭的保育者（一定の研修を修了した看護師

等、保育士、研修により市町村長が認めた者のいずれか）が、利用児童の居宅において一時的に保育する事業である。医療機関でない施設が実施する場合には、指導医を選定し、指導・助言を受けることとなっている。

（5）病児保育における保育と看護

病児保育事業の実施要件には、保育士および看護師等[*18]を配置することが定められており（訪問型を除く）、病児保育は、保育士と看護師等との協働のうえで成り立っている。そのため、保育士と看護師等とがお互いの専門性を尊重しつつ補完し合う「保育看護[*19]」ということが求められている。

病児保育における専門性向上のために、一般社団法人全国病児保育協議会では、保育士・看護師に対する専門的な研修を行い、2014（平成26）年より、協議会認定病児保育専門士の認定も行っている。病児保育は、単に子どもが病気のときに親に代わって世話をするというだけではなく、保育士・看護師等という専門家ならではの、子どもの状態に応じたケアを提供し、保護者の家庭看護をも支援するものである。

[*18] 看護師等とは、保健師・助産師・看護師および准看護師をいう。

[*19] 帆足栄一監修「新・病児保育マニュアル」2006を参照（参考文献、p.166）。

❷ 発達障害児の支援

１）発達障害とは

近年、子どもの保育・保健にかかわる分野において、「発達障害」という用語を耳にする機会が多くなった。発達障害とは、生物学的に証明されている脳の違いによる発達と行動の違いが生活上の困難として表れる障害のことであり、生来あるいは生後ごく早期から存在し（多くは先天的）、一生涯にわたって続く生物学的な要因（脳の器質的問題など）による脳の機能障害である[8) 9) 10)]。ただし「発達障害」という診断名や医学的な定義はなく、一般的に、「限局性学習症（LD）」「注意欠如・多動症（ADHD）」「自閉スペクトラム症（ASD）」の３つの障害群を合わせた総称として用いられている。

限局性学習症とは、全般的な知能の遅れはないが、書字・計算能力など、ある特定領域の学習能力にいちじるしい苦手さを示すもので、一般的には小学校入学後、読み書きなどをする年齢になってからでないと診断は困難である。

注意欠如・多動症に示される多動・不注意といった症状は、幼い時期の子どもにはごく一般的にみられるものであるため、的確な診断が可能となるのは、４～６歳ごろ以降であると考えられている。

一方、自閉スペクトラム症については、２歳までに何らかの徴候が確認されることが多いといわれている。そのため、ここでは低年齢で発達の違いが現れる自閉スペクトラム症を中心に取り上げ、その後、注意欠如・多動症についても簡単に触れる。

なお、発達障害では、生活年齢と、発達の各領域（身体的機能、知的機能、情緒・社会性）とのあいだに差が見られる。たとえば、ある5歳の子どもが、身体的機能は年齢相応、知的機能は7歳程度、情緒の分化は1歳程度、社会性は3歳程度という具合に、「発達の偏り」「発達の凸凹」があると考えると分かりやすい。

発達障害は、見た目には分かりにくい障害であることから、見逃されたり誤解されたりすることも多い。保育の現場で子どもとかかわる者が、発達障害に関する正しい知識と理解をもつことは大変重要である。

2）自閉スペクトラム症（ASD）とは[20]

自閉スペクトラム症（Autism Spectrum Disorder：ASD）とは、脳のひとつのタイプである。

人の脳には大きく分けて2つのタイプがあると考えることができる。すなわち、ASDの脳（以下、ASD脳）と、ASDではない脳（以下、非ASD脳）であり、ASD脳が人口のおよそ1〜2%程度、非ASD（定型発達と表現されることも多い）脳がおよそ98〜99%程度といわれている[8) 11) 12) 13) 14)]。

ASDは、①社会性的コミュニケーションおよび対人的相互反応における持続的な質的差異と、②行動、興味または活動の限定された反復的な様式（社会的イマジネーションの質的差異）がみられることによって診断される[15) 16)]。これらの差異は、脳での情報処理の仕方が、ASDでは定型発達と異なることから生じている。近年、機能的MRIを用いた研究により、ASD脳と非ASD脳とでは、人の顔や表情を見分けたり、物を見分けたりする時に活性化する部位が異なることが報告されている[14)]。また、最近の研究では、脳内でのconnection（伝達、関連付け）に障害があるのではないかということが知られてきている[17)]。

なお、スペクトラムとは、「連続体」という意味である。脳機能の違いによって生じる行動上の差異の表れ方は一人ひとり多様であり、また知的発達についても、重度の知的障害を伴うタイプから、知的障害はまったくないタイプ、あるいはIQが非常に高いタイプまでさまざまであることから、このように呼ばれている。

（1）ASDの基本症状

①社会的コミュニケーションおよび対人的相互反応

他者の感じ方や周囲の状況を理解することが難しく、人との相互的なやりとりに困難がある。人に関心がないタイプもあれば、積極的にかかわろうとするが一方的になってしまうタイプもある。決まりなどをきちんと守ろうとする真面目さがあり、正義感が強い。一方、暗黙の了解などは理解することが難しい。乳幼児期早期では、母親を求める行動の乏しさや、後追いや人見知りの表れ方の差異が見られることもある。共同注意（ジョイントアテンション）[21]が、1歳6か月までに成立していない場合が多い。感情の分化が生活年齢より遅れる場合が多い。

また、ことばの理解や発信に困難がある。知っていることばは多いが意味を理解していない、話しことば以外のジェスチャーや表情を使ったり理解したりする

ことが困難、困っている・手伝って欲しいなどの援助要請をうまく伝えられない
など。本当は困っているのに違うことばで表現する、場面に合わない表情をする
（困っている時にニコニコするなど）という子どもも多い。一斉指示だと、自分
に向けていわれていることに気づかず、行動がとれなかったりする。また、指示
どおりに動いているように見える子どもでも、するべきことを理解しているので
はなく、誰かをモデルにして真似して動いているという場合もある。絵本や
DVDのセリフを暗記することが得意な子どももいる一方、抽象的なことばや、
比喩・慣用句の理解は難しい。

　一般的に耳から聞いて理解することは苦手で、目で見て理解することが得意で
ある。

②行動・興味・活動の限定・反復（社会的イマジネーションの質的差異）

　ものごとのいきさつや結果、さまざまな可能性など、実際に目の前で見ていな
いことを頭の中で処理する機能に不全があるため、見通しを持つこと、時間や空
間の理解、物理的な境界や始まりと終わりの理解などに困難を持つ。そのため、
「いつも通り」であると安心して行動できるが、初めての場所や新しいことに対
しては大きな不安を感じたりする。予想外の状況の時に気持ちを切り替えること
も困難である。興味・関心が限定されやすいが、好きなことへの集中力や知識欲
は高い。

　また、感覚の特異性として、視覚・聴覚・嗅覚・味覚・皮膚感覚の過敏あるい
は鈍麻がみられることも多い。聴覚過敏があると、些細な生活騒音も、対話して
いる相手の声と同じレベルに聞こえてしまい、つらく感じたり、相手の話を聞き
とることにかなりの困難を生じてしまったりする。皮膚感覚では、痛みに鈍感で、
怪我をしているのに気づかない子どももいれば、人とすれ違っただけで「痛い」
と感じる子どももいる。乳児期から、身体に触れられることを嫌がったり、抱っ
こを嫌ったり、床に身体が触れることを嫌がり、はいはいをしない、などとして
現れることもある。偏食は、味覚や口腔内の感覚の過敏に起因する場合も多い。
また、感覚の異常は体内感覚に表れることもあり、たとえば、そのために尿意・
便意を非常に感じにくい子どももいる。

（2）その他の特性

　ASDでは、これらの基本症状のほかに、以下のような特性をあわせもつ場合
も多い。

①身体の不器用さ

　突出した器用さを示す子どももいる一方で、身体の動かし方がぎこちない、腕
の力が弱い、球技が苦手、手先が不器用でハサミや箸がうまく使えないなど、粗
大運動や微細運動に不器用さをもつ子どもも多い。筋肉の協調運動*22に苦手さ
を伴うため、姿勢を保つことが困難であったり、食べこぼしが多かったりする。
乳児では母乳がうまく飲めない場合もある。

*22　異なる部位の筋肉が、ある一定の目的のために調和しながら動くこと。たとえば、姿勢を保つためには、背部、臀部、腹部などのいくつもの筋肉が複合的に働く。また、スプーンで食べ物をすくって食べるという場合、指先や腕の筋肉と、食べ物を受ける口の筋肉、そして、見るための眼球の動きとが、協応する必要がある。

②不注意、多動

ASDでは、後述するADHDをあわせもつ場合もあり、ASDの基本症状では説明のつかない不注意や多動が見られる場合がある。

③睡眠の問題

非常に寝つきが悪い、眠りが浅い、頻繁に中途覚醒するなど、睡眠の問題も少なくない。

3）ASDの子どもへの支援

ASDの子どもへの支援の基本は、ASDについての正しい理解からはじまる。ASD特性の理解が鍵であり、それによって適切な支援を組み立てることが可能となる。

また、ASDの子どもの示す行動は、わがまま、自分勝手、人の言うことを聞かない、やる気がないなどと誤解されやすい。これらの行動は、脳の器質的・機能的な障害が原因で起こっていることを理解することが前提である。障害が理由で起こる「どうしてもできないことや苦手なこと」は、がんばってもできない。これは、私たちが、下肢麻痺のある人に歩行動作や、眼の見えない人に視覚による認識を求めようとはしないことと同じである。

（1）支援の考え方の基本

①一人ひとり異なる

すべてのASDに有効な教育や援助方法というものはなく、一人ひとりの子どもにあわせて支援を組み立てる必要がある。

②氷山モデルで考える

発達障害の子どもには、たとえば、泣き叫ぶ、人をたたく、外へ飛び出すなど、周囲が困惑するような行動がしばしば見られる。このような行動は、「氷山モデル」で考える必要がある[8) 9) 18) 19)]。氷山というのは、水面上に見えている部分はごく一部であり、水面下に隠れて見えない部分が大きい。「問題行動」とみなされる行動をこの氷山にたとえると、「泣き叫ぶ」などの表面上に現れる行動の基盤には、たとえば、ことばで伝えられない、いつ終わるのかが分からない、特定の刺激（音など）を苦痛に感じている、といった障害特性による理由がある。表面に見えている問題行動そのものにアプローチしても解決は望めず、表面には見えにくい障害特性による原因が何であるかをアセスメントし、そこへアプローチして支援する必要がある（図4－19）。

③長所を生かすという考えが基本

ASDの特性は、弱点であると同時に長所でもある。たとえば、ある特定のことへのこだわりが強すぎる、柔軟性がないという見方をすれば弱点であるが、別の視点から見れば、決められたことやパターン化されたことは正確に行えるという長所でもある。長所（強み）を生かし、苦手（弱み）を補うというのが基本的な考え方である。

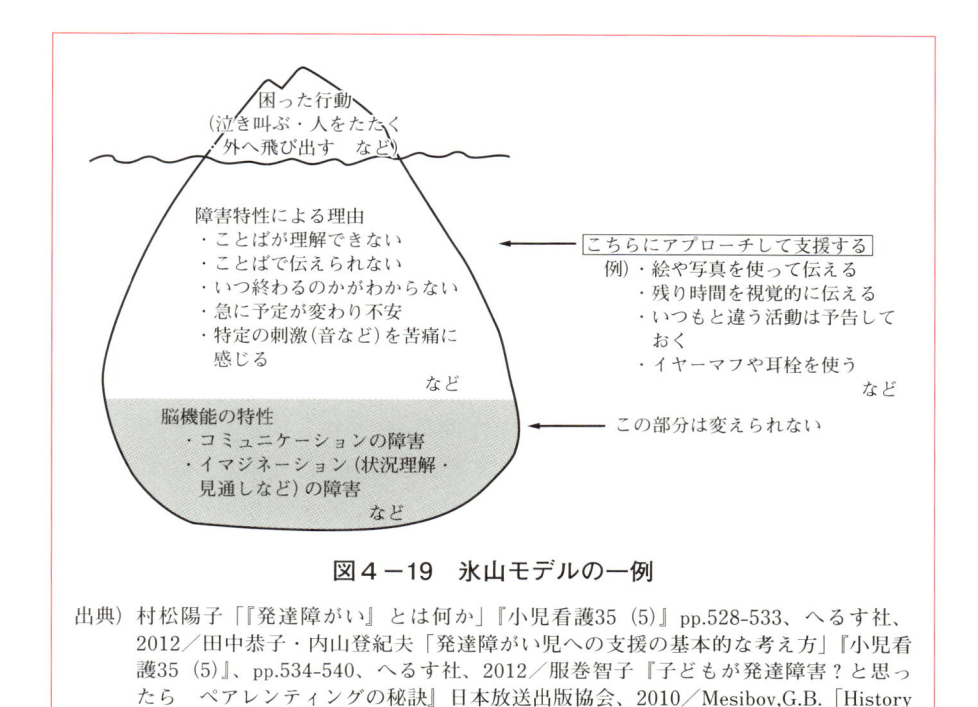

図４－19　氷山モデルの一例

出典）村松陽子「『発達障がい』とは何か」『小児看護35（5）』pp.528-533、へるす社、2012／田中恭子・内山登紀夫「発達障がい児への支援の基本的な考え方」『小児看護35（5）』、pp.534-540、へるす社、2012／服巻智子『子どもが発達障害？と思ったら　ペアレンティングの秘訣』日本放送出版協会、2010／Mesibov,G.B.「History and Evolution of Structure and TEACCH」『自閉症カンファレンスNIPPON抄録集』pp.16-26を参考に筆者作成

④自己肯定感*23を育てる

　ASDの子どもは、その特性から注意や叱責を受けることが多くなりがちであり、自己肯定感をはぐくむことがむずかしく、そのことが思春期以降の二次障害*24につながりやすい。集団の中でほかの子どもたちと同じように行動することを求めることは、ともすれば「できないことをさせて、失敗させる」ことにつながる。「できることをさせて成功体験を積ませる」ことにより、自己肯定感を育てることが大切である。

（２）脳機能にあわせた方法で教える

　ASDの子どもたちは、自然に学び取るということが困難である。脳機能が定型発達とは異なることから、通常の教え方で定型発達の子どもが学ぶことを同じようには学べないことが多く、いわゆる"しつけ"だけで行動が整うということはむずかしい。しかし、脳機能の特徴、すなわち学習スタイルにあわせた方法で教えることによって、学んでいくことが可能となる。

①視覚的に考える

　視覚情報の処理は、それ以外の方法よりも正確であることが多い。また、情報処理に時間を要するため、話しことばではスピードについていけなかったりするが、書かれているものは、自分の情報処理に必要な時間をかけて見ていることができる。ことばによる指示は少なめにし、見てわかる方法での情報提示をする。

*23　自己肯定感とは、自分に対する自信や、自己の存在に対する肯定的な感覚のことで、困難に遭遇したときにも、「きっと大丈夫」と希望をもって努力し続けられる、自分を信じ続けられる力のことである。

*24　もともとの障害そのものによって、直接、引き起こされる症状ではなく、障害に環境要因などが重なることにより二次的に生じる障害のことで、心因性の腹痛・頭痛・咳などの身体症状、不安障害、うつ、不登校、ひきこもり、など。たとえば、ASDで注意や叱責を受けることが多く、自己肯定感をはぐくむことが困難であったことにより引っ込み思案となり、周囲との人間関係もよく形成できず、生きるうえでの意欲や気力をもてなくなることなどがある。

その子どもの理解の程度にあわせて、写真、絵、文字を使用する。

②中枢性統合が弱い

　一つひとつの情報の関連性を見出して、物事の全体像を把握したり、総体としてとらえることがむずかしい。たとえば、ある場面の絵を見たとき、そこに描かれている「猫」だけ、「いす」だけ、などに注目し、その場面全体のもつ意味（物語性など）をとらえられない。そのため、重要な部分をハイライトして目立たせたり、概念ではなく、選択肢で提示するようにするとよい。たとえば、「何色がいい？」ではなく、色の選択肢を提示して「この中のどれがいい？」と尋ねるようにする。

③注意の向け方の特徴

　きわめて狭い範囲に強い注意が向くという特徴をもつ。また、一度に複数のことへ注意を向けることはできず、複数のことを同時にこなすことはできない。そのため、指示を出すときには一度にひとつとする。また、狭い範囲であれば強い注意や興味・関心を示すという特徴を活かして、徐々にほかのことへも注意の範囲を広げていくようにするとよい。

④実行機能の困難

　順序立てて考えたり、優先順位をつけたり、柔軟に違う方法に切り替えたりすることに困難を示す。はじめと終わりの理解、途中で別のことに気をとられずに遂行することなどにも困難がある。そのため、一日のスケジュールを、流れがわかるように、左から右、上から下などの秩序にしたがって提示する。そして、手順書や完成図を準備し、活動ごとに場所を変える、あるいは部屋の中の配置を変えるなど、やることと場所とを1対1で対応させておく（物理的構造化）。また、壁の装飾を減らす、使わない時間は棚に布で目隠しをしておくなど、できる限り余分な刺激を排除するようにする。

（3）具体的な支援のヒント

①援助要請が出せるように支援する

　言葉をよく話すASDの子どもでも、「わからない」「おしえて」「てつだって」ということを伝えられる子どもは少ないと言われている。わからないとき、困ったときには、ニコニコする、急にその場からいなくなる、突然関係のない話をはじめるなどの行動をとる子どもも少なくない。困ったときには、○○先生の手を触りにいく、ポケットに入れてある赤いリボンを出す、「わかりません」などのリマインダーカード[25]を使う、など、その子どもにあったレベルの援助要請の方法を決めて教えるようにするとよい。

②具体的・肯定的な指示

　どう行動すればよいのかを、具体的に、肯定的に示すようにする。たとえば、「走らないで」ではなく、「歩こうね」と言う。また、高いところに登ったときなど、「危ない！」と言われただけでは、止めなければならないということを理解

*25　困ったときに援助を求めることば（たとえば、「わかりません」「やすみたいです」など）が書かれたカード。このカードを相手に差し出すことによって、援助を求めることが可能となるだけでなく、カードがかたわらにあることで、助けを求めていいのだということ、援助を求める方法があるのだということ、また、その際に使うことばを思い出させる（リマインドさせる）のに役立つ。

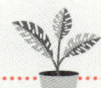

コラム4-6 「違い」を認めること

"Different, but not less（違っているだけ、劣っているのではない）." ―ASDをもつ動物学者で大学教授のテンプル・グランディン氏の半生を描いた映画"Temple Grandin"の中の名セリフである。

「障害」というと、私たちは、自分たちにあるものが相手に欠如しているととらえ、少しでも自分たちに近づけたいという考えのもとに支援を展開しようとするが、本当にそうなのだろうかと考えさせられる。

米ノースカロライナ大学元TEACCH部長のゲーリー・メジボフ氏は、「自閉症を文化として考える」[17]と述べている。人は文化について考えるとき、その「違い」について考える。文化の違い（＝定型発達ではなく自閉症であること）は病気ではないし、異文化交流（＝定型発達の人と自閉症の人との交流）の目的は治療（＝相手を変えること）ではない、と説明している。

ソーシャルストーリーズ™の開発者キャロル・グレイ氏は、「定型発達の人たちとASDの人たちは、お互いに、お互いの気持ちが分かりにくいというハンディを負っている。私たちは双方ともに、同じ地球上に生きる人類として、社会的な立場は対等である」[20]と述べている。

児童精神科医の吉田友子氏は、「この世の中の『社会性』は、『多数派』の理論に適合したものであって、ASDの子どもたちにとってきっとそれらは理屈に合わない、肌になじまないもの。『社会性』を育てるということは、多数派の理屈にあわせた行動をとってねと頼むことであり、私達は、いつも多数派のやり方に合わせる努力をしてくれているASDの子ども達へ敬意を払うべきである」[13][14]と述べている。

互いの違いを認め、尊重することが、発達障害児（者）とかかわるうえでのキーとなる。

しないため、「降りようね」と具体的に伝える必要がある。

③不安や緊張の軽減

感覚過敏は、体調や不安・緊張などにその表れ方の程度が左右されるので、日ごろから不安や緊張をできるだけ軽減できるような支援が必要である。

④受け身型の子どもへの支援

ASDの社会性は、いくつかのタイプに分けられている。「積極・奇異型」とよばれるタイプの子どもたちは、問題行動とされる行動が見られることも多く、保育士等の目にも留まりやすい。一方、自ら人とかかわろうとはしないが、人からの働きかけに対して受け身的に応じる「受け身型」の場合、人に対して従順で表立った問題が起こらないため、気づかれずに放置されてしまうということが起こりやすい。しかし、このような子どもたちは、まわりの子どもたちが何をしているのか理解できていなかったり、なぜこれをするのかということが分からなかったりなど、困惑しながら一日を過ごしていることが多い。支援の原則に即した、分かりやすい環境を整えることが求められる。

（４）有効な支援の一例

ASD支援に有効であると科学的に証明されている支援プログラムやツールの例を以下にあげる。なお、それぞれの具体的な内容については、専門書を参考にされたい。

【TEACCH®プログラム】故エリック・ショプラー氏が創始した、自閉脳研究・行動心理学・言語発達心理学に基づいた自閉症支援プログラム。自閉症バリアフ

リーの考え方を重視しており、氷山モデルやASD脳の学習スタイルの考え方も
ここに含まれている。

【PECS】絵カード交換式のコミュニケーション指導法。

【コミック会話】キャロル・グレイ氏によって開発された、会話を視覚化する方
法。

4）注意欠如・多動症（ADHD）の理解と支援

（1）注意欠如・多動症とは

　注意欠如・多動症（Attention Deficit Hyperactivity Disorder：ADHD）とは、
発達年齢に見合わない不注意・多動性・衝動性が7歳以前から存在し、その症状
が一時的なものではなく持続しており、生活に支障をきたしている場合に診断さ
れる[8)][9)][13)]。しばしば脳波異常がみられ、何らかの脳の特性から生じる発達の偏
りであると考えられており、人口の3～7％[8)][13)][14)]と報告されている。以下に
示す3つの症状のうち、「①不注意」が強く表れる不注意優勢型、「②多動性」
「③衝動性」が強く表れる多動性－衝動性優勢型、そして混合型の3つのタイプ
がある。

①不注意

　注意集中が続かず、ほかのことに気が散ってしまう、次から次へと興味が移る、
うわの空で話を聞いていない、忘れ物が多い、うっかりミスが多い。

②多動性

　座っていられない、常に身体のどこかが動いている、あちこち歩き回る、走り
回る、高いところによじ登る、待つことが苦手、おしゃべりが止まらない。

③衝動性

　約束や決まりごとを守れない、せっかちでイライラしてしまう、考えるより先
に行動している、順番が待てない、答えが分かってしまうと聞かれるまで待てな
い。

（2）ADHDの子どもへの対応

　ADHDの子どもは、前述のような特性のために、周囲から期待される行動を
とることがむずかしく、注意や叱責を受けることが多い。また、これらの症状は、
自分でコントロールすることが非常に困難であり、注意や叱責では改善できない
が、本人はコントロールしたいと思っている。やってしまってから「しまった」
と思うことが多く、自己肯定感の低下をまねきやすい。これらの行動がこころが
けや努力不足のためではなく、能力の問題であることをまわりが認識し、本人の
能力に期待をあわせる、困りごとには具体的な対策を考える（たとえば、忘れ物
をしないために、具体的な手順を明示しておくなど）という原則で支援すること
が必要となる。

5）いわゆる“気になる子ども”への対応

　保育現場で「気になる子ども」とは、発達障害と同様の特性をもつ子どもが多

いようである。発達障害は、見た目にはわかりにくい障害であることから、見逃されたり、誤解されたりしやすい。発達障害の診断はついていなくても、やみくもに行動の修正を求めたり、頭ごなしに叱ったりするのではなく、先に述べた氷山モデル（141ページ、図４－19）で考えることが大切である。そして、早期に専門的な支援につなげるよう、保護者を支援する必要がある。知的な遅れをともなわない発達障害の場合、保護者はその特性を認識しにくい。とくに、家庭ではあまり社会性が問題になることはないため、気づきにくく、保育所等から子どもの気になる点を伝えられても、保護者が納得できないという場合もある。そのため、保育士等にとって、保護者とのコミュニケーションを十分にとりながら、子どもを中心にして、ともに考えるという姿勢をもつことが大切である。

６）支援体制

　発達障害児への対応については、専門家のアドバイスも受けながら支援を行っていく必要がある。また、保育所等への通所と並行して、療育機関での児童発達支援等を利用することで、その子どもにあった療育を受けながら集団生活の中で発達していくことができる。保育所等や保護者が利用することのできる専門機関、および発達障害児の支援の根拠となる法律等を、表４－７（146ページ）に示す。

3 慢性疾患児

　慢性疾患とは、病気の経過が長期に及び、治癒を期待することはむずかしいが、症状が安定した状態を維持することによって日常生活を送ることが可能な病気である。必要な療養や健康管理を日常の中で行っていくことによって、集団生活を送ることが可能な慢性疾患も多い。代表的なものとして、心疾患、腎疾患、糖尿病、てんかん、喘息・アトピー性皮膚炎等のアレルギー疾患、などがある。それぞれの病気によって、健康管理上必要な配慮があるが、それ以外は特別扱いせず、ほかの子どもたちと同じように過ごせるようにすることが大切である。

　病気によっては、保護者の中には隠す場合もあるが、子どもの安全を最優先に考え、保護者そして必要に応じてフォローしている医療機関との連携を密にとっていくことが大切となる。

１）心疾患

　乳幼児の心疾患のほとんどは、先天性（生まれつき）の心臓の奇形である。代表的なものとして、左右の心室の間に乳（あな）のある「心室中隔欠損症」、胎児期に肺を通さずに母体からの血液を全身に送る経路であった動脈管が閉鎖せずに残ってしまう「動脈管開存症」、その他、心臓内の動脈の狭窄（きょうさく）・弁の閉鎖不全などがあり、いずれも心臓内の血液の流れが正常とは異なるために心臓が正常に機能しない。先天性心疾患による症状は、欠損乳の大きさや狭窄の程度により、ほとんど症状のないものから、呼吸困難、動悸、哺乳障害、体重増加不良、チアノーゼなどの症状を示すものまで、さまざまである。また、後天性の心疾患の代表として、

表4－7　発達障害児の支援にかかる専門機関および法律等

◆保育所等へのコンサルテーションの依頼
- 巡回相談、コンサルテーション：
  保育所（園）・幼稚園等へ、臨床発達心理士、臨床心理士、保健師、保育士、教諭、特別支援教育士等による巡回相談を行い、支援を行う事業。自治体により名称やサービスが異なり（地域支援、施設訪問支援など）、発達支援センター・療育センター等で実施している自治体もある。市町村の児童福祉担当課に問い合わせるとよい。

◆相談支援機関
- 発達障害者支援センター（各県、政令指定都市に設置）
- 発達支援センター・療育センター：自治体により、名称やそのサービス内容は異なる
- 市町村母子保健担当課・保健センター
- 児童発達支援センター：
  地域の障害児支援の拠点であり、療育事業を提供するほか、障害児の相談支援や地域の障害児を支援する施設に対するサポートを行う。
- 特別支援学校：
  地域の特別支援教育のセンター的役機能として、地域の小中学校等に助言・援助や、相談等を行う。幼児期の相談にも対応しているところもある。
- 相談支援事業所：
  障害児者に関する総合的相談（基本相談）と、児童福祉法および障害者総合支援法による計画相談支援（サービス等利用計画作成）。
- 市町村障害福祉担当課：障害福祉サービス等に関する相談および申請

◆発達障害児の支援の根拠となる法律等
- 保育所保育指針　第4章
- 児童福祉法
- 発達障害者支援法
- 障害者総合支援法
- 障害を理由とする差別の解消の推進に関する法律（障害者差別解消法）
- 発達障害を含む障害のある幼児児童生徒に対する教育支援体制整備ガイドライン

後述する「川崎病」がある。

　心疾患のある乳幼児で、保育所等での生活上問題となるのは、主に運動制限についてであるが、疾患の種類や程度、手術をしているかどうかなどにより、健常児と同様の生活ができる子どももいれば、ある程度の制限が必要な子どももいる。

（1）運動制限について

　運動制限がある場合には、保護者と具体的に話し合う必要がある。主治医の指示する生活指導区分に基づいた管理を行うが、運動的な取り組み内容はそれぞれの保育所等で異なるため、日常的に、保育所等でどのような運動や活動をしているのかを具体的に医師に伝えたうえで、判断してもらうことが必要である。できれば、保護者と一緒に、主治医と直接相談できることが理想である。

（2）感染予防について

　かぜなどにより病状が悪化しやすいため、手洗い、環境整備、適切な生活リズムの維持による感染予防に努める。また、う歯（むし歯）および各種の細菌感染症（溶連菌感染症、尿路感染、細菌性の気管支炎や肺炎など）によって、細菌性

心内膜炎[*26]を起こしやすい疾患もあるため、通常の感染予防のほか、家庭でも保育所等でも、う歯の予防に努める。

（３）川崎病について

川崎病は、心臓を含む全身の血管が炎症を起こす病気であり、発病時には３〜４週間程度の入院治療を要する。重要な血管が詰まるのを防ぐ目的で、退院後も抗凝固（血液を固まりにくくする）作用のある薬を一定期間飲む場合があり、けがをしたときには、普通の子どもよりも長く押さえて止血をする必要がある。薬の内容を確認しておく必要がある。

退院後の保育所等での生活は、冠動脈（かんどうみゃく）[*27]に後遺症が残っているか否かによって異なる。後遺症のない場合には、徐々に通常の生活に慣らしていけばよいが、後遺症のある場合には運動制限も必要となり、生活上の注意について主治医に確認する必要がある。

２）腎疾患

腎臓は、血液内の老廃物をろ過して尿として排泄する働きや、体内の水分と電解質のバランスを維持する働きを担っている。腎疾患ではこのような腎臓の機能が低下するために、体内に老廃物がたまってだるさや食欲不振などを招いたり、体内に水分がたまってむくみが生じたりする。幼児期に発症することの多いネフローゼ症候群では、腎臓の機能障害により、血液中のタンパク質が大量に尿中に排泄されてしまう。

腎疾患では、治療の過程で食事療法や水分制限を必要とするが、保育所等に登所できるような段階においては、これらの制限は解除されている場合がほとんどであると考えられる。運動については、医師からの指示がある場合を除いて、基本的には運動制限は行われない。

かぜなどへの感染をきっかけに症状が悪化したり、再び入院が必要な状態となることもあるため、心疾患と同様、感染予防に努める必要がある。ステロイド剤を内服している子どもは、その副作用で感染症にかかりやすくなっているため、とくに注意する。保育所等内で水痘などの流行性疾患の発生があったときには、保護者に伝えるようにする。

ステロイド剤を内服している場合には、そのほかの副作用として、皮膚が薄く弱くなること、骨がもろくなることについても念頭において保育する必要がある。

３）糖尿病

食事により体内にとり入れられた糖は、腸管壁から血液中に吸収される。膵臓から分泌されるインスリンというホルモンは、血液中の糖を代謝し、エネルギーに換えたり、肝臓に蓄えたりする働きをする。

１型糖尿病（インスリン依存型糖尿病）は、インスリンを分泌する膵臓のランゲルハンス島のβ細胞が破壊され、インスリンが分泌されなくなるために起こる病気である。インスリンの働きが不十分になるために血液中に糖がたまり、高血

*26 心臓や血管の内腔の表面は膜で覆われている。先天性心疾患によって狭窄部位や血液の逆流などがあると、心内膜や血管内膜が損傷を受ける。感染症などへの罹患により、何らかの形で細菌が血液中に入り、心内膜や血管内膜の損傷部位に感染し、炎症を起こしたものを細菌性心内膜炎という。

*27 冠動脈とは、心筋（心臓の筋肉）に酸素や栄養を供給する動脈である。川崎病では冠動脈が拡張したり、瘤（こぶ）ができたりすることが多く、瘤の中に血液の塊ができて血管が詰まる危険性がある。近年では治療法が進み、冠動脈瘤の発生率は低下しているが、治療薬が効かずに後遺症として冠動脈瘤や拡張が残ってしまう場合もある。

糖、尿糖、口渇、頻尿、痩せなどの症状が出現する。この病気は、いくつかの遺伝子と環境要因が複雑に結びついた結果、発症すると考えられており、両親から受け継ぐ一般的な遺伝病や、生活習慣病ではない。2型糖尿病は、遺伝的な体質に、生活習慣によるからだへの負担が重なって発症すると考えられている。

乳幼児の糖尿病は、大部分が1型糖尿病であるが、学童期には2型もみられ、中学生以上では1型よりも2型が多くなっている。2型糖尿病は肥満のある子どもに多く発症しているので、幼児期の肥満を予防することが大切である。

1型糖尿病の治療は、インスリンを体外から補うインスリン療法と、食事療法、運動療法により行われる。インスリンは、1日に4回、注射により与えられることが多いが、保育所等で昼食前に注射をすることが困難な場合は、朝食前、夕食前、就寝前の3回とされる。インスリン注射は、血糖値の測定とあわせて保護者により家庭で行われている。

（1）保育所等における対応の基本

保育所等において必要なことは、おやつを含めた食事の摂取量を、毎日、保護者へ伝えることと、低血糖症状への注意と対処の2点である。その他については、特別扱いは不要であり、運動を含め、健康児とまったく同様の生活をさせるようにする。

（2）食事について

乳幼児期の成長発育に必要な栄養素を含み、かつ高血糖や低血糖を予防し、血糖値が正常範囲に保たれるように量の配分や、たんぱく質、脂肪、糖質の割合が決められるが、制限を加えたり、心理的負担とならないようにすることが大切である。保護者に保育所等での給食を見てもらい、盛りつけ量を確認したり、献立表を渡すことにより、保護者とともに食事を安全に進めることができる。

おやつを含め、どのくらい食べたかを、毎日記録して保護者に伝える。あまり食べなかったときには、保護者と連絡をとるようにする。

（3）低血糖の症状と対処

高血糖の状態が続くと合併症を起こしてしまうことから、糖尿病の治療では、高血糖の状態にならない量のインスリンを注射するため、逆に低血糖となってしまう場合がある。

①低血糖の症状

幼児は低血糖をことばで伝えることは困難であるが、しゃがみ込むなど、その子どもなりの動作で周囲のおとなに知らせるよう教育されている。保育士等は、顔色が悪い、冷や汗、不機嫌、無口になる、元気がなくなる、奇異な行動によって気づくことができる。さらに進行すると、ウトウトしはじめ、けいれん、昏睡などが起こる。保護者から、どのような症状や行動がみられるか、低血糖が起こりやすい時間帯などを、よく聞いておくことが大切である。

②低血糖の予防と対処

低血糖を予防するために、グルコース錠（図4−20）、砂糖、ビスケット、あめなどを保護者に用意してもらい、常備しておく。散歩など、園外へ出かけるときは必ず携行する。保護者に家庭での対処法を聞いておくと参考になる。朝の食事を十分に食べなかったときは連絡してもらい、昼に近い時間の外遊びや園外への散歩などのときには、事前に少量の補食を与えるとよい。

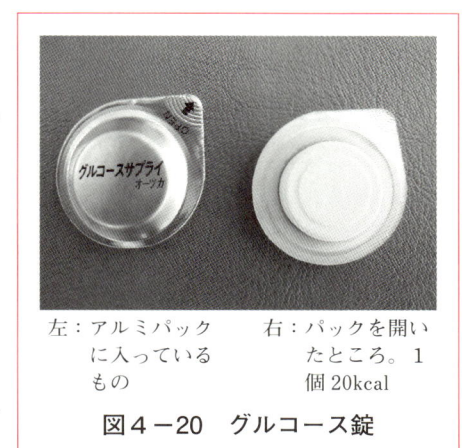

左：アルミパック　右：パックを開い
　　に入っている　　たところ。1
　　もの　　　　　　個20kcal

図4−20　グルコース錠

低血糖時の対処方法は、軽い低血糖の症状であれば、ビスケットまたはグルコース錠を与える。症状が強ければ、砂糖、ジュース、グルコース錠などを与える。いずれも、食事までの時間をみて、補食の量を決める[*28]。

軽い低血糖で、補食をしておさまれば、お迎えのときに報告すればよいが、強い症状があったときには、すぐに保護者に連絡する。

4）てんかん

てんかんとは、意識消失発作やけいれん発作などの「てんかん発作」を反復する慢性の病気である。てんかんの子どもは、抗てんかん薬を飲み続けることで発作を抑えているが、子どものからだの成長にあわせて、薬の量も変化させていく。主治医が適正な薬の種類や量を決定するためには、日ごろの発作の状態を正確に知る必要がある。そのため、保育所等において一番大切なことは、保育中にみられた発作について、以下の点を保護者にきちんと伝えることである。

・てんかん発作の起きた時刻

・持続時間

・どのような発作か（からだの部分、意識の有無、けいれんかどうか）

・発作後のようす

発作が完全に抑制されている場合は、とくに日常生活には問題はない。そうでない場合には、いつ、どこででも、発作が起こる可能性のあることを念頭に入れて保育をする必要がある。とくに、プールでは、必ずだれかが目を行き届かせておくことを確認する。

発作の頻度や程度、どのようなときに起こりやすいかについて、保護者から情報を得ておく。また、入浴中や入浴直後のからだが温まっているときにてんかん発作がみられることが多いため、沐浴を行う場合には、湯の温度をぬるめにし、短時間で行うようにする。

[*28] 標準的な対処法であり、子ども一人ひとり、適正な方法は異なるため、家族・主治医とともに話し合い、主治医の指示と家庭での対処方法を基本に、保育所等で可能な方法を決めることが必要である。

5）アレルギー疾患

　人のからだには、異物から身を守るために働く免疫機構が備わっており、からだに有害な病原体などの侵入に反応して排除しようとする働きがある。この免疫機構が、本来無害なものに対しても過剰に反応することによって生じる、生体にとって好ましくない病的免疫反応のことを、アレルギーという。

　厚生労働省は2011（平成23）年に、「保育所におけるアレルギー対応ガイドライン」を作成、2019年に改訂を行っており[21]、保育所での具体的な対応方法や取り組みについて示している。その中には、保育所と保護者、嘱託医等が共通理解のもとに一人ひとりの子どもに対応できるよう、「生活管理指導表*29」の参考書式が提示されている。

＊29　詳しくは、第7章（251ページ）の脚注「＊9」を参照のこと。

　以下に、各疾患の概要と対応のポイントについて述べる。しかし、一人ひとりの子どもへの具体的な対応については、「生活管理指導表」に従っての配慮が求められる。

（1）気管支喘息

　子どもの喘息は、その9割がアレルギー反応によるものであり、気管支を収縮させたり、気管支粘膜を腫らせたりする物質が作り出されることにより、気管支が狭くなったり、気管支の表面が炎症を起こし、ゼーゼー・ヒューヒューという音や、呼吸苦・咳といった喘息の症状が起こる。発作は、春先、梅雨時、台風時期、秋の長雨の時期など、気候の変化が大きいときに起こりやすい傾向がある。また、かぜなどのウイルス感染をきっかけにしても起こる。喘息の発作は、軽くゼーゼー音がするが、食事や会話はほぼ普通にできる「小発作」から、非常に呼吸苦が強く、意識低下もともなう「呼吸不全」まで、4段階に分類されている。

　発作が起きると気管支の過敏な状態が作られ、さらに発作が起こりやすくなるという悪循環になる（図4−21）。そのため、喘息の治療については、発作が起きてから症状を鎮める治療をするのではなく、発作予防のための治療が主となっている。

気管支断面図

平滑筋　粘膜

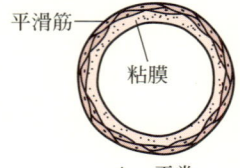　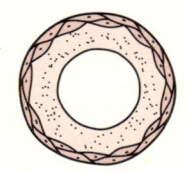　分泌物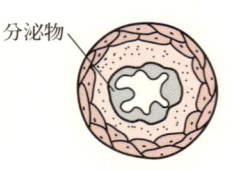

A．正常　　　　B．喘息児（非発作時）　　　C．喘息児（発作時）

喘息の子どもは、発作の起きていないときも気管支粘膜の腫れや平滑筋の肥大がみられる（B）。発作時にはさらに気管支粘膜は肥大し、分泌物がたまり、平滑筋が収縮するために気道がとても狭くなる（C）。

図4−21　喘息発作時の気管支の変化

　発作への不安から、保護者は必要以上に過保護になってしまうこともあるが、発作が起きていないときには、運動面を含め、健康児とまったく同様の生活でよい。むしろ、喘息の治療のためには、鍛錬で体力をつける（自律神経の機能を高める）ことが必要である。自律神経の機能を高めることで、気管支の過敏状態を軽減させることができる。

【自律神経の機能を高めるために】

・薄着にする。

・発作のないときであれば、汚れた手足を洗うときには、水で洗う[*30]。

・生活リズムを整えることはとても重要（規則正しい生活・睡眠）。

①発作が起きた場合の対処方法

　喘息発作が起きたときには、通常の保育を続けることは不適切であり、すみやかに保護者に迎えを依頼する。家庭に吸入薬が常備されていて小発作であるという場合を除き、医療機関の受診が必要である。保護者の迎えを待つあいだは、以下のように対応する。

・水分を少しずつ与えて、痰を出しやすくする。

・理解できる年齢の子どもであれば、ゆっくりと腹式呼吸をさせる。

・できるだけ安静に過ごさせる。

・寝かせる場合は、平らに寝かせず、上半身を高くする。

・チアノーゼ（123ページ、「チアノーゼ」の項を参照）がみられたり、胸の中央がへこむような呼吸をしている場合は、大発作あるいは呼吸不全の状態であるため、ただちに医療機関へ連れていく必要がある。場合によっては救急車を要請する。

②発作が起きた後の対応

　発作が起きていないときには、健康児とまったく同じでよいが、ひとたび発作が起きると、気管支粘膜が過敏となり、運動したり、冷たい空気を吸い込んだりといったことがきっかけで発作が誘発されやすいため、発作消失後も２～３日間は注意が必要である。保育所等での活動内容や運動量について主治医に伝え、登所について判断してもらう。必要であれば、病後児保育施設を紹介する。

（2）アトピー性皮膚炎

　アトピー性皮膚炎とは、皮膚に痒みのある湿疹が生じ、よくなったり悪くなったりをくり返す疾患で、多くは生まれつきの素質（アトピー素因[*31]）をもつ。皮膚のバリア機能の低下により外界からの刺激やアレルゲンが侵入しやすいこと、アレルギー反応が起こりやすいことに加え、さまざまな環境条件が重なって発症する。悪化因子として、ホコリ、特定の食物、動物の毛、汗、シャンプーや洗剤、プールの塩素、細菌、ストレス、風邪などの感染症などがあげられるが、一人ひとり異なる。もともと子どもの皮膚は構造的にも薄く、また、新生児期を除き、乳児期～幼児期は皮脂分泌の少ない時期であることから、皮膚のバリア機能が低下しやすい。そのため、アトピー性皮膚炎は０～５歳児でもっとも有病率が高い。

*30　水を使うことで自律神経への刺激となり、機能を高めることが期待できる。ただし発作時は、発作の増悪を招く場合もあるため、発作の極期が過ぎてから、無理をせず、湯やぬるま湯に変更して清拭を行うとよい。

*31　アトピー素因とは、①アトピー性皮膚炎・気管支喘息・アレルギー性鼻炎の家族歴、既往歴をもつ、②IgE抗体を産生しやすい、の２つをあわせもつ体質である。

症状としては、乳児期では通常口のまわり、頬やあご、首、頭部の発赤疹やジクジクした皮疹からはじまり、次第に全身へと拡がっていき、痒みをともなうようになる。幼児期では肘の内側や膝の裏などの屈曲部に赤みの強い湿疹ができやすい。慢性化すると、皮膚の肥厚（苔癬化）が徐々に進行する。

アトピー性皮膚炎の治療は、①原因・悪化因子の除去、②スキンケア、③薬物療法の三本柱で行われるが、中でもスキンケアは、皮膚バリア機能低下を是正し、アレルゲンの侵入を防ぐことから重要視されている。

①スキンケアの基本

・発汗後の対応：汗による刺激は、痒みの増加や、皮膚炎を悪化させる原因となる。汗をかいたらこまめにタオルで拭く、着替える、水で流す、可能であればシャワーを浴びるなどの習慣をつけるようにする。

・皮膚の表面をきれいにする：摩擦による機械的刺激はかえって皮膚バリア機能を低下させるため、石けんの泡を皮膚にのせて塗り拡げ、手でやさしく洗うことが基本である。ネットを用いて石けんを泡立てたり、泡立ポンプ式の石けんを用いたりすると、簡単に泡をつくることができる。

・保湿する：沐浴やシャワーの際には皮脂も落ちるため、皮膚がさらに乾燥しやすくなる。ステロイド入りの軟膏は、朝夕の2回、家庭で使用することが原則であるが、保湿剤については保育所等へも持参してもらい、沐浴やシャワー・夏季のプールの後などに塗るようにする。保湿剤は、沐浴やシャワーの後15分以内に塗ることが推奨されている。

②保育所等での生活上の留意点

・紫外線に対する配慮：紫外線による刺激がアトピー性皮膚炎を悪化させるケースもある。とくに紫外線の強い5～9月ごろに長時間の屋外活動を行う際には、帽子や長袖の着用、日焼け止めクリームの使用、室内や日陰での休憩など、「生活管理指導表」の指示に従った配慮を行う。園庭やプールの上にUVシートを張るという方法もある。

・プール遊び：肌の露出が大きくなるため、紫外線で悪化する子どもの場合は水着の上からTシャツを着せる、露出部には日焼け止めクリームを塗る、などの配慮が必要な場合もある。プールの塩素も悪化因子となるため、とくに症状が強い子どもの場合には、プールに入った後は、石けんを用いて塩素を洗い流した後に保湿剤を塗布することが望ましい。

・動物との接触：動物の毛やフケがアレルゲンの場合には、直接触れることはもちろん避けるが、近くにいるだけでも空中に浮遊する毛やフケが原因で症状を起こすこともあるため、配慮が必要である。

（3）アレルギー性結膜炎

アレルギー反応によって、流涙、充血、痒み、異物感などの症状が目の粘膜や結膜に起こる。スギ花粉などが主な原因である季節性のものと、ダニやハウスダ

スト、ペットの毛などが原因の通年性のものとがある。

　保育所等での対応としては、屋外活動の後には、顔を洗う・拭くなどするように
し、主治医の指示や保護者からの申し出に従って、人工涙液による洗眼を行う。
プールの塩素が刺激となり、アレルギー悪化の原因ともなるため、プールの可否
について主治医に確認する。また、入水時にはゴーグルを着用し、あがった後に
は洗眼をする。

（4）アレルギー性鼻炎

　アレルギー反応によって、発作性・反復性のくしゃみ、鼻水、鼻づまりなどの
症状が起こる。スギ花粉などが主な原因である季節性のものと、ダニやハウスダ
スト、ペットの毛などが原因の通年性のものとがある。

　対応の基本は、可能な限りアレルゲンを避けることであり、ダニやハウスダス
トが原因であれば、環境整備に配慮する。花粉などが原因の場合は、保護者や本
人の希望があれば屋外活動の際にはマスクを着用させる。症状軽減のために抗ア
レルギー剤や抗ヒスタミン剤を内服している場合には、眠気を生じる場合もある
ため注意する。また、本人が必要時に鼻をかむことができるよう、屋外活動時の
ティッシュペーパーの携行について確認をする。

（5）食物アレルギー・アナフィラキシー

　食物アレルギーとは、原因食物を摂取したあとに、生体にとって好ましくない
病的免疫反応として皮膚・粘膜・呼吸器・消化器、あるいは全身性症状が引き起
こされる現象のことをいう[21][22]。食物アレルギーの有病率は、乳児で約10％、
幼児で約5％、学童期以上で1〜3％と報告されている[21][22][23]。

　原因食物は多岐にわたるが、乳幼児期では、鶏卵、乳製品、小麦の順にもっと
も多く、次いでピーナッツ、果物、魚卵、甲殻類（エビ、カニなど）、そば、大
豆などがある[21][22]。

【症状】 皮膚症状…痒み、じんましん、むくみ、赤み、湿疹、など

　　　　　粘膜症状…目の充血や痒み、まぶたの腫れ、口唇・舌の腫れ、口腔内や
　　　　　　　　　　喉の痒み・イガイガした感じ、喉がつまるような感じ、など

　　　　　消化器症状…腹痛、吐き気、嘔吐、下痢、など

　　　　　呼吸器症状…くしゃみ、鼻水、鼻づまり、咳、息苦しさ、呼吸時にゼー
　　　　　　　　　　　ゼー・ヒューヒュー音がする、など

【アナフィラキシー】 上記のような症状が、複数同時に、かつ急激に出現した状
態をアナフィラキシーという。その中でも、血圧が低下し、意識レベルの低下を
きたすような場合を「アナフィラキシーショック」とよび、生命にかかわる重篤
な状態をさす。

【食物アレルギーの治療】 正しい抗原診断に基づく必要最小限の除去を基本とす
る除去食療法が行われる。成長をさまたげないよう、代わりの食品から栄養をと
れるような配慮も必要となる（代替食）。また、アレルギー症状が出現した際に

は、薬物などによる治療が行われる。

①保育所における除去食の対応

　保育所での食物アレルギー対応では、「保育所内でのアレルギー発症をなくすこと」が第一目標であるが、同時に、乳幼児の健全な発育発達の観点から、不要な食事制限もなくしていかなければならない。そのため、食物除去の申請は、医師の診断に基づいた「生活管理指導表」に基づいて行う。幼児期の食物アレルギーは変化しやすいため（治る例も多い）、常に見直しが必要であるとされている。「生活指導管理表」は、基本的には入所時、診断時、以降は年に1回提出するものとする。現状では、保育所での対応が細分化されていて誤食の誘因となっており、食物除去をする場合には完全除去を基本とすることが望ましい。

　具体的な対応の詳細は、「保育所におけるアレルギー対応ガイドライン（2019年改訂版）」（厚生労働省、2019)」[21] を参照のこと。

②誤食の予防

　日本保育園保健協議会による調査では、保育所での誤食はしばしば起きており、医療機関の受診を必要とする場合もかなりあることが報告されている[21]。先に述べたように、たとえば、「加工品のみは可」などの細分化された除去が誤食の誘因となるため、ガイドラインでは、「完全除去対応（提供するか、しないか）」を基本原則として定めている。

　また、配膳間違いなどのヒューマンエラーを防ぐためには、食事が子どものもとに届くまでの過程において複数の人間による複数回のチェック体制をつくること、食物アレルギーをもつ子どもの食器の色などを変えて注意喚起すること、食事やおやつの時間には、十分な人員を配置すること、などが求められる。

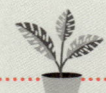 **コラム4-7　エピペン®の使用について**

　エピペン®は、子どもや保護者みずからが管理・注射することが基本であるが、保育所等にいる子どもは、年齢的にも、みずから注射するということは困難である。そのため、アナフィラキシーが起こった場合は、医療機関への搬送により救急処置ができる体制を整えておくことが重要である。しかし、そうした救急処置が間に合わない場合等の緊急時について、厚生労働省は2011（平成23）年に、「患児が自ら自己注射薬を注射できないときには、保育所職員がそれを注射しても問題はない」という見解を示している[21] [22]。

　子どもに処方されたエピペン®を保育所で一時的に預かる場合には、次のように対応する。

・主治医による生活管理指導表にもとづく対応とする。
・緊急時の対応について保護者とじゅうぶんに確認し合い、個別対応表を作成しておく。対応表には、緊急時の連絡先、対処の方法などを記載し、すべての職員がすぐに見られる状態にしておく。
・すべての職員がエピペン®の保管場所、使用のタイミングおよび使用方法を知っておく。
・可能な限り、医師による実技講習など、全職員に対する研修の機会を設ける。
・実際に使用した場合には、所定の記録を残す。
・エピペン®はあくまでも応急処置であり、使用後は必ず、速やかに救急搬送し、医療機関を受診する。

表4－8　一般向けエピペン®の適応（日本小児アレルギー学会）

エピペン®が処方されている患者でアナフィラキシーショックを疑う場合、下記の症状が1つでもあれば使用すべきである。

消化器の症状	・繰り返し吐き続ける	・持続する強い（がまんできない）おなかの痛み	
呼吸器の症状	・のどや胸が締め付けられる ・持続する強い咳込み	・声がかすれる ・ゼーゼーする呼吸	・犬が吠えるような咳 ・息がしにくい
全身の症状	・唇や爪が青白い ・意識がもうろうとしている	・脈を触れにくいまたは不規則 ・尿や便を漏らす ・ぐったりしている	

出典）日本小児アレルギー学会ホームページ
http://www.jspaci.jp/modules/gcontents/index.php?content_id=12

③アナフィラキシーへの対応

　アナフィラキシーでは、全身にあらゆる症状が出現する可能性があり、その症状の進行はきわめて早い。

　アドレナリンは、アナフィラキシーによって生じている病態を改善させるためにもっとも効果的な薬剤である[22]。食物アレルギーをもつ子どもたちの中には、アナフィラキシーを起こす危険が高いとして、アドレナリンの自己注射薬「エピペン®」を処方されている子どももいる。

　エピペン®投与のタイミングは、ショック状態に陥ってから使用するよりも、「プレショック」状態で使用することが効果的である[22]が、その判断は一般の人には難しいことから、日本小児アレルギー学会では、2013年に「一般向けエピペン®の適応」を決定し、表4－8に記載された症状が1つでもあれば、エピペン®を使用すべきであるとしている。1つの症状だけでエピペン®の適応を示すことはとても難しいとしながらも、一般の人にも分かりやすい症状の記載・適応判断としたことが報告されており、保育所（園）・幼稚園・学校などのアレルギー・アナフィラキシー対応のガイドライン、マニュアルなどはすべてこれに準拠していくことが基本とされている[24]。

6）先天性消化器疾患

（1）排便障害をきたす疾患

①鎖肛（さこう）

　肛門が形成されずに閉鎖した状態で出生する疾患を鎖肛という（図4－22）。便の排泄経路を確保するために、出生直後に手術が行われる。直腸の端が肛門挙筋群（きん）を通過していて、肛門部近くに位置していれば、肛門を形成して直腸とつなぐ手術が可能であるが、直腸の端が挙筋群と同じ高さか、あるいはそれより高い位置で終わっている場合には、一時的に人工肛門を造って、そこから排便させ、

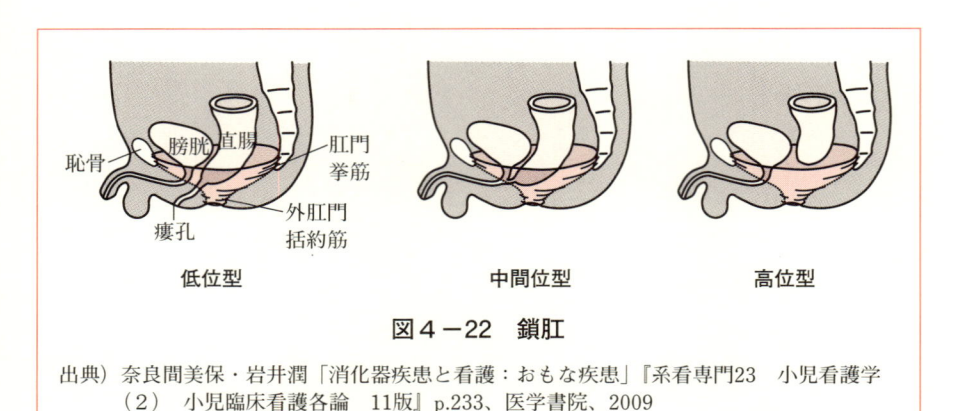

恥骨　膀胱　直腸　肛門挙筋
瘻孔　外肛門括約筋

低位型　　　　中間位型　　　　高位型

図4-22　鎖肛

出典）奈良間美保・岩井潤「消化器疾患と看護：おもな疾患」『系看専門23　小児看護学（2）　小児臨床看護各論　11版』p.233、医学書院、2009

正常
神経節細胞の欠如
（腸の蠕動運動が起こらない）

図4-23　ヒルシュスプルング病

成長を待って肛門形成の手術が行われる。

②ヒルシュスプルング病

　生まれつき、腸管の一部の神経節細胞が欠如しており、欠如部分の腸管運動が妨げられる（図4-23）。神経節細胞の欠如範囲は、直腸の肛門部からわずか1cm程度のものから、肛門から小腸までの広い範囲に及ぶものまで、さまざまである。いちじるしい便秘や腹部の脹りなどから、ほとんどは新生児期〜乳児期に診断されるが、欠如範囲がごく短いものでは、1歳過ぎまで気づかれない場合もある。治療としては、神経節欠如部分の腸管を切除する手術が行われるが、その範囲によっては、一時的に人工肛門を造り、その後適切な時期に肛門とつなぐ手術をする場合もあり、また、小腸までの広範囲の欠如例では、人工肛門が閉鎖できない場合もある。

　これらの疾患では、手術後にも排便をコントロールすることはむずかしく、便秘や便失禁を生じる。排便機能を獲得することは容易なことではなく、長期にわたる排便管理を必要とする。具体的には、食事による便性の調節と、排便習慣をつけることを基本としながら、状況に応じて緩下剤による便性の調節を行ったり、浣腸の使用によってまとめて排便することで、便失禁の予防を行ったりしていく。そのためには、家庭と保育所等との協力が不可欠である。保育所等で必要な対応としては、以下があげられる。

・排便があったときには、便性を観察する。また、便性の調節のための食事の配慮や水分補給についても、家庭とよく連絡をとる。
・便失禁の際の対応としては、替えの下着やパットを家庭で準備してもらい、汚染時には交換する。年長児の場合は羞恥心に配慮する。

・おむつを使用している子どもで、下痢や便失禁により、お尻がただれる場合には、おむつ交換ごとにぬるま湯で洗い流すことが望ましい（121ページ、「下痢」の項より「③お尻が赤い、ただれているなどの場合」を参照）。家庭で使用している軟膏などがあれば持参してもらう。

（２）先天性胆道閉鎖症

消化液のひとつである胆汁は肝臓で作られ、胆管を通って十二指腸へと分泌される。先天性胆道閉鎖症では、生まれつきこの胆管が閉塞しているため、胆汁が肝臓の中にたまってしまい、放置すると肝硬変に陥るため、早期に手術によって胆汁の排泄経路を確保することが必要である。症状は、黄疸と灰白色便（胆汁が排泄されないため、便が黄色にならない）であるが、新生児初期には症状が不明瞭であり、早期の発見は比較的むずかしい。このため、30～40％は手術をした後も黄疸が完全には消失しない。また、大部分は胆汁の排泄経路として空腸を用いる手術が行われるため、腸から細菌などが胆管にさかのぼって感染し、胆管炎を起こすことがあり、手術後も何年にもわたって注意が必要である。

さらに、長期的な合併症として、肝臓内の静脈の圧が高くなることが原因で、食道静脈瘤ができることがある。

保育所等における主な配慮点は、以下の通りである。

①黄疸のある子どもについて

黄疸があるときの身体は、疲れやすい、感染症にかかりやすいことに配慮をする。また、黄疸があると皮膚に痒みを生じる[32]。そのため、爪は短く切る、気を紛らせる[33]、痒みが強いときには、軽く冷やすなどの対応をする。

②胆管炎の予防

・胆管炎はかぜなどへの罹患をきっかけに起こることが多いため、一般的な感染予防に努める。

・便の色が白っぽいと感じたら、必ず保護者に伝えるようにする。

７）小児がん

小児がんは、以前は予後不良の病気であったが、近年は治療の進歩により５年生存率は70％以上となり、治癒したり、症状のない状態で長期間経過する子どもも増えている。一方、治療の影響によるさまざまな障害が、成長とともに問題となってくることなどから、小児がんも慢性疾患のひとつとしてとらえられている。

小児がんの発生頻度は、子ども１万～１万3,000人に１人の割合[24]といわれている。もっとも多いのは白血病で、小児がんの40％ほどを占める。

（１）代表的な小児がん

①白血病

血液は、骨の中心にある骨髄という部分でつくられている。その過程において、まだ未熟で、機能が不完全な白血球が骨髄の中で異常に増殖してしまうのが白血

*32 このほか、黄疸がある皮膚は弱くなっているため注意する。また、胆汁の排泄がうまくいかないと、ビタミンKの吸収障害により出血しやすくなる。

*33 子どもの気を引くようなもので、かつ手を使うような遊びや玩具が効果的である。たとえば、手遊びや、触って感触を楽しむような玩具、リズミカルな動きを見て楽しむ玩具、キラキラしたり、音や光が出る玩具を用いた遊びなどがある。また、その子どもが普段好んでいる遊びを十分に楽しめるようにするのもよい。スキンケアについては、151～152ページ参照。

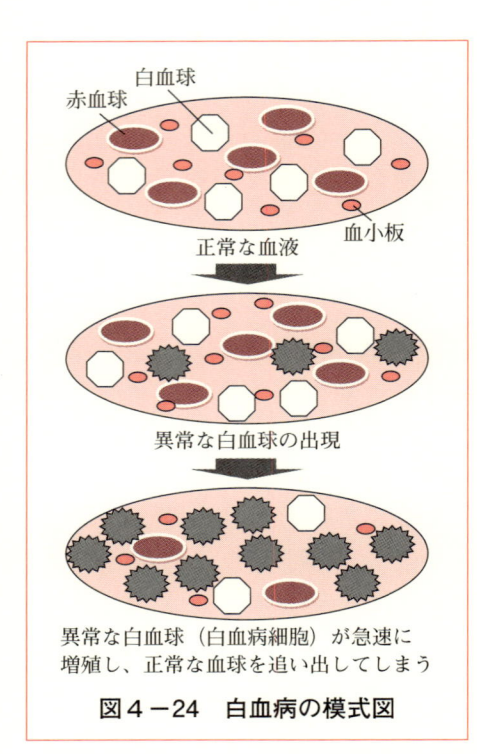

図中のラベル：
赤血球　白血球　血小板
正常な血液
異常な白血球の出現
異常な白血球（白血病細胞）が急速に
増殖し、正常な血球を追い出してしまう

図4-24　白血病の模式図

病であり、血液のがんといわれている（図4-24）。異常な白血球の増殖によって、正常な赤血球や白血球などは減少してしまい、一方、増殖した異常白血球は本来の機能を果たさないため、血液の正常な働きが損なわれてしまう。このため、発熱、関節痛、リンパ節腫脹、貧血、出血しやすいなどの症状が起こる。

②神経芽腫

副腎[*34]、あるいは腹部を中心とした交感神経節などにできるがんである。初期には無症状で、腹部の腫瘤により発見されることが多い。進行すると、全身症状として発熱、貧血、食欲不振、体重増加不良などがみられる。

*34　副腎とは、左右の腎臓の上にある、ホルモンを分泌する器官である。

③ウィルムス腫瘍

腎臓にできる子ども特有のがんである。腹部に腫瘤が触れる、あるいは腹部が膨らんでいることで発見されることが多いが、発熱や貧血などの全身症状はあまりみられないことが多い。血尿をともなうこともある。

（2）小児がんの治療

血液のがんである白血病の場合には、白血病細胞を完全に消滅させるために、長期間かけて抗がん剤治療が行われる。放射線治療が併用されることもある。抗がん剤は正常な細胞にもダメージをもたらすため、さまざまな身体症状が現れるとともに、免疫力がいちじるしく低下する。一定期間治療を行ったあと、全身状態の回復を待ち、再び治療を行うということがくり返し行われ、初回の入院期間は数か月～1年におよび、全治療期間には2～3年を要する。

神経芽腫などの固形の腫瘍の場合には、基本的には手術によって取り除くが、転移を防ぐ目的などで、抗がん剤治療や放射線治療も行われる。治療期間は、がんの進行の程度により異なる。

（3）治療後の生活

抗がん剤の影響による免疫力の低下は、治療終了後にも回復するまでに期間を要するため、感染症にかかりやすく、かかると重症化しやすい状態が続く。水痘などの一般的な小児期の感染症であっても重症になりやすい。保育所等へは、原則として主治医の許可を得てからの登所となるが、感染予防に配慮するとともに、感染症の流行状況について保護者へ情報提供を行うようにする必要がある。

そのほか、抗がん剤の副作用による脱毛や、放射線治療による皮膚の着色とい

った外見の変化に対するからかいなどがないように配慮する。

4 視覚障害・聴覚障害のある子ども

　乳幼児期は、心身ともに著しく発達する発達の感受期である。視覚や聴覚など
の感覚器に障害のある子どもの場合、ほかの障害との重複などがなければ、運動
発達や知的発達には本来問題がないにもかかわらず、環境からの刺激や情報の入
力が著しく制限されてしまう結果、全体的な発達の遅れにつながりやすい。その
ため、できるだけ早期から専門機関での療育支援を受けることが望ましいといえ
る。障害の程度や家庭の状況などにより異なるが、一般的には、特別支援学校の
幼稚部や0～2歳児の教育相談、または盲児施設や難聴幼児通園施設での療育を
中心とし、状況に応じて保育所・幼稚園等を併用する場合が多い。

1）視覚障害のある子どもへの対応

（1）視覚障害のある子どもの理解

　視覚障害のうち、視覚での明暗の区別ができない状態を「全盲」といい、光覚
をはじめある程度の視覚がのこっている状態を「弱視（ロービジョン）」という。
また、視覚障害の種類としては、視力の低下と視野の障害[*35]がある。

　多くの場合、視覚障害があっても、時間はかかるが、子どもは少しずつ環境を
理解して、部屋や物の配置を理解していく。かなりの時間を費やして、何度も同
じところを行き来するなどの動きは子どもにとって大切な行動である[26]。自分か
ら動こうとしなかったり、おとなが手を引かないと動けなかったりする場合には、
まだ環境を把握できておらず、不安を感じていることが考えられる。また、活動
に目的が見いだせずに動けないでいる場合も考ある。

（2）視覚障害のある子どもへの支援

　さまざまな活動を体験する中で、物の触り方や見分けかたが徐々に獲得できる
ように援助していく。日常の場面で、子どもの身体に触れながら、子どもにわか
るような方法で物を認識させたり、動作とことばを結びつけるように工夫したり
するとよい。遊びでは、触角や聴覚を用いた活動を取り入れるようにするとよい。
砂やブロック遊びなどは、触ろうとして壊してしまい、喧嘩になることもあるた
め、おいかけっこやブランコ、トランポリンなど、体を使った遊びの方がほかの
子どもたちとかかわりやすい[27]。

　身辺自立上の工夫としては、たとえば、靴箱やロッカーなどは一番端にする、
触ってわかるような印をつける、などの方法がある。子どもが主体的に動けるよ
うに、ゆっくり見守ることが大切となる。

　乳幼児期は、視覚は発達の途上にあり、全身的にも発達が目覚ましい感受性期
でもあることから、できるだけ早期に専門機関と連携した好ましい療育環境を整
えていくことが重要となる[28]。視覚障害乳幼児の保育・教育の場のひとつに視覚
特別支援学校（盲学校）の幼稚部がある。幼いころから点字に親しんでいる子ど

*35　視野が中心部分
の狭い範囲だけになる、
周辺部分は見えるが中心
部が見えない、まだら状
に見えるなど。

もは、点字での読み書きのスピードも速くなる。盲学校には地域のセンター機能があり、0〜2歳児を対象とした早期療育および保護者への教育相談、地域の保育園・幼稚園に通う園児対象の教育相談および学習環境の整備についての支援、巡回指導などを行っており[29]、保育所等ではこのような機関との連携を取りながら、個々に合った支援を行っていくことが求められる。

2）聴覚障害のある子どもへの対応

（1）聴覚障害のある子どもの理解

　聴覚障害は、出生千人に1人程度の割合でみられている。言語獲得の方法としては、残存聴力の活用により音声言語の獲得を目指す聴覚口話法と、聴覚には依存しない手話の獲得を目指し、その後日本語に置き換えていく二言語二文化法とその併用法がある[30]。近年、ABR（聴性脳幹反応）検査による新生児聴覚スクリーニング検査が普及し、出生後早期に聴覚障害が発見できるようになってきた。生後1か月までにはスクリーニングの過程を終え、生後3か月までに精密診断を実施し、生後6か月までに医療機関や福祉・教育機関などで支援を開始することが目安とされ、音声言語の獲得に効果があった聴覚障害児が通常の保育所・幼稚園に入所するケースも増えている[30]。さらに、埋め込み型の人工内耳による治療が大きく進歩し、聴力が回復される成功例が増えてきた[31]。一方、手話が独自の文法構造をもつろう者の「言語」であることが認められるようになり、特に2011（平成23）年の障害者基本法改正や、2014（平成26）年の障害者の権利に関する条約の日本における批准以降、乳幼児期からの手話導入に積極的なろう学校や療育施設も増えてきている。

（1）聴覚障害のある子どもへの支援

　目で見ることによるコミュニケーションを支援する。乳児期に、視線を合わせたり微笑みかけたりすることは、聴覚障害の有無にかかわらずコミュニケーションの基本となる。さらに、聴力やその他の発達の状況に合わせて、身振りを多く併用して伝えたり、指し示したり、写真や絵カードなどを活用したりする。子ども側からの発信についても同様に、子どもが伝えられる方法を工夫するとよい。手遊びなどでは、身振りを少し大げさに繰り返すと注目もしやすくなる。子どもは、「目で見る」ことを保障されることで、コミュニケーションの楽しさを知っていく。

　補聴器を使用している子どもの場合、きちんと装着されているか、スイッチやダイヤルがずれていないかなどを、定時に確認するようにする。また、補聴器や人工内耳が完全な聞こえを補償することは困難であり、音が歪んで聞こえたり、音域によって聞こえなかったり、子音が聞きとりにくかったりしていることを理解しておく必要がある[30]。

　家庭や療育機関等で手話を用いている子どもであれば、保育所等ではどこまで対応が可能なのか、保護者と十分に話し合う必要がある。聴覚障害は子どもの音

声言語の獲得およびコミュニケーションに大きな影響を与える。コミュニケーションの障害は、社会性の発達にも影響を与えるため、聴覚障害児への支援は、ただ単にコミュニケーションの支援にとどまらず、概念形成や社会性の発達にも影響することを念頭におく必要がある[30]。

5 医療的ケアの必要な子ども

いわゆる医療処置とよばれるものの中には、治療のためというよりは、生活するために必要な処置もある。たとえば、膀胱の機能障害のために自力で排尿できない人が、清潔操作のもとで膀胱に管を入れて排尿する「間欠自己導尿」や、口から食事を摂取することができない人が、胃や腸に入れた管から流動食を注入する「経管栄養」などは、排泄・食事といった基本的生活を維持するために必要な処置である。このような日常生活に必要な医療的な生活援助行為を、治療行為としての医療行為とは区別して、「医療的ケア」とよんでおり、医師の許可のもとで、医師や看護師の指導で本人もしくは家族が行うことを任されるものである。一般的に、口鼻腔内吸引・酸素療法・気管切開管理・人工呼吸器の使用・中心静脈栄養・経管栄養・導尿・腹膜透析・人工肛門管理・インスリン等自己注射・自己血糖測定などが含まれる。このような医療的ケアの必要な子どもの数は年々増加しており、2016（平成28）年度の全国調査では、19歳以下の医療的ケア児は全国に約17,000人と推計されている[32]。2003（平成15）年に始まった文部科学省のモデル事業を経て、特別支援学校への看護師の配置が徐々に進み、特別支援学校に在籍する医療的ケアの必要な幼児児童生徒数は、2017（平成29）年度調査では8,218人であり、これは在籍児の6.0％に当たると報告されている[33]。また、2012（平成24）年に文部科学省から「共生社会の形成にむけたインクルーシブ教育システム[*36]構築のための特別支援教育の推進」が報告され、就学先の選択肢が拡がり、公立小中学校に在籍する医療的ケア児も858名（平成29年度）と報告されている[33]。

一方、未就学児については、2012年度より児童福祉法による障害児通所支援の制度が整えられ、障害児が通所により療育的支援を受けるサービスとして、児童発達支援や児童発達支援センター等[*37]の事業所が整備されてきている。近年では、看護師等を配置して医療的ケアに対応のできる、医療型児童発達支援や医療型児童発達支援センターも増えてきた。また、2018（平成30）年度からは新たに、居宅訪問型児童発達支援も創設されている。

近年、こうした医療的ケアの必要な子どもの保育所等への受け入れも報告されつつある。保育時間中の医療的ケアの実施の問題があるため、保護者の付き添いが必要とされる場合が多いが、訪問看護の利用や保育所看護師が対応する例なども一部報告されてきている。なお、これらの対応は、自治体によって差異があるようである。保育の実施主体は市町村や政令指定都市等の自治体であることから、

*36 障害のある者と障害のない者がともに学ぶ仕組みであり、障害のある者が一般的な教育制度から排除されないこと、自己の生活する地域において初等中等教育の機会が与えられること、個人に必要な合理的配慮が提供されること、などが必要とされている。

*37 児童発達支援とは、就学前の障害のある児童に対し、日常生活における基本的な動作の指導や集団生活への適応訓練、その他の必要な支援を行うサービスであり、これに加えて、障害児の相談支援や地域の障害児を支援する施設に対するサポートも行うのが、児童発達支援センターである。

受け入れの際には、医療的ケアの必要な子どもの安全な保育を保障するために、自治体と密に連携を図って行くことが望ましい。

　2014（平成26）年の障害者の権利に関する条約（障害者権利条約）の批准、および2016（平成28）年の「障害を理由とする差別の解消の推進に関する法律」（障害者差別解消法）の施行により、国や地方公共団体等には、障害のある人に対する合理的配慮の提供が義務づけられた*38。合理的配慮とは、障害のある人の平等権や基本的人権を守るために、一人ひとりの必要性・要求に応じた理にかなった変更や調整を行うことであり、均衡を失したまたは過度の負担を課さないものであるとされている。すなわち、社会生活を送る上でのバリア（社会的障壁）を取り除くものであり、たとえば、医療的ケアの必要な子どもの基本的な発達を保障するために、保育所等に看護師などを配置して、受け入れの環境を整えることなども、そのひとつと考えられる。このような背景から、今後は、医療的ケアの必要な子どもの保育所等への受け入れニーズも高まっていくことが考えられる。

　医療的ケアの必要な子どもに、保育所等に配置されている看護師が対応する場合であっても、決して看護師ひとりでみていけるわけではない。園全体で引き受けて育てていくという共通意識が必要である。障害児や慢性疾患児などの場合と同様に、日常の保育に多くかかわるのは保育士等である。その中で健康支援として必要な部分を看護師が担いながら協力し合う、保育看護によるケアを提供する必要がある。また、保護者と密に連絡を取り合い、子どもに関する情報共有をすることはもちろん、主治医や訪問看護師などとの連携を強化し、子どもを中心として、家族、保育士、保育所等の看護師や訪問看護師、主治医とが連携をはかっていくことが求められる。

＊38　障害者の権利に関する条約において、「合理的配慮」とは、「障害者が他の者との平等を基礎として全ての人権及び基本的自由を享有し、又は行使することを確保するための必要かつ適当な変更及び調整であって、特定の場合において必要とされるものであり、かつ、均衡を失した又は過度の負担を課さないものをいう」とされている。
　障害者差別解消法第7条第2項には、「行政機関等は、障害者から現に社会的障壁の除去を必要としている旨の意思の表明があった場合において、その実施に伴う負担が過重でないときは、障害者の権利利益を侵害することとならないよう、当該障害者の性別、年齢及び障害の状態に応じて、社会的障壁の除去の実施について必要かつ合理的な配慮をしなければならない」と定められている。

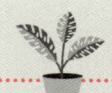

コラム4-8　発達障害と偏食

　発達障害、なかでもASDの子どもによくみられるもののひとつに偏食があり、その割合はASD児の40～50％あるいは78％などの報告がある[34, 35]。ASDの子どもの場合、食べられる食材の数がかなり限られている、食べ方にこだわりがあるなどの特徴がみられ[35-38]、保護者が子どもの偏食に対して「困っている」との回答が81.2％に上ったとの調査結果もある[34]。

　偏食には、ASDの特性である感覚の偏りが関連していると考えられ、味や食感などに過敏に反応する、視覚の過敏さから「見た目」にこだわる、新しいものに対して慎重になるなどの特性によって、食べられる食材の偏りが強くなることが推測される。一方で、ASDの子どもの偏食は摂食機能（捕食、咀しゃく、嚥下：第3章第2節、68ページ参照）との関連も指摘されており、特に、捕食と咀しゃくが十分獲得できていないものの割合が高いことが報告されている[35, 36, 39]。

　対応としては、まずASDの症状としての感覚の偏りなどが原因となっていることを理解し、無理強いしないことが基本である。その上で、専門的な摂食機能の評価と支援を行うことが有効な場合もある。また、感覚への配慮として見た目や食感を変えることで食べられる可能性もある。なかには味が混ざると食べられない、いわゆる「三角食べ」を苦痛に感じる子どももおり、分けることで食べられるようになる場合もある。もちろん、楽しく食べる、食べられたら褒めるなどの対応は、発達障害であってもなくても基本となる。

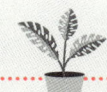

コラム4-9 子ども用の車いす・移動具

＜一般の子ども用車いす＞

・下肢の骨折など、一時的に歩行が不可能となった場合に用いられる。

・フットレストは、乗り降りの際には立ててたたみ、邪魔にならないようにする。

・非使用時には、シートの真ん中を持ち上げて左右から縮めるようにして折りたたんでおける。

＜身体障害児等用の車いす＞

　脳性まひや二分脊椎症をはじめとする神経系の障害のために、自力移動が困難な子どもの移動や座位保持のために使われる。長時間・長期間の使用となるため、それぞれの子どもにあわせて特注で作られているものがほとんどである。

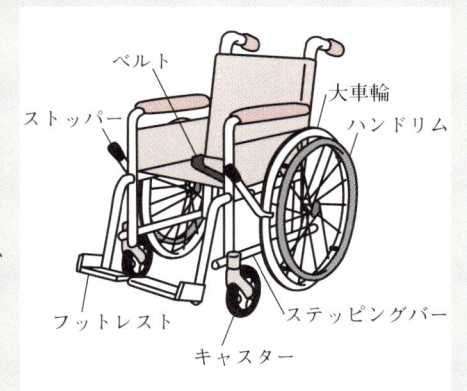

【車いすタイプ】

　一般の子ども用の車いすに準じて作られているが、背部のリクライニングやフットレストを伸ばすことができるなど、その子どもの日常の姿勢保持や食事等の状況にあわせられている。

【バギータイプ】

　比較的低年齢の子ども用。見かけはベビーカーに近いが、車いすとしてフレームやタイヤが頑丈に作られているため、かなり重量がある。座面を外して対面シートにできるものもある。

【ストレッチャータイプ】

　寝たきり、またはそれに近い状態の子ども用。普通のストレッチャーとは異なり、車いすタイプ同様、上半身の角度を調整できる。

＜子どもを車いすに乗せたときの留意事項＞

・からだに圧迫されている部位がないかなどを確認し、安全のためにベルトを使用する。

・段差を通るときには必ず声をかけ、ゆっくりと操作する。

・そばを離れるときには、必ずストッパーをかける。

・傾斜地ではハンドルから絶対に手を離さないか、ストッパーをかける（駅のホーム、坂など）。

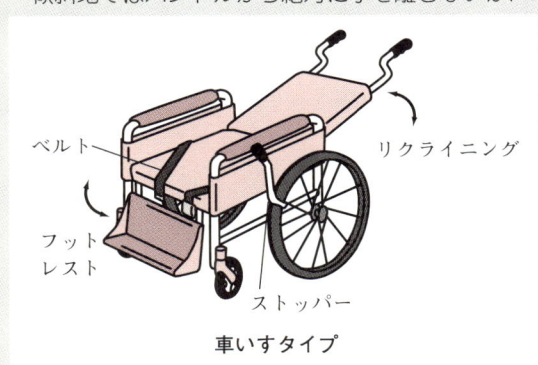

車いすタイプ

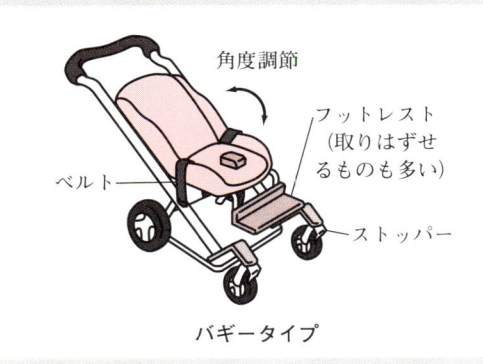

バギータイプ

【引用文献】

1）日本外来小児科学会編. お母さんに伝えたい 子どもの病気ホームケアガイド. 第2版. 東京：医歯薬出版 2003：332.

2）村田光範，浅井利夫編. 小児疾患生活指導マニュアル. 改訂第2版. 東京：南江堂 1998.

3）小野田千枝子監修. こどものフィジカル・アセスメント. 東京：金原出版 2001：119.

4）厚生統計協会編. 国民の福祉と介護の動向 2012/2013. 東京：厚生統計協会 2012.

5）玉井浩. 食事指導（小児の治療指針）. 小児科診療. 第69巻増刊号. 2006：17-19.

6）日本小児看護学会監修・編. 小児看護事典. 東京：へるす出版 2007：639.

7）三好和枝ほか. 小児科医院併設における病児保育室と地域子育て支援センターの連携活動報告. 第18回全国病児保育研究大会抄録集. 大阪：全国病児保育協議会 2008：93.

8）村松陽子.「発達障がい」とは何か. 小児看護. 東京：へるす社 2012：35(5)：528-533.

9）服巻智子. 子どもが発達障害？と思ったら ペアレンティングの秘訣. 東京：日本放送出版協会 2010.

10）内山登紀夫監修，諏訪利明・安部陽子編. 特別支援教育をすすめる本①こんなとき，どうする？発達障害のある子への支援＜幼稚園・保育園＞. 東京：ミネルヴァ書房 2009.

11）Center for Disease Control and Prevention. Prevalence of Autism Spectrum Disorders Among Multiple Areas of the United States in 2008. Community report from Autism and Developmental Disabilities Monitoring Network, Atlanta, 2012.

12）Reichow, B. Translating Research to Practice. J Autism Dev Disord. 2012：42：1153-1155.

13）吉田友子. 高機能自閉症・アスペルガー症候群「その子らしさ」を生かす子育て. 東京：

中央法規出版 2009.

14）吉田友子．あなたがあなたであるために．東京：中央法規出版 2005.

15）高橋三郎・大野裕監訳．DSM-5 精神疾患の分類と診断の手引．東京：医学書院 2014

16）ローナ・ウィング著．久保田紘章，佐々木正美，清水靖夫監訳．自閉症スペクトル．東京：東京書籍 1998.

17）Mesibov, G.B. Understanding Learning Styles and Meeting the Needs of Students with Autism Spectrum Disorders.自閉症カンファレンスNIPPON2011抄録集：10-19.

18）田中恭子，内山登紀夫．発達障がい児への支援の基本的な考え方．小児看護．東京：へるす社 2012：35(5)：534-540.

19）Mesibov, G.B. History and Evolution of Structure and TEACCH.自閉症カンファレンスNIPPON2012抄録集：16-26.

20）キャロル・グレイ，服巻智子訳・解説．お母さんと先生が書くソーシャルストーリー™．京都：クリエイツかもがわ 2006.

21）厚生労働省．保育所におけるアレルギー対応ガイドライン2019年改訂版．2019.

22）今井孝成．食物アレルギーとアナフィラキシー（エピペン®）．小児看護．2012：35(6)：707-712.

23）柴田留美子．ひとつ上のコントロールをめざして−食物アレルギーの治療管理−．日本小児難治喘息・アレルギー疾患学会誌．2011：9(3)：295-299.

24）日本小児アレルギー学会アナフィラキシー対応ワーキンググループ．「一般向けエピペン®の適応」作成の経緯．

25）奈良間美保ほか．系統看護学講座 専門分野Ⅱ 小児看護学2．東京：医学書院 2011：296.

26）薗部光子ほか．幼稚園、保育園、通園施設における視覚障害児の保育について．実践と研究．1991: 17: 59-71

27）薗部光子ほか．視覚障害児の保育・療育に関するパンフレットの作成．実践と研究．1992: 18: 47-61

28）伊藤里美．視覚特別支援学校（盲学校）．チャイルドヘルス．2010: 13(5): 39-41

29）熊谷享子．保育所・幼稚園等における視覚障害乳幼児の個別の教育的ニーズに対する支援システムについて．名古屋女子大学紀要．2018: 64: 369-376

30）杉田律子．聴覚障害児の保育．小児内科．2017: 49(3): 436-439

31）児玉龍彦．逆システム学の窓 人工内耳か手話か．医学のあゆみ．2010: 234(9): 852-856

32）厚生労働省．医療的ケアが必要な障害児への支援の充実に向けて．2017

33）文部科学省．平成29年度特別支援学校等の医療的ケアに関する調査結果について．

34）立山清美ほか．自閉症児の食嗜好の実態と偏食への対応に関する調査研究．浦上財団研究報告書．2013：20：117-131

35）髙橋摩理ほか．自閉症スペクトラム障害児の食事に関する問題の検討第2報偏食の実態と

偏食に関連する要因の検討. 日摂食嚥下リハ会誌. 2012：16（2）：175-181

36）髙橋摩理ほか. 自閉症スペクトラム児の摂食機能の検討. 小児歯科学雑誌. 2012：50
（1）：36-42

37）Baranek GT, David FJ, Poe MD et. al. Sensory Experiences Questionnaire:
discriminating sensory features in young children with autism, developmental delays,
and typical development. Journal of Child Psychology and Psychiatry. 2006：47：
591-601

38）Ben-Sasson A, Hen L, Flus R et. al. A Meta-Analysis of Sensory Modulation Symptoms
in Individuals with Autism Spectrum Disorders. J Autism Dev disord. 2009：39：1-11

39）髙橋摩理ほか. 自閉症スペクトラム児における摂食機能の問題についての検討. 日摂食嚥
下リハ会誌. 2010：14（3）：273-278

【参考文献】

・厚生労働省. 保育所保育指針解説書. 2018.

・見藤隆子ほか編. 看護学事典. 東京：日本看護協会出版会　2003.

・小野田千枝子監修. こどものフィジカル・アセスメント. 東京：金原出版　2001.

・村田光範, 浅井利夫編. 小児疾患生活指導マニュアル. 改訂第2版. 東京：南江堂　1998.

・奈良間美保ほか. 系統看護学講座　専門分野Ⅱ　小児看護学1. 東京：医学書院　2009.

・山元恵子監修. 写真でわかる小児看護技術. 東京：インターメディカ　2006.

・帆足英一監修. 新・病児保育マニュアル. 大阪：全国病児保育協議会　2006.

・池崎綾子. 特集・子どもの発熱－実際の熱ケアについて. チャイルドヘルス. 2005；8
（8）：23-25.

・服巻智子. 学齢期における発達障がい児への支援. 小児看護. 東京：へるす社　2012：
35(5)：553-558.

・藤岡宏. 自閉症の理解と支援－TEACCHに学びながら－. 東京：ぶどう社　2007.

・奈良間美保ほか. 系統看護学講座　専門分野Ⅱ　小児看護学2. 東京：医学書院　2015.

・馬場直子. アトピービジネスとスキンケア指導の変遷. 小児看護. 東京：へるす社　2012：
35(6)：695-701.

・鈴木真知子. 在宅生活を支える訪問看護のあり方を考える. 訪問看護と介護. 2006；11
（2）：139-148.

・小川絵麻, 田中千代. 療養児と家族の包括的支援のための小児在宅ケアガイドライン（11）
訪問看護ステーションがネットワークを支えた二分脊椎症児との関わり. コミュニティケア
2005：7（13）：44-48.

・北住映二. 医療的ケアとは. 日本小児神経学会社会活動委員会編. 医療的ケア研修テキスト.
京都：クリエイツかもがわ、2006: 8-28.

・文部科学省：共生社会の形成に向けたインクルーシブ教育システム構築のための特別支援教
育の推進（報告）概要.

第5章　感染の予防

〈学習のポイント〉

①感染のメカニズムと感染症の種類により発病のしかたが異なることがわかる（第1節）。

②感染予防の原則を理解する（第1節）。

③学校感染症を第1種から第3種に分類でき、出席停止の期間についても理解する（第1節）。

④免疫や予防接種の意義・目的・方法についてわかる（第1節）。

⑤保育所・幼稚園等で流行の多い感染症拡大予防の方法を理解する（第2節）。

第1節　感染とは

　感染とは、ある種の病原体（細菌やウイルス、真菌など）が人体内に侵入して、増えはじめる状態のことである。その結果、からだに異常が起こり病気になる（発病）こともあるが、感染しても発病しないもの（不顕性感染）もある。そして、病原体である細菌やウイルスなどによって引き起こされる病気を「感染症」という。生体の抵抗力や免疫反応が、病原体の強さ・量より勝っている場合は感染しても感染症を起こさないが、反対の場合は感染症が成立する（図5－1）。

　また、人体が、ある病原体に感染する性質を有するとき「感受性がある」という。感受性は、個体の性、年齢、栄養状態などに影響される。

　わが国では、「感染症の予防及び感染症の患者に対する法律」*1（以下、「感染症予防法」）で、感染症の中でも感染力がとくに強く、生命に対する危険度が高い順に一類から五類に分類し、また、感染症対策上きわめて重大な影響があると思われる病気に対しては、「感染症予防法」のほか「食品衛生法」*2

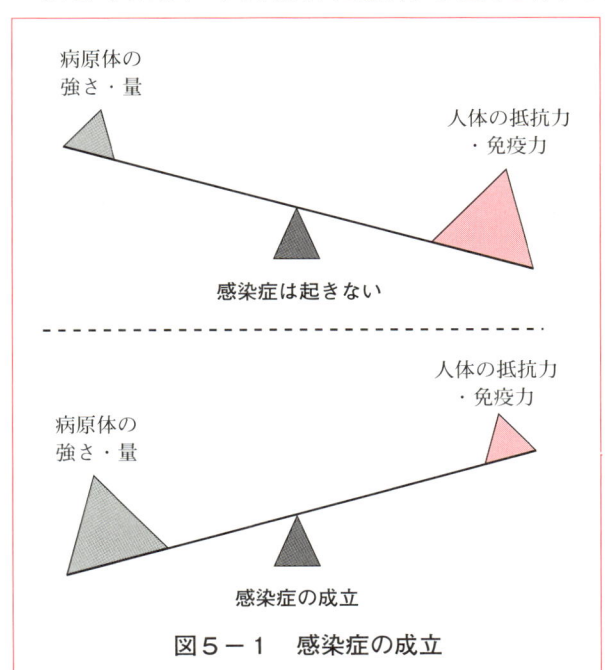

図5－1　感染症の成立

病原体の強さ・量
人体の抵抗力・免疫力
感染症は起きない

病原体の強さ・量
人体の抵抗力・免疫力
感染症の成立

*1　「感染症の予防及び感染症の患者に対する医療に関する法律」は、「伝染病予防法」「性病予防法」「エイズ予防法」の3つを統合し、1998（平成10）年に制定。2007（平成19）年には、さらに「結核予防法」を統合し、人権意識の高まりから「人権尊重」などを明記して改正された。「感染症予防法」「感染症法」「感染症新法」ともいう。

*2　飲食物、あるいは飲食により起こる衛生上の危害を防止する法律。

「学校保健安全法」[*3]「検疫法」[*4]などの法律で、さまざまな角度からの規定をつくり、適切な医療措置を行っている。

　全国には約33,000か所（2017年現在）の保育所等があり、255万人をこえる乳幼児が生活している。この子どもたちの健康と安全を守り、心身ともに健やかな成長を支えていくために「保育所保育指針（2009（平成21）年4月施行）」では、保育所の子ども全体の健康および安全の確保に努めなければならないとされ、2009（平成21）年8月に「保育所における感染症対策ガイドライン」が作成された。このガイドラインは保育所における感染症予防をより向上させる目的で、2012（平成24）年に改訂された。さらに、2018（平成30）年4月施行の新しい保育所保育指針や感染症対策に関する最新の知見や関係法規等の改正を踏まえ、保育所と医療・保健機関、行政機関との連携を明記した「保育所における感染症対策ガイドライン（2018年改訂版）」が2018年3月に発表された。

*3　学校での児童生徒等および教職員の健康の保持増進のための保健管理と、学校で教育活動が安全な環境で実施され、児童生徒等の安全確保が図れるよう安全管理に必要な事項を定めたもの。

*4　国内で常在しない感染症の病原体が、船舶、航空機を介して侵入することの防止と、船舶、航空機に関してその他の感染症の予防に必要な措置を行う法律。

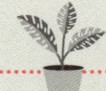

コラム5-1　嘔吐物の処理のしかた（ぞうきんのかけ方）

　ノロウイルス感染者の嘔吐物や排泄物中には、ノロウイルスが大量に排出している。ノロウイルスの感染力を失わせるには、加熱や次亜塩素酸ナトリウムが有効である。次亜塩素酸ナトリウムは、市販の「家庭用塩素系漂白剤」にも含まれているので、「家庭用塩素系漂白剤」を用いた嘔吐物の処理のしかたを紹介する。

> **準備するもの**：使い捨て手袋、使い捨てマスク、使い捨てエプロン、使い捨てシューズカバー、ビニール袋（ポリ袋）、使い捨てぞうきん（ペーパータオル、布、新聞紙など）、5〜6％次亜塩素酸ナトリウム液、バケツ

①子どもが嘔吐したことを事務所・ほかのクラス・給食室に知らせ、嘔吐した子どものケアをする職員、嘔吐物処理する職員、ほかの子どもを誘導する職員に分かれ、汚染場所に近づかないよう注意し換気する。

②嘔吐物処理する職員は、嘔吐物入れを手の届く場所にあらかじめ準備し、使い捨て手袋、使い捨てマスク、使い捨てエプロン、使い捨てシューズカバーを着け、汚物が飛び散らないよう嘔吐物の周囲を吸水性のある使い捨てぞうきんなどで覆ってから、汚物と同量の0.1％次亜塩素酸ナトリウム液を静かに注ぐ。

③嘔吐した子どものようすを観察する。汚れた衣服を脱がせ、ビニール袋に入れて密封し、さらに蓋つきのバケツに入れて戸外に保管する。子どもの着替えを済ませ、ほかの職員に嘔吐した子どもを預け、保護者への連絡（早退・医療機関の受診依頼）を依頼する。衣服の嘔吐物は、使い捨て手袋と使い捨てマスク、使い捨てエプロンを着けて、ある程度除去し、0.02％次亜塩素酸ナトリウムに10分浸け込むか、85℃で1分以上熱湯消毒したあと、ほかの洗濯物と分けて最後に洗濯するよう、保護者に伝える。

④使い捨てのぞうきんなどで、外側から内側に向けて拭き取り面を折り込みながら、嘔吐物を静かに拭き取る。同一面でこすると汚染が広がるので注意する。使用した新聞紙や使い捨てのぞうきんなどはすぐにビニール袋に入れ、処分する。

⑤嘔吐物が付着していた床を中心にペーパータオルを敷き、その上から静かに0.1％（1,000ppm以上）次亜塩素酸ナトリウム液を注ぎ、10分程度そのままにしてから拭き取る。その後、水拭きする。次亜塩素酸ナトリウム液は金属腐食性があるので、水拭きを十分に行い、次亜塩素酸ナトリウムのにおいがなくなるまで換気を行う。

■感染予防の原則

感染症が発生する要因には、次の３点があげられる。

①感染のもととなるもの（感染源）

②どのような感染のしかたをするか（感染経路）

③感染を受ける個体（被感染者）の感受性宿主（免疫力）があるか

感染症には、これらについて、感染源を断つか、感染経路を断つか、免疫力を上げるかして、感染の条件が揃わないようにすれば罹患することはない。

１）感染源対策

（１）消毒・滅菌

人の血液や体液、排泄物は、直接皮膚や粘膜にふれないようにして処理する。また、血液・体液、排泄物などに汚染されたもの（布団、おもちゃなど）は何らかの形で感染源を断つようにする。

＊５　シューズカバー着脱のポイント　**着け方**：つま先から足を入れ、最後にかかと、足首までを覆うようにする。**はずし方**：表面の汚物が周囲に飛び散らないよう、ゆっくりと左右の手を靴とシューズカバーの間に入れ、カバーの内側をつまみながら、かかと側からつま先方向に向かって裏返しながら（中表にする）はずす。

⑥処理後、汚染した使い捨て手袋やシューズカバー[＊5]をはずすときは、表面の汚染が拡がらないよう、手袋やシューズカバーの表面を素手で触れないように注意してはずし、手洗いする。処分は使い捨てぞうきんと同じように行う（詳細は脚注5、コラム5－2、5－3参照）。

＊消毒薬（次亜塩素ナトリウム液）は皮膚への刺激が強いので直接触れないよう、使い捨て手袋などを使用する。

＊作った消毒液は時間の経過とともに効果が減少するので、使用のつど、こまめに作って使い切る。

＊嘔吐物は広範囲に飛び散るので、乾く前に素早く処理する。広範囲ですぐの処理が難しい場合には、濡れた新聞紙などを置き、乾かさないようにする。乾燥に強いウイルスなどを含んだ嘔吐物が乾燥し、塵埃（ほこり）となって空中に飛散し、それを吸い込むことで感染するのでマスクを着用する。

＊消毒液の中に汚れたぞうきんを入れると、次亜塩素酸ナトリウムを消費して消毒効果がいちじるしく減少する。バケツなどに消毒液を入れて使う場合は、１回ごとに作製して使用する。

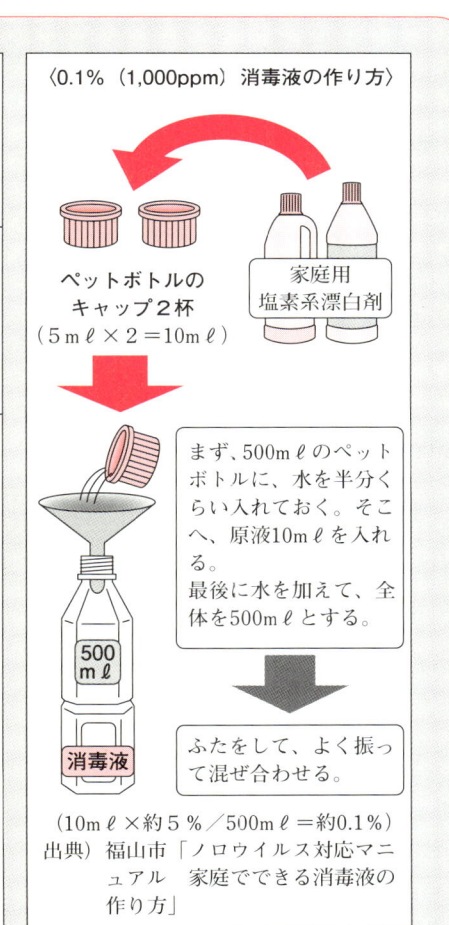

①

②

③ 10分程度そのまま

拭き取る

水拭きする

〈0.1％（1,000ppm）消毒液の作り方〉

ペットボトルのキャップ2杯（5ｍℓ×2＝10ｍℓ）

家庭用塩素系漂白剤

500ｍℓ　消毒液

まず、500ｍℓのペットボトルに、水を半分くらい入れておく。そこへ、原液10ｍℓを入れる。最後に水を加えて、全体を500ｍℓとする。

ふたをして、よく振って混ぜ合わせる。

（10ｍℓ×約5％／500ｍℓ＝約0.1％）
出典）福山市「ノロウイルス対応マニュアル　家庭でできる消毒液の作り方」

消毒とは、対象物に存在している病原体を、その対象物を使用しても害がない程度にまで減らすことである。消毒と混同しがちな用語に「滅菌」があるが、滅菌とは、有害・無害を問わず、すべての微生物やウイルスを死滅させることをさす。

（2）感染の拡散防止

拡散を防ぐために、保菌者を隔離して人に近づけないことや、病気の種類や程度により、入院隔離、登所・登園の禁止、クラス閉鎖、休園などの対策がとられる。

文部科学省では、幼稚園児を含む児童生徒に対して、「学校保健安全法」に基づいて、「学校において予防すべき感染症」を定め、一定期間の登園・登校を禁止している。保育所でも、厚生労働省の「保育所における感染症対策ガイドライ

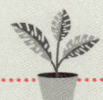 **コラム5-2　手袋のはずし方と汚物入れの作り方**

嘔吐物などを処理した後に、汚染が広がらないよう、使い捨て手袋をはずす際には、素手で触れないようにはずし、以下の手順で処理する。

①手袋をした一方の手で反対側の手袋の手首に近い縁の外側をつかむ。
②手袋の内側が表になるようにはずす。
③手袋を着用している手で、はずした手袋を握る。
④手袋をはずした手を、着用している手袋の内側に入れる。
⑤握っている手袋に覆いかぶさるように、内側が表になるようにはずす。
⑥汚染した手袋は、あらかじめ開いている汚物入れのどこにも触れないように入れ、手洗い後、袋をしめる（汚物入れの作り方と使用方法は以下を参照）。
⑦手袋は使い捨てぞうきんと同じように処分する。
⑧手袋をはずした後は、必ず手洗いをする。

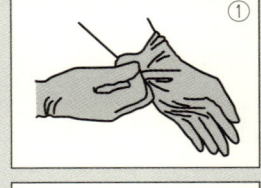
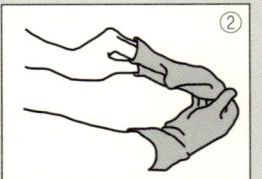
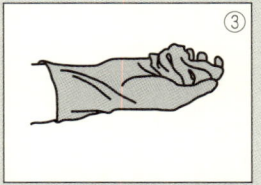
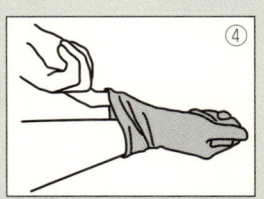
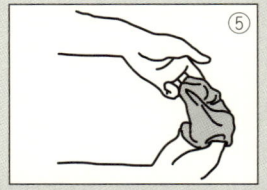

出典）「保育施設における感染症対応マニュアル」茨城県保健予防課健康危機管理対策室を一部改変

【汚物入れの作り方と使用法】

ゴミ箱などに液漏れしないビニール袋2枚を重ねて入れ、外側のビニール袋は1/5ほどを外側に折って中間区域（図参照）として、袋のどこにも触れないようにする。嘔吐物などを、立てた内側のビニール袋に入れたら口を閉じ、その上から、使用した布、ペーパー、タオル、使い捨て手袋などを外側のビニール袋に入れ、さらに口をしっかりしばり廃棄する。

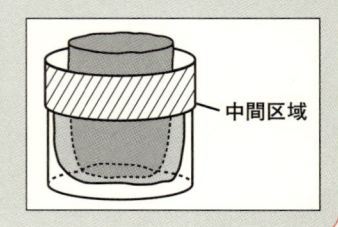

中間区域

ン」に基づき、一定期間子どもを休ませ、感染の拡散防止を図る必要がある（表5－1〈172～175ページ〉）。

２）感染経路対策

感染経路対策とは、病原体が、感受性のある人に伝播（病原体を広くまき散らすこと）される経路に対して行う対策である。経路には、①飛沫感染、②空気感染、③接触感染、④経口感染、⑤血液媒介感染、⑥蚊媒介感染などがある。病気によって、感染のしかた・範囲などに違いがあり、病原体の繁殖しやすい条件などによっても、感染経路は一様ではなく、大きく変わることもあるので注意する。

①飛沫感染

定義：感染した人の鼻腔や咽頭で増殖した病原体が、咳、くしゃみなどで飛散し、その飛沫核を近くの人が吸い込んで感染する。

主な該当疾患：インフルエンザ、流行性耳下腺炎、風疹、結核、麻疹、百日咳、手足口病、RSウイルス感染症。

対策：マスクやうがいをする。

②空気感染

定義：感染した人が咳、くしゃみをしたときに、飛散した飛沫核が空中に浮遊し続け、空気の流れにのって飛散し、近くの人だけでなく遠くの人もそれを吸い込んで感染する。

主な該当疾患：結核、麻疹、水痘。

対策：空気感染対策の基本は「発症者の隔離」と「部屋の換気」。免疫のない子どもなどは、接触をさける。ワクチン接種が有効。

③接触感染

定義：感染している人や感染している人の血液や体液、汚染されたものに接触して感染する。感染者に直接触れて伝播する直接接触感染（握手、だっこ、キスなど）と、汚染されたものを介して伝播する間接接触感染（ドアノブ、手すり、遊具など）がある。血液感染や性感染も、接触感染のひとつである。

主な該当疾患：エボラ出血熱、風疹、咽頭結膜熱（プール熱）、黄色ブドウ球菌感染症、腸管出血性大腸菌感染症、水痘、ノロウイルス感染症、ロタウイルス感染症、RSウイルス感染症、疥癬（かいせん）[*6]、エイズ。

対策：・子どもを抱っこして世話をすることが多い保育士等の衣服は汚れやすい。汚れたらすぐに着替えをする。
・小さい子どもは、保育室のいたる所でよだれを流し、あらゆる場所を素手で触る。また手や下肢などで床に接触して、はいはいをする。つかまり立ちの時期には、どこでも触って何度でも床に転びながら立つ練習をする。そのため、通常の場合、保育室の環境（床、壁、ドア）はかたくしぼった布などで水拭きし、ドアノブ、手すり、ボタン、スイッチなど

*6 ヒゼンダニ（疥癬虫）というダニの一種が、皮膚の角質層に寄生して起こる皮膚感染症。感染してから、２週間から約１か月の潜伏期間があって発症。激しい痒みが顔、頭を除く全身にみられる。赤い小さなポツポツ、大きなしこり、指の股、手の平や足の裏などの水ぶくれ、手首などにみられる細い皮疹（疥癬トンネル）が特徴。

表5－1　学校における予防すべき感染症の種類

◆学校感染症　出席停止になるのはこんなとき。

（学校保健安全法施行規則第18条および19条〔平成27年１月20日施行〕による）

　学校感染症とは、学校において予防すべき感染症として学校保健安全法に定められた疾患をいい、以下の表に示す通りである。第一種、第二種、第三種にかかったら保育所・幼稚園等に届けを出し、定められた出席停止の期間にしたがって家庭で安静にする。その他の感染症については、適切な予防措置を受けたあとで、医師の指導を得て、登所・登園する。

　保育所・幼稚園等においては、とくに第二種、第三種について理解しておくとよい。

	病名	主な症状	感染経路	潜伏期	感染期間	出席停止期間	備考
第一種	エボラ出血熱	頭痛、高熱、背腰痛、吐血、下血	接触、血液・体液	2～21日		原則入院 完全に治癒するまで	感染力・罹患した場合の重篤性等に基づく総合的な観点から危険性がきわめて高い感染症
	クリミア・コンゴ出血熱	発熱、頭痛、関節痛、筋肉痛	接触、血液・体液	2～10日			
	痘瘡（とうそう）	突然発症、解熱後体幹に発疹	空気、接触	12～14日	病初期（4～6病日）がもっとも感染力が強い。しかし、すべての発疹が痂皮（かさぶた）となり、完全に脱落するまで		WHOは1980年5月、痘瘡の、世界からの根絶を宣言し、それ以降、世界中で痘瘡患者は発生していない。
	南米出血熱	発熱、関節痛、頭痛	接触、血液・体液	6～17日			感染力・罹患した場合の重篤性等に基づく総合的な観点から危険性がきわめて高い感染症
	ペスト	全身倦怠感、悪寒、頭痛、発熱	ノミ刺咬、肺ペストのみ飛沫	2～7日（種によって異なる）			
	マールブルグ病	頭痛、倦怠感、背腰痛、発熱	接触、血液・体液	2～21日			
	ラッサ熱	発熱、頭痛、咽頭通、吐血・下血	濃厚接触	6～17日			
	急性灰白髄炎（ポリオ）	発熱（2峰性）、麻痺（四肢、非対称性）	経口、接触	7～21日（非まひ性脊髄炎の場合は3～6日間）			
	ジフテリア	発熱、嗄声、咳嗽、呼吸困難	飛沫	2～7日（長期の場合ものある）			
	重症急性呼吸器症候群（ベータコロナウイルス属SARSコロナウイルス）	発熱（38℃以上）、咳嗽、呼吸困難	飛沫、接触	2～7日（10日程度の場合もある）			
	中東呼吸器症候群（ベータコロナウイルス属MERSコロナウイルス）	発熱、咳、息切れなど。下痢などをともなう。	飛沫、接触（人・ヒトコブラクダを含む動物との接触）	2～15日（中央値5日）			

	病名	主な症状	感染経路	潜伏期	感染期間	出席停止期間	備考
	特定鳥インフルエンザ（H5N1、H7N9）	突然の高熱（38℃以上）、咳などの呼吸器症状、全身倦怠感	濃厚接触、飛沫	2〜6日（中央値3日）			
第二種	インフルエンザ（特定鳥インフルエンザ〈H5N1、N7N9〉を除く）	高熱（39〜40℃）、関節や筋肉の痛み、全身倦怠感、咳、鼻水、のどの痛み	接触、飛沫	主に1〜4日（平均2日）	発症1日前から3日目をピークとして7日目頃まで。低年齢児は長引く	発症した後5日を経過し、かつ解熱した後2日（幼児は3日）	肺炎や脳炎などの合併症に注意。アスピリンなどの解熱剤の多くが脳症の促進や重症化に関係している可能性があるため、アセトアミノフェンを用いる。発熱や意識の様子に気をつける・予防接種は、生後6か月から任意で接種可能だが、卵アレルギーの人は受けられない。
	百日咳	コンコンという短く激しい咳が続く	飛沫、接触	主に7〜10日（5〜21日）	感染力は感染初期（咳が出現してから4週目頃まで）	特有な咳が消失するまで、または5日間の適正な抗菌性物質製剤による治療が終了するまで	・咳が出ている子どもはマスクの着用 ・生後6か月以内とワクチン未接種者の百日咳は合併症の発現率や致死率が高い。
	麻疹（はしか）	発熱、鼻汁、目やに、発疹、くしゃみ	飛沫、空気、接触	主に8日〜12日（7〜18日）	発熱出現1〜2日前から発疹出現後の4日目頃まで	解熱後3日	肺炎・中耳炎・脳炎を合併することがある
	流行性耳下腺炎（おたふくかぜ、ムンプス）	発熱、耳の前下部の腫れと痛み（押すと痛む）	飛沫、接触	主に16〜18日（12〜25日）	耳下腺の腫れる前1〜2日前から腫れた後5日頃まで。唾液中には、腫れる7日前から腫れた後9日後まで	耳下腺、顎下腺または舌下腺の腫脹が発現した後5日を経過し、かつ、全身状態が良好になるまで	・集団発生を起こす。好発年齢は2〜7歳。 ・思春期以降の感染では、睾丸炎、卵巣炎の合併症に注意
	風疹（三日はしか）	38℃前後の発熱、発疹、リンパ節の腫れ	飛沫、接触	主に16〜18日（14〜23日）	発疹出現前7日から発疹出現後14日目頃	発疹が消失するまで	・妊娠初期の妊婦が感染すると先天性障害のある子どもの出現率が高い ・保育所職員は感染リスクが高いのでワクチンで免疫をつけておく
	水痘（水ぼうそう）	発疹→水疱→かさぶた、	飛沫、空気、接触	通常14〜16日（10日未満や21日程度の場合も）	発疹出現する1〜2日前から発疹が全てかさぶた（痂皮）化するまで	すべての発疹が痂皮化するまで	・水痘の感染力はきわめて強く、集団感染を起こす ・接触後72時間以内にワクチンを接種することで発症の予防、症状の軽減が期待できる
	咽頭結膜熱（プール熱)	39〜40℃の発熱、のどの痛み、目やに、結膜の充血	飛沫、接触、プールでの目の結膜からの感染	2〜14日	初期数日が多いが、数か月排出が続くこともある	主要症状が消退した後2日を経過するまで	医師の許可があるまでプールに入らない。冬でも流行（アデノウイルスの感染）
	髄膜炎菌性髄膜炎	気道より血中に入る。菌血症（敗血症）を起こし、高熱や皮膚・粘膜に出血斑、関節炎ついで髄膜炎（頭痛、吐き気、精神症状、発疹、項部硬直）	くしゃみなどの飛沫、接触	主に4日以内（1〜10日）	有効な治療を開始して24時間経過するまで	症状により学校医その他の医師において感染の恐れがないと認めるまで	一般的に生後6か月から2年の幼児、および青年が多い

	病名	主な症状	感染経路	潜伏期	感染期間	出席停止期間	備考
第二種	結核	初期は発熱、咳、易疲労感の症状、微熱、盗汗（寝汗）	空気、飛沫、経口、接触、経胎盤	２年以内、とくに６か月以内が多い（数十年経て、症状が出現することもある）	喀痰の塗抹検査で陽性の間	病状により学校医その他の医師において感染の恐れがないと認められるまで	・成人結核患者（家人）から感染する場合が大半 ・ひとりでも発生したら保健所、嘱託医などと協議する
第三種	コレラ	米のとぎ汁のような猛烈な下痢と嘔吐（コレラ顔貌）	経口	主に１～３日（数時間～５日）		病状により学校医その他の医師において感染の恐れがないと認めるまで	経口感染のため飲食に気をつける
	細菌性赤痢	全身倦怠感、悪寒を伴う急激な発熱、水様性下痢、腹痛、膿粘液便、渋り腹	経口	主に１～３日（１～７日）			手洗いの励行
	腸管出血性大腸菌感染症	激しい腹痛、水様性の下痢、血便	接触、経口	10時間～６日	排泄物中に排菌している間		・衛生的な食材の取り扱いと十分な加熱処理 ・溶血性尿毒症候群、脳症などの合併症に注意
	腸チフス	階段状に上昇する発熱（39～40℃）、バラ疹、便秘	経口	主に７～14日（３～60日）			衛生状態の悪い国では、生水、水、生ものは避ける
	パラチフス	38℃以上の高熱、徐脈、便秘	経口	主に７～14日（３～60日）			衛生状態の悪い国では、生水、水、生ものは避ける
	流行性角結膜炎	目の異物感、充血、まぶたの腫れ、目やに、瞳孔に点状の濁り	接触、飛沫	２～14日	ウイルス排出は初期数日でもっとも多いが、その後、数週から数か月にわたって、便中に排出が続くこともある		・タオル・洗面器の共用はしない。 ・便中に１か月程度、ウイルスが排泄されるので、手洗い励行 ・角膜炎を起こし、視力低下をきたす
	急性出血性結膜炎（アポロ病）	目の激しい痛み、結膜が赤くなる、異物感、涙が出る	接触、飛沫、経口	１～３日	ウイルスは、咳や鼻汁から１～２週間、便からは数週～数か月間排出される		・タオル・洗面器の共用はしない。 ・ウイルスは１か月位便中に排泄されるので手洗いを励行する
その他の感染症	感染性胃腸炎（ノロウイルス感染症、ロタウイルス感染症など）	嘔吐と下痢、多くは２－７日で治る	飛沫、経口、接触	２～４日（ノロウイルス：12～48時間、ロタウイルス：１～３日）	急性期がもっとも感染力が強いが、便中に３週間以上排出されることもある	病状により学校医その他の医師において感染の恐れがないと認めるまで	・便中に多くのウイルスが排泄され、吐物の感染力も強い。 ・手洗いの励行 ・ロタウイルスに対して予防のワクチンがあり乳児早期に接種（任意）
	溶連菌感染症	発熱（38.5℃以上）、咽頭発赤、扁桃の膨張化膿、口の周囲発赤なし	飛沫、接触	２～５日溶連菌による膿痂疹（とびひ）：７～10日	抗菌薬投与で24時間以内	抗菌薬の内服後24～48時間が経過していること	腎炎・髄膜炎の合併症に注意。抗生剤治療を適正量遵守する
	ウイルス性肝炎	発熱、嘔吐、熱が下がった後の黄疸	A型：経口、糞口 B型：垂直、水平、性行為 C型：血液、性行為・母児	A型：15～50日（平均28日） B型：５～160日（平均90日） C型：２週～６か月（平均６～７週）	A型肝炎：黄疸の起こる１～２週間前に便中に高濃度排出され、発症１週間程度まで	病状により学校医その他の医師において感染の恐れがないと認めるまで	肝機能が正常になれば登園（校）可能： ・A型肝炎 ・B・C型肝炎：急性肝炎の急性でない限り登園（校）可能 B型肝炎についてはHBワクチンの接種を周知させる。

		病名	主な症状	感染経路	潜伏期	感染期間	出席停止期間	備考
第三種	その他の感染症	手足口病	軽い発熱（2〜3日）、小さな水疱が口の中、手足にできる	飛沫、経口、接触	3〜6日	のどや鼻汁から1〜2週間、便から数週から数か月間	症状により学校医その他の医師において感染の恐れがないと認めるまで	・発熱は不定。食欲不振になるので、消化のよいものを・手洗い励行
		伝染性紅斑（リンゴ病）	両頬に少し盛り上がった蕁麻疹様の発疹（口の周囲には出ない）、発熱	飛沫	通常4〜14日（21日程度の場合もある）	かぜ症状が出てから発疹が出現するまで		妊婦は感染しないよう流行期には注意が必要
		ヘルパンギーナ	高熱が3〜5日続いた後、口蓋弓に数個〜十数個の小水疱、2〜3日で破れ、浅い潰瘍になる	飛沫、経口、接触	3〜6日	のどから1〜2週間、便からは数週から数か月間		夏風邪の一種。幼児以上がなると咽頭痛・嚥下痛・全身状態が安定していれば登園（校）可能・長期間便中にウイルスが排泄されるので、手洗いを励行する
		マイコプラズマ肺炎	主な症状は咳で、肺炎を引き起こす。咳、発熱、頭痛等のかぜの症状がゆっくり進行する。特に咳は徐々に激しくなる。	飛沫	2〜3週間	耐性菌が増えており数週間に及ぶこともある。	発熱や激しい咳が治まるまで。	咳が出ている子どもにはマスクの着用を促す。日常的に手洗いや咳エチケットの励行。
		RSウイルス感染症	呼吸器感染症で、特に生後6か月未満の乳児では、重症な呼吸器症状を生じ入院管理が必要となることもある。2歳以上で再感染・再々感染の場合は軽い咳、鼻汁程度しかみられない。	飛沫、接触	4〜6日	呼吸器症状のある間	呼吸器症状が消失し、全身状態が良いこと。	咳が出ている子どもにはマスクの着用を促す。
		帯状疱疹	軽度の痛み等の後、多数の水疱、紅斑となり、かさぶたとなる。水痘に感染した患者の神経節にウイルスが潜伏感染しており、免疫能の低下等で発症する。	水痘ワクチン未接種、水痘未罹患の場合、接触	推定できない	水疱を形成している間	すべての発疹が痂皮化していること。	水痘ワクチン未接種、水痘未罹患の子どもには医師の指示のもと水痘ワクチンを接種。
		突発性発疹	生後6か月〜2歳児に多く、高熱（38〜39℃）が3日程度持続し、解熱した後全身に発疹が出現しその後2〜3日で自然に消える。	唾液等飛沫感染、接触感染・経口感染等	9〜10日		解熱し機嫌がよく全身状態が良いこと。	
		伝染性膿痂疹（とびひ）	紅斑をともなう水泡や膿疱が破れて、びらん、痂皮をつくる。かゆみを伴う。	接触	2〜10日（長期の場合もある）	痂皮にも感染力	症状により学校医その他の医師において感染の恐れがないと認めるまで	・皮膚を清潔に保つ。・集団生活の場では病巣を有効な方法で覆えば、出席停止は不要・プールは医師の許可あればO.K

※その他の感染症には、表に示してあるほか、アタマジラミ、水いぼ（伝染性軟属種）など、多くの感染症がある。
※この表は、「学校保健安全法」「学校保健安全法施行規則」とともに「学校において予防すべき感染症の解説」（文部科学省）、「保育所における感染症対策ガイドライン（2018年改訂版）」（厚生労働省）、「学校、幼稚園、保育所において予防すべき感染症の解説 2015年7月改訂版」（日本小児科学会 予防接種・感染症対策委員会）などを参考にして作成したもので、空欄部分は、上記資料中に記載がないものである。

 **コラム5-3** 使い捨てエプロンの作り方

嘔吐物などを処理する際に、大きめのゴミ袋（約70ℓ）を使った使い捨てのエプロンを使用すると便利である。以下にその作り方を紹介する。

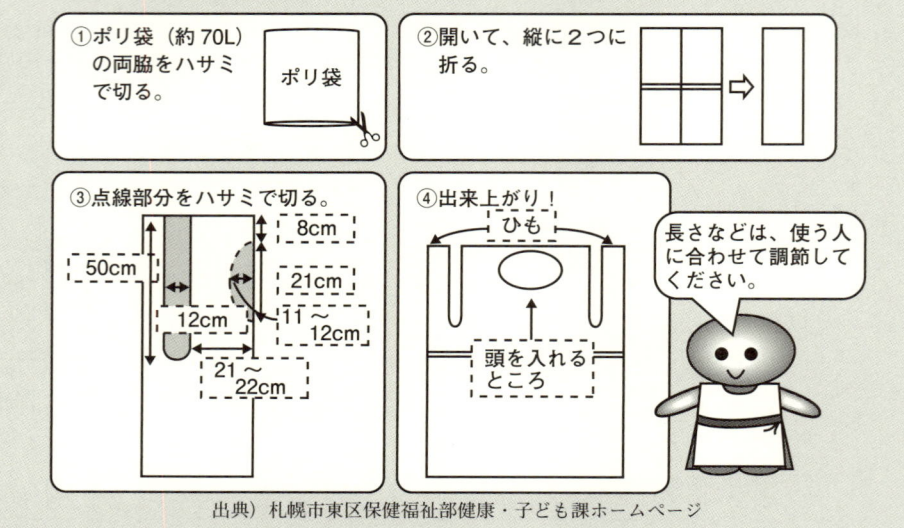

①ポリ袋（約70L）の両脇をハサミで切る。

②開いて、縦に2つに折る。

③点線部分をハサミで切る。

④出来上がり！ 長さなどは、使う人に合わせて調節してください。

出典）札幌市東区保健福祉部健康・子ども課ホームページ

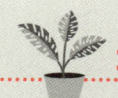 **コラム5-4** おもちゃなどを清潔に保つには

おもちゃや絵本などは子どもがもっとも触れるものである。小さい子どもが口に入れたり、触れたりするおもちゃなどは、できる限り洗浄できるもの、消毒しやすいものがよい。情操の面からぬいぐるみなどを使用する場合も清潔に保つことが大切である。洗えるもの・洗えないもの・ぬいぐるみなどで、通常と下痢嘔吐時では、清潔に保つための洗浄・消毒方法が異なるので、以下の表を参照してほしい。

	通常時の清潔に保つ方法	嘔吐下痢発生時	おもちゃに嘔吐した時
洗えるもの	・定期的に流水で洗い日光消毒 ・乳児がなめるものは毎日洗う ・乳児クラス：週1回程度 ・幼児クラス：3か月に1回程度	洗浄後に0.02〜0.1％次亜塩素酸ナトリウム溶液に十分漬け、陽に干す。	洗浄後に0.02〜0.1％次亜塩素酸ナトリウム溶液に十分漬け、日光消毒する。
洗えないもの	・定期的に湯拭きまたは日光消毒 ・乳児がなめるものは毎日拭く ・乳児クラス：週1回程度 ・幼児クラス：3か月に1回程度	汚れをよくふき取り、0.05〜0.1％次亜塩素酸ナトリウム溶液で拭き取り、日光消毒する。	汚れをよく拭き取り、0.05〜0.1％次亜塩素酸ナトリウム溶液で拭き取り、日光消毒する。処分することも考える。
ぬいぐるみなど	・定期的に洗濯 ・日光消毒（週1回） ・汚れたら随時洗濯する	汚れを落とし、0.02％次亜塩素酸ナトリウム溶液に十分漬ける。その後、水洗いする。	汚れを落とし、0.02％次亜塩素酸ナトリウム溶液に十分漬け、水洗いする。処分することも考える。

出典）厚生労働省「保育所における感染症対策ガイドライン（2018年改訂版）」より作成

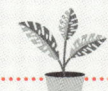

コラム5-5　手洗いのしかた

手洗いの目的は、汚れや一過性微生物（ウイルスや細菌）を洗い流すことである。

手洗いは、食事の前、トイレの後、帰宅後、子どもに接する前後（とくに、嘔吐物処理、おむつ交換など）などに行うが、手洗いの時間は、国の方針では最低15秒以上、米疾病対策センター（CDC）は、「ハッピーバースデー」の歌を2回歌うぐらい、「15〜20秒」をすすめている。ここでは30秒以上かけて、ていねいに洗う方法を示している。

なお、以下は、おとなの手洗いのしかたであるが、子どもの場合にも、同じように指導する。

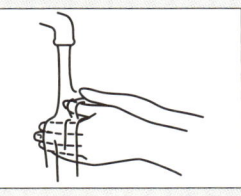

①爪を短く切り、指輪や時計は手からはずす。手と手首の上5cm位までを流水で十分にぬらす。

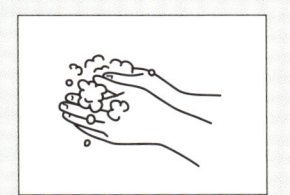

②石けん（泡・液体・固形）をまんべんなく泡立て、手のひらをあわせ、ゴシゴシ洗う（5秒）。

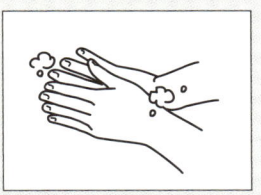

③手のひらで手の甲を伸ばしながら、包むように洗う。反対も同様に洗う（5秒）。

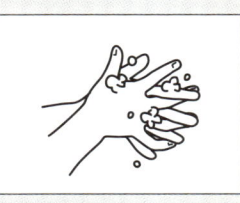

④指と指を組み合わせ、よくこすりあわせて指の間も十分に洗う（5秒）。

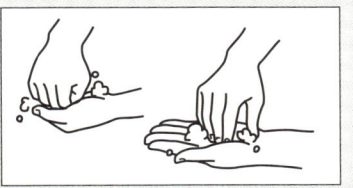

⑤指先や爪の間はとくに念入りに、渦を描くようにゴシゴシ洗う（5秒）。

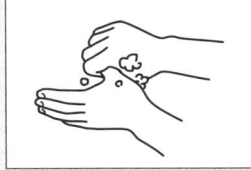

⑥親指を手のひらでねじるように、ゴシゴシ洗う（5秒）。

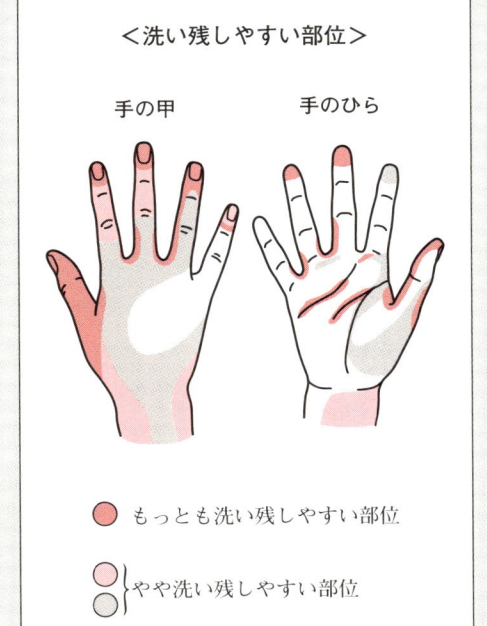

＜洗い残しやすい部位＞

手の甲　　手のひら

● もっとも洗い残しやすい部位

○ やや洗い残しやすい部位

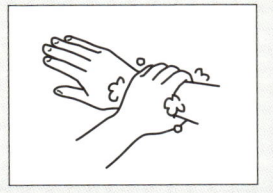

⑦手首も忘れずにゴシゴシ洗う（5秒）。

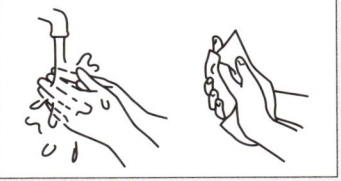

⑧指先を上に向けて流水で洗い流し、ペーパータオルで完全に水分を拭き取る。手洗い時にはペーパータオルを使用するのが理想的だが、ペーパータオルが使えないときは個人ごとのタオルを使用し、タオルの共用は絶対しないようにする。

⑨使用したペーパータオルを取っ手にあてて水を止め、ペーパータオルはゴミ箱に捨てる。

⑩手の皮膚が乾燥する前（若干、湿り気が残っている程度）に、ハンドクリームなどの保湿剤を塗って手の皮膚を保護すると、手荒れを防ぐことができる。

も定期的に同様に水拭きする。
- 下痢、嘔吐発生後は、まず、汚物を取り除いた後、手洗い・うがいをする。とくに尿、便、血液、体液、唾液、目やに、傷口の浸出液などに触れた場合はしっかり手洗いをする。感染症や手指に化膿性の傷があるときは、直接、食品を取り扱わない。また、床、壁、ドアはかたくしぼった布などで水拭きし、ドアノブ、手すり、ボタン、スイッチなどは同様に水拭きした後、1日1回次亜塩素酸ナトリウム溶液（0.1％）で拭きあげ、10分後に、さらにかたくしぼった布などで水拭きをする。

④経口感染

定義：口から病原体が侵入することにより感染する。

主な該当疾患：コレラ、細菌性赤痢、腸チフス、パラチフス、手足口病、ノロウイルス・ロタウイルスによる感染性胃腸炎、腸管出血性大腸菌感染症（O157、O26、O111など）。

対策：子どもに触れたり、おむつ交換などを行う前後には、手洗いなどの衛生習慣を徹底する。食品の生食はなるべく避け、十分加熱する。また環境面では、洗面所・手洗い場などの整備を行う。

⑤血液媒介感染

定義：血液を介して感染する感染症。

主な該当疾患：B型肝炎、C型肝炎、ヒト免疫不全（HIV感染症）

対策：血液および体液に素手で触れない。使い捨ての手袋を装着し、傷口の処置をする。ひっかき傷などは流水できれいに洗い、絆創膏やガーゼで覆う。子どもの使用するコップ、タオルなどは共用しない。

⑥蚊媒介感染

定義：病原体をもった蚊に刺されて感染する。

主な該当疾患：日本脳炎、デング熱、ジカ熱[*7]、マラリア、疥癬。

対策：園舎のまわりにぼうふらを発生させないため、できるだけ水たまりを作らないよう留意する。また地域、時間帯、季節などによっても発生する虫などが異なるため、それらのことを把握しておくことも大切である。外出時には、長そで、長ズボンを着用し、皮膚の露出をさける。黒色系統の服はさける。殺虫剤や虫よけを使用する。また、昆虫や動物の駆除などを行って環境衛生の向上をはかる。

3）感受性対策

　感受性のある個体へ免疫を与えることが、感受性対策の方法である。すなわち、子どもが病原体に感染しても発病しない抵抗力のある丈夫なからだをつくるためには、バランスのよい食事や休養・睡眠を十分にとり、規則正しい生活をすること、戸外の運動を積極的にさせ、気管や皮膚を鍛えることが大切である。また、予防接種ができる疾患に対しては、適切な時期に予防接種を行って、受動的にか

[*7] 蚊によって媒介される感染症で、「ジカウイルス感染症」ともいう。2016（平成28）年2月5日に、感染症法（正式名称は「感染症の予防及び感染症の患者に対する医療に関する法律」）の「4類感染症」に指定された。

らだに免疫力を獲得させるようにするのも感受性対策の一方法である。

4）感染症の予防策

　感染症予防の基本となるものに、標準予防策（スタンダード・プリコーション）がある。これは、米国疾病対策センターが提唱している「誰もが感染症をもっている可能性がある」と考え、「感染の可能性があるもの」への接触を最低限に抑えることで、お互いの感染の危険性を少なくする方法である。

　「感染の可能性があるもの」に触れるときは、必ず使い捨て手袋を使用し、手袋をはずしたら流水・石けんによる手洗いを行う。

「感染の可能性があるもの」として取り扱わなければならないもの：

　人の血液、汗を除く分泌物（鼻水、目やに、痰、唾液など）、排泄物（便、嘔吐物、尿）、傷や湿疹などのある皮膚、粘膜（口・鼻の中など）

血液の処理の仕方：

①血液からの感染は、保育士等と子ども、子どもと子どもが接触して起こる。まず、出血部位・量・状態を観察し、傷を保護する。

②傷の手当てをするときは、使い捨て手袋を着用する。

③血液に触れたり、血液がついたときは、流水、石けんで十分洗い流す。

④こぼれた血液は、使い捨て手袋をして、布やペーパータオルなどで吸い取る。血液が付着した場所はきれいに拭き、水拭き後に0.1％次亜塩素酸ナトリウム液で消毒し、10分後に水拭きする。

⑤血液が付着したごみは、汚物なので使い捨て手袋をしてビニール袋に入れ、口をよくしばって捨てる。そして、使い捨て手袋と一緒に汚物のゴミ箱に捨てる。

⑥血液処理を行った後は、必ず手洗いをする。

❷感染の予防

1）免疫

　感染症は、種類によって発病のしかたが違う。感染力の強い麻疹（はしか）のように感染すればほとんどの人が発病するものもあれば、日本脳炎やポリオのように不顕性感染（167ページ参照）が多く、2,000～3,000人に1人ぐらいしか定型的な脳炎や麻痺を起こさないものもある[1]。

　感染症には、一度罹患すると二度と発病しないですむか、発病しても軽く終わってしまうものも多い。このように、一度罹患した病気と同じ病原体がからだの中に入ってきても、それに対する抵抗力ができて、二度と罹患しなかったり、ごく軽くすんでしまうことを、「免疫ができた」という。

　免疫とは、からだの中にある免疫性を担当する細胞（リンパ腺・胸腺・血液中のリンパ球）が、体内に侵入してきた病原体などに出会うと、その病気を起こす力を無力にする抗体をつくったり、細菌などに対抗する細胞をつくって病気を防ぐことである。この抗体は、血液（血漿）中や間質液[*8]やリンパ液などの分泌液、

＊8　多細胞生物の組織において、細胞を浸す液体であり、細胞外液の主成分で、組織液・細胞間液ともいう。人の体内には平均11リットル含まれ、細胞へ栄養素を運ぶとともに老廃物を排出する働きがある。

179

母乳中のγ－グロブリンという物質に含まれている。

　母乳で育った子どもが病気にかかりにくいのは、その病気にかかったことのある母親の場合は、もっている免疫が、母乳を通じて子どもに伝えられるためである。このほか、病原体による感染症を防ぐしくみはからだにたくさん備わっているが、最初の防衛線は皮膚で、からだの中に病原体などが入るのを防いでいる。

2）予防接種

　新生児期から生後6か月ごろまでは、母親がかかった免疫生産性疾患（麻疹、ポリオ、ジフテリアなど）の母体免疫が、胎盤や母乳を通じて乳児に移行しているため、病気[2]にかかりにくいが、それ以降は免疫が低下するために予防接種[9]を行う[3]。

　予防接種とは、病気に対して免疫の効果を得させるため、病気の予防に有効であることが確認されているワクチン（vaccine）を人体に注射し、または接種[10]することである。ワクチン接種で発症が避けられる病気をVPD（Vaccine Preventable Diseases）という。

　ワクチンとは、病原体や毒素に対する免疫（病気に対する抵抗力）を生体内で引き起こす抗原物質である。ワクチンには、生ワクチン（弱毒株の生きた病原体）、不活化ワクチン（病原体を死滅させたもの）がある。麻疹、風疹、BCG、ロタウイルス、水痘、耳下腺炎（おたふくかぜ）は、生きた細菌やウイルスの毒性を弱めた生ワクチンである。接種後から、毒性を弱めた細菌やウイルスの増殖が体内ではじまり、ワクチンがもっている性質に応じて、発熱や発疹の軽い症状が出ることもある。このような能動免疫[11]では十分な抵抗力ができるのに、約1か月必要である。

＊9　定期の予防接種を受けたものは1歳以上すべての年齢で98％を超え、4歳以上では99％に達し、ほとんどの子どもが何らかの予防接種を受けている。任意予防接種の耳下腺炎についても約3割程度の子どもが接種している。

＊10　「注射」とは注射針を刺して、注射器内の液状の薬剤を直接、体内に注入すること。「接種」は、種を植えつけること。多くの場合、接種とは予防接種を意味するが、予防接種とは感染症を予防する目的でワクチンを投与する医療行為で、予防注射ともいわれ、同義語として扱われている。

＊11　外部から生体内に抗原を入れ、生体内で抗体をつくらせてできる免疫のこと。

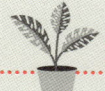

コラム5-6　うがいのしかた

　うがいは、日本独特の衛生習慣で、かぜの予防策として日常的に実施されている。水うがいでかぜ発症が4割減少という報告も出たが、その有効性は十分に検証されてはいない。うがいの基本は、口とのどを分けてゆすぐことである。

①コップに入れた水・ぬるま湯の1/3〜半分くらいを口に含み、正面を向いたまま「グジュグジュ」と1〜2回口の中をゆすぐ（口の中の食べかすなどを流すのが目的）。
②口に1/3〜半分くらいの水を含み、天井を向くように顔を上にして、口をあけながら「アー」や「カー」と声を出す、または出すつもりで「ガラガラ」とのどをゆすぐ。1回に10秒くらいかけて、2〜3回行う（のどを水で潤して、埃や菌などを洗い流すのが目的）。

※うがいができるようになる年齢は、個人差があるものの2歳から2歳半くらいを目標にする。最初は、1歳半ごろから保護者などがうがいを行っているようすを見せる。次に、口に水を含ませて吐き出させる。それができたら、クシュクシュをして吐き出す、などを練習させる。

ジフテリア・百日咳・破傷風・ポリオ（DPT- IPV）、日本脳炎、インフルエンザは、細菌やウイルスを殺し、抵抗力をつくるのに必要な成分を取り出して、毒性をなくした不活化ワクチンであり、これによってできる免疫を受動免疫[*12]という。からだの中で細菌やウイルスは増殖せず、何回か接種して抵抗力をつくり、約1年後に追加接種をして十分な抵抗力ができる。

（1）予防接種の歩み

1970（昭和45）年ごろまでは、先進国でも感染症は非常に危険な病気であったため、予防接種が感染症の予防に大きな役割を果たしていた。しかし、下水道の整備や社会環境の改善、ワクチンの普及で爆発的に流行する感染症が少なくなったこと、まれながら起こり得る副反応（健康被害）に対する国民の意識を反映して、1994（平成6）年に予防接種法の改正が行われ、同年10月から施行された。主な改正点としては、①法による強制・義務接種から国民の努力義務（勧奨接種）となり、実施主体は市町村、②医師による接種前の予診の充実、③健康被害救済制度と被害者への手厚い対応、などがあげられる。この改正で、対象疾病から削除されたインフルエンザの予防接種を受ける人が減少し、インフルエンザにより高齢者の肺炎の併発や死亡が社会問題化した。

2005（平成17）年4月の改正結核予防法の施行にともない、BCGの定期接種はツベルクリン反応検査を行わず、生後1歳に達するまでの期間での直接接種[*13]となった。2007（平成19）年4月、結核予防法が「感染症の予防及び感染症の患者に対する医療に関する法律」に統合されたため、BCG接種は「予防接種法」に追加された。予防接種の原則は、個別接種である。これは、予診におけるインフォームド・コンセント[*14]を確実に実施するためである。

従来は、麻疹と風疹の予防接種を1回ずつ接種していたものが、2006（平成18）年4月から麻疹風疹混合ワクチン（MR）となり、第1期、第2期の2回接種になった。麻疹や風疹は幼児期早期に罹患しやすい疾病であるため、母親からの免疫がなくなる生後12か月以降、なるべく早く予防接種を受け、より大きな集団生活をはじめる小学校就学前の1年間に2回目の接種を行うことで、より高い予防効果が期待できる。このことは、子どもだけでなく、社会全体の感染症の蔓延を防ぐためにも有意義なことである。なお、ポリオ生ワクチンは、免疫をつける力がすぐれている一方で、まれにポリオになる子どもがいたため、ポリオ生ワクチンの接種は2012（平成24）年8月で終了した。同年9月から単独のポリオ不活化ワクチン接種が可能となり、同年11月よりジフテリア・百日咳・破傷風にポリオが入った四種混合ワクチンになり、接種が開始された。

2013（平成25）年4月に、さらに2014年（平成26）年10月に予防接種法の一部が改正され、勧奨する予防接種（定期接種・救済制度の対象）にインフルエンザ菌b型感染症、肺炎球菌感染症、ヒトパピローマウイルス感染症、水痘が追加され、勧奨する予防接種の対象は、2019日1月現在で百日咳、ジフテリア、

*12 別の個体でつくられた抗体を外部から受け入れて働いてもらう免疫。

*13 結核に感染しているかどうかを調べるツベルクリン反応検査で発見される乳幼児の結核患者が少数であったことや、抵抗力の弱い乳児は結核に感染すると重症になりやすいという特徴があったため、ツベルクリン反応検査を実施しないで直接、BCG（弱毒したワクチン）接種をすることとなった。これを、直接接種という。

*14 インフォームド・コンセント（informed consent）とは、医師から病気の説明と各種の治療法、治る確率などを十分に知らされたうえで、治療のしかたなどに同意することである。医師側が患者の権利を無視して医療を行うことのないように、欧米で1960年代に確立した。

＜予防接種スケジュール＞

ワクチン	種類	生直後	6週	2か月	3か月	4か月	5か月	6か月	7か月	8か月	9-11か月	12-15か月	16-17か月	18-23か月	2歳	3歳	4歳	5歳	6歳	7歳	8歳	9歳	10歳以上
												乳児期					幼児期					学童期/思春期	
インフルエンザ菌b型（ヒブ）	不活化			①	②	③						④（注1）											
肺炎球菌（PCV13）（注2）	不活化			①	②	③						④		（注2）									
B型肝炎（HBV） ユニバーサル	不活化			①	②				③					（注3）									
B型肝炎（HBV） 母子感染予防	不活化	①	②					③															
ロタウイルス 1価	生			①	②		（注4）																	
ロタウイルス 5価	生			①	②	③		（注5）																
4種混合（DPT-IPV）	不活化			①	②			③				④ （注6）		（7.5歳まで）									
3種混合（DPT）	不活化			①	②			③				④ （注6）		（7.5歳まで）／⑤（注7）				⑥11～12歳（注8）					
2種混合（DT）	不活化																		11歳①／12歳				
ポリオ（IPV）	不活化			①	②			③				④ （注6）		（7.5歳まで）／⑤（注9）									
BCG	生					①																	
麻しん、風しん（MR）	生											①					②（注10）						
水痘	生											①		②			（注11）						
おたふくかぜ	生											①		②（注12）									
日本脳炎	不活化											①②③		（7.5歳まで）			④9-12歳						
インフルエンザ	不活化							毎年（10月、11月などに）①②														13歳より①	
ヒトパピローマ ウイルス（HPV）	不活化													（注13）				小6	中1①②③（注14）				中2－高1

凡例：
- 定期接種の推奨期間
- 任意接種の推奨期間
- 定期接種の接種可能な期間
- 任意接種の接種可能な期間
- 添付文書には記載されていないが、小児科学会として推奨する期間
- 健康保険での接種期間

図5－2－① 日本小児科学会が推奨する予防接種スケジュール 2018年8月1日版より〈予防接種スケジュール〉
出典）日本小児科学会ホームページより

<予防接種スケジュール　標準的接種期間、日本小児科学会の考え方、注意事項>　　　□ 定期接種　　□ 健康保険での接種　　□ 任意接種

ワクチン	種類	標準的接種年齢と接種期間	日本小児科学会の考え方	注意事項
インフルエンザ菌b型（ヒブ）	不活化	①-②-③の間はそれぞれ27-56日（4-8週）あける ③-④の間は7-13か月あける	（注1）④は12か月から接種することで適切な免疫が早期に得られる。1歳をこえたら接種する	定期接種として、①-②-③の間は27日以上、③-④の間は7か月以上あける 7か月-11か月で初回接種：①、②の後は7か月以上あけて③、1歳-4歳で初回接種：①のみ リスクのある患者では、5歳以上でも接種可能
肺炎球菌（PCV13）	不活化	①-②-③の間はそれぞれ27日（4週）以上あける ③-④の間60日以上あけて、1歳から1歳3か月で接種	（注2）定期接種で定められた回数のPCV7接種を終了した6歳未満の児は、最後の接種から8週間あけてPCV13の追加接種を1回行う（ただし任意接種）	7か月-11か月で初回接種：①、②の接種60日以上あけて1歳以降に③ 1歳-23か月で初回：①、②を60日以上あけて、2歳-4歳で初回接種：①のみ （注2）PCV7の接種が完了していないものは残りの接種をPCV13で実施する
B型肝炎 ユニバーサルワクチン	不活化	①生後2か月、②生後3か月、③生後7-8か月 ①-②は27日（4週）以上、①-③は139日（20週）以上あける	家族内に母親以外のB型肝炎キャリアがいる場合は、生後2か月まで待たず、早期接種が望ましい	（注3）乳幼児期に接種していない児の水平感染予防のための接種、接種間隔は、ユニバーサルワクチンに準ずる
B型肝炎 母子感染予防のためのワクチン		①生直後、②1か月、③6か月		母親がHBs抗原陽性の場合、出生時、ワクチンと同時にHB免疫グロブリンを投与するが、ワクチンの接種費用は健康保険でカバーされる 詳細は日本小児学会ホームページ「B型肝炎ウイルス母子感染予防のための新しい指針」を参照
ロタウイルス	生	生後6週から接種可能、①は8週-15週未満を推奨する 1価ワクチン（ロタリックス®）：①-②は、4週以上あける（計2回） 5価ワクチン（ロタテック®）：①-③は、4週以上あける（計3回）		（注4）計2回、②は、生後24週未満までに完了すること （注5）計3回、③は、生後32週未満までに完了すること
4種混合（DPT-IPV）	不活化	①-②-③はそれぞれ20-56日（3-8週）あける （注6）③-④は6か月以上あけ、標準的には③終了後12-18か月の間に接種		定期接種として、①-②-③の間はそれぞれ20日以上あける 現時点では、就学前の3種混合ワクチンとポリオワクチンの接種を4種混合ワクチンで代用することは、承認されていない 4種混合ワクチンは4回までの接種に限られ、5回目以降の追加接種については、三種混合ワクチンかポリオワクチンを用いる
3種混合（DPT）	不活化	①-②-③はそれぞれ20-56日（3-8週）あける （注6）③-④は6か月以上あけ、標準的には③終了後12-18か月の間に接種		
3種混合（DPT） 学童期以降の百日咳予防目的	不活化	⑤5歳以上7歳未満、④より6か月以上あける ⑥11-12歳に接種	（注7）就学前児の百日咳抗体価が低下していることを受けて、就学前の追加接種を推奨 （注8）百日咳の予防を目的に、3種混合の代わりに3種混合ワクチンを接種してもよい	2013年の小児の年齢別の百日咳の抗体保有状況では、抗PT抗体価 10 EU/mL以上の保有率は、4-7歳で40％未満に低下（JASR 2017；38：31-33） ・0.5 mLを接種（2種混合ワクチンは、0.1 mL）
2種混合（DT）	不活化	①11歳から12歳に達するまで	百日咳患者の増加から、DPTへの移行が必要	予防接種法では、11歳以上13歳未満
ポリオ（IPV）	不活化	①-②-③の間はそれぞれ20-56日あける （注6）③-④の間は6か月以上あけ、標準的には、③終了後12-18か月の間に接種		2012年8月31日以前にポリオ生ワクチン、または、ポリオ不活化ワクチンを接種し、接種が完了していない児への接種スケジュールは、厚生労働省ホームページを参照
ポリオ（IPV） 学童期以降のポリオ予防目的		⑤5歳以上7歳未満	（注9）ポリオに対する抗体価が減衰する前に就学前の接種を推奨	
BCG	生	12か月未満に接種、標準的には5-8か月未満に接種	結核の発生頻度の高い地域では、早期の接種が必要	
麻しん、風しん（MR）	生	①：1歳以上2歳未満　②：5歳以上7歳未満 （注8）小学校入学前の1年間		麻疹曝露後の発症予防では、麻しんワクチンを生後6か月以降で接種可能、ただし、その場合、その接種は接種回数には数えず、①は規定通り接種する
水痘	生	①：生後12-15か月　②：1回目から6-12か月あける	（注11）水痘未罹患で接種していない児に対して、積極的に2回接種を行う必要がある	定期接種として、①-②の間は3か月以上あける 13歳以上では、①-②の間を4週間以上あける
おたふくかぜ	生	①：1歳以上	（注10）予防効果を確実にするために、2回接種が必要 ①は1歳を過ぎたら早期に接種、②はMRと同時期（5歳以上7歳未満で小学校入学前の1年間）での接種を推奨	
日本脳炎	不活化	①、②：3歳、①-②の間は6-28日（1-4週）あける ③：4歳、①から1年あける ④：9歳（小学校3-4年生相当）	日本脳炎流行地域に渡航・滞在する小児、最近日本脳炎患者が発生した地域・ブタの日本脳炎抗体保有率が高い地域に居住する小児に対しては、生後6か月からの日本脳炎ワクチンの接種開始を推奨する（日本小児科学会ホームページ「日本脳炎り患リスクの高い者に対する生後6か月からの日本脳炎ワクチンの推奨について」http://www.jpeds.or.jp/modules/activity/index.php?content_id=207を参照）	1回接種量：6か月-3歳未満：0.25mL；3歳以上：0.5mL 定期接種では、生後6か月から生後90か月（7歳6か月）未満（第1期）、9歳以上13歳未満（第2期）が対象、①-②は6日以上、③は②より6か月以上の間隔をあける 2007年4月2日から2009年10月1日生まれの児に対しては、生後6か月から90か月（7歳6か月）未満または、9歳から13歳未満の間に1期（①、②、③）のうち、未接種回数を定期として接種が可能である 2005年5月からの積極的勧奨の差し控えを受けて、1995年4月2日から2007年4月1日生まれの児は、20歳未満まで定期接種の対象、具体的な接種については厚生労働省ホームページ http://www.mhlw.go.jp/bunya/kenkou/kekkaku-kansenshou20/annai.htmlを参照
インフルエンザ	不活化	①-②の間は4週（2-4週）あける		13歳未満：2回、13歳以上：1回または2回、 1回接種量：6か月-3歳未満：0.25mL；3歳以上：0.5mL
ヒトパピローマウイルス（HPV）	不活化	中学1年生女子 2価ワクチン（サーバリックス®） ①-②の間は1か月、①-③の間は6か月あける 4価ワクチン（ガーダシル®）①-②の間は2か月、①-③の間は6か月あける	2013年6月より、積極的接種推奨が中止されているが、HPVワクチンの有害事象の実態把握と解析、接種後に生じた症状に対する報告体制と診療・相談体制の確立、健康被害を受けた被接種者に対する救済などの対策が講じられたことを受けて、積極的接種を推奨する（予防接種専門推進協議会ホームページhttp://vaccine-kyogikai.umin.jp/pdf/20160418_HPV-vaccine-opinion.pdfを参照）	接種方法は、筋肉内注射（上腕三角筋部） 予防接種法では、12歳-16歳（小学校6年生から高校1年生相当）女子 （注13）2価ワクチンは10歳以上、4価ワクチンは、9歳以上から接種可能 （注14）標準的な接種ができなかった場合、定期接種として以下の間隔で接種できる（接種間隔が2つのワクチンで異なることに注意） 2価ワクチン：①-②の間は1か月以上、①-③の間は5か月以上、かつ②-③の間は2か月半以上あける 4価ワクチン：①～②の間は1か月以上、①～③の間は3か月以上あける

図5-2-②　日本小児科学会が推奨する予防接種スケジュール　2018年8月1日版より〈標準的接種期間、日本小児科学会の考え方、注意事項〉出典）日本小児科学会ホームページより一部改変

破傷風、ポリオ、麻疹、風疹、日本脳炎、インフルエンザ菌b型感染症、肺炎球菌感染症、ヒトパピローマウイルス感染症、水痘、B型肝炎、BCGの13種類となった。現在、予防接種制度は、次代を担う子どもたちを感染症から守り、健やかな育ちを支える役割を果たすという観点から、先進諸国とのワクチンギャップ*15などを含めて、幅広い見直しが進められている。

（2）予防接種の種類

予防接種は、すべての人に接種を勧めている定期接種と、法律で接種は規定されていないが、必要に応じて接種可能な個人負担で有料の任意接種がある。

日本小児科学会の推奨するワクチンは、定期接種の百日咳、ジフテリア、破傷風、ポリオ、麻疹、風疹、日本脳炎、インフルエンザ菌b型感染症、肺炎球菌感染症、ヒトパピローマウイルス感染症、水痘、B型肝炎、BCGと、任意接種の流行性耳下腺炎（おたふくかぜ）、ロタウイルス、インフルエンザがある。

わが国の定期・任意予防接種のスケジュール（2018〈平成30〉年8月1日施行）[7]は、図5-2-①、②（176、177ページ）に示す通りである。

〈定期予防接種の対象となっている感染症〉

①百日咳

わが国で重症かつ死亡となった感染源の多くは家族で、百日咳菌が気管支粘膜などの気道粘膜に感染し、発症する。感染すると気道粘膜がはがれ落ちて分泌物が増え、痰が吐き出せない、物理的刺激で咳発作が誘発され、咳の重積発作*16で呼吸困難になるなど、生命にかかわる。乳幼児でとくに問題になる疾患だが、思春期・成人の発症も増えている。

②ジフテリア

ジフテリア菌、および菌から発生するジフテリア毒素により発症し、感染局所に偽膜*17をつくり、のどの痛み、呼吸困難などの局所症状と全身症状を現す。飛沫感染で、一般に秋、冬に流行する。5歳以下で発症すると重症化しやすい。

③破傷風

破傷風菌によって産出される神経毒による神経麻痺症候群。胞子の形で土壌に分布し、傷口から体内に侵入する。人から人への感染はない。

④ポリオ

ポリオウイルスが感染して、脊髄神経の灰白質をおかすため、発熱、頭や背中の痛み、発汗、倦怠感など、夏かぜに似た症状が1～4日続き、熱が下がるころ、足や腕に弛緩性（ゆるむこと、たるむこと）の麻痺が起こる。この麻痺は一生残り、確実な治療法はない。しかし、重症となる場合はごく少数で、ほとんどはポリオウイルスに感染しても症状が現れず、知らない間に免疫ができる。人から人へ感染する。日本では、1980（昭和55）年に自然感染によるポリオは根絶されたが、海外では、まだ流行している地域がある。

⑤麻疹（はしか）

　子どもにとって重症度の高い疾患で、2016〜2018年の患者数は、年間165〜255人である。感染様式は、空気感染（飛沫核感染）、飛沫感染、接触感染とさまざまで、その感染力はきわめて強く、麻疹ウイルス抗体をもたない場合、ほぼ100％発病する。保育所・幼稚園等の集団の場で、1名の発症があったら、すみやかに予防接種歴を聴取する。

⑥風疹

　発熱とともに全身に淡い発疹が出現し、発疹も2〜3日で治ることから、一般に「三日ばしか」という。上気道粘膜から排出されるウイルスが飛沫を介して伝播されるが、その感染力は麻疹、水痘よりは弱い。年少児のうちは心配するほどではないが、年長児やおとなは重症になることが多い。妊婦、とくに妊娠初期の女性が風疹にかかると、胎児が風疹ウイルスに胎内感染し、難聴、先天性心疾患、白内障などをもった先天性風疹症候群の子どもが生まれる可能性がある。

⑦日本脳炎

　コガタアカイエカによって媒介された日本脳炎ウイルスに感染すると100〜1,000人に1人が発病するが、大多数は無症状に終わる。発病した場合、数日間の38℃以上の熱や頭痛、嘔吐などに引き続き、項部硬直・光線過敏などのほか、意識障害とともに神経系障害の症状が現れる。人から人への感染はない。予防接種の普及で、近年の発症は少ない。

⑧インフルエンザ菌b型感染症

　ヘモフィルス・インフルエンザ菌b型（Hib）という細菌で感染し、子どもではHibによる細菌性髄膜炎が、その病状の重さから問題になっている。脊髄や脳を守る膜（髄膜）に細菌が感染し、発熱・嘔吐・頭痛などを主な症状とする重篤な病気である。かかりやすい年齢は、0歳（生後4か月ごろ）から2歳まで。

⑨肺炎球菌感染症

　肺炎球菌による感染症。2歳以下の子どもは肺炎球菌に対する免疫がほとんどなく、小児の肺炎球菌感染症は重症化することが多い。1歳児の30〜50％が鼻腔に保菌しており、保育施設の入園後1〜2か月でその保菌率は80％以上に上昇する。集団保育の子どもで保菌していない子どもは感染の可能性が高い。肺炎球菌は、喉などからからだに入って発症するが、早期の症状は発熱と不機嫌くらいで、その後、ぐったりする、けいれん、意識がなくなるなどの症状が出る。診断がついても抗菌薬が効かない耐性菌が多く、治療が困難な感染症。

⑩ヒトパピローマウイルス感染症（子宮頸がんなど）

　ヒトパピローマウイルス（HPV）による感染症。HPVは乳頭腫というイボのウイルスで、皮膚につくタイプと粘膜につくタイプがある。子宮頸がんの原因になるHPVは粘膜型で、性行為だけではなく、皮膚の接触によるものを含めて、女性の約80％は知らないうちに感染している。子宮頸がんは1年間に1,000〜

1,500人の女性が発症し、毎年、約3,500人が亡くなる大変重大なHPVによる感染症で、30代までの若い女性が多い。HPVは100種類以上の型があり、そのうちの約15種類は子宮頸がんの原因になることが多い。その中で16型と18型は、主に性行為を通じて感染する。2013（平成25）年4月1日より予防接種法の改正で、HPVワクチンは定期の予防接種になった。ところが、HPVワクチンとの因果関係が否定できない持続的な痛みなどの副反応が接種後みられ、同年6月14日から副反応の発生頻度等が、より明らかになったことから適切な情報提供ができるまでの間、積極的な接種の勧奨を控えることになった。HPVワクチンの接種にあたっては、ワクチンの有効性と接種による副反応のリスクを十分に理解し、医師との相談のうえ受けるようにする。

⑪水痘
　水痘・帯状疱疹ウイルスによる急性の発疹性感染症。症状は痒みをともない、全身に直径3〜5mm程度の丘疹（盛り上がった紅い発疹）が出現する。発疹は一斉ではなく、数日かけて次々に出現するが、発疹出現のピークは2〜3日で、頭の中にも発疹が出るのが特徴。ひとつの発疹は、丘疹→水疱（水ぶくれ）→膿疱（水ぶくれに膿がたまる）→痂皮（かさぶた）の順に変化し、平均1週間くらいで治る。妊婦が妊娠初期に感染すると、奇形をともなう先天性水痘症候群の子どもを出産する可能性がある。帯状疱疹は水痘と同じウイルスなので、帯状疱疹の患者に接触しても、免疫をもっていない場合は水痘に罹患する可能性もある。

⑫結核
　結核菌を排出している人が咳やくしゃみをして空気中に放出された「しぶき」に含まれる結核菌を、周囲の人が吸い込んで感染する飛沫核感染症。毎年2万5,000人強の患者が発症し、そのうち60歳以上の高齢者が60%を占めている。

⑬B型肝炎
　B型肝炎ウイルスは血液や精液・膣分泌液に含まれているため、性感染や血液を介して感染することもある。感染すると急性肝炎から劇症肝炎になることもある。潜伏期は1〜6か月。症状は、黄疸、倦怠感、食欲不振、消化器症状、発熱など。

＜任意予防接種の対象となっている感染症＞

①インフルエンザ
　突然の高熱が出て、3〜4日続く。倦怠感、関節痛、筋肉痛、頭痛などの全身症状のほか、咽頭痛、鼻汁、咳嗽（せき）などの呼吸器症状もあるが、約1週間で軽快する。肺炎、中耳炎、脳症などの合併症が出ることもある。

②おたふくかぜ（流行性耳下腺炎）
　潜伏期は約14〜21日。飛沫・接触感染で、感染力はかなり強いが病気の性質として不顕性感染があり、30〜40%が発症する。そのため、発症者の隔離では

流行を阻止することはむずかしい。2〜9歳の子どもがかかることが多い。耳の下（耳下腺）からあごの下（顎下腺）が腫れることが多く、発熱は軽い。合併症は髄膜炎や睾丸炎で、髄膜炎の発症は男子に多い。

③ロタウイルス感染症

潜伏期は1〜3日。乳幼児をはじめ子どもに多い急性胃腸炎を引き起こす感染症。2〜3月にかけて多く発生。激しい嘔吐や下痢症状と39℃以上の発熱。入院が必要となる小児急性胃腸炎の原因のうち50％を占める。成人も感染するが軽症や発症しないこともある。治った後の免疫は不完全で、再び感染するが二度目は重症化しない。汚物（嘔吐物や排泄物）にはロタウイルスが大量に排出している可能性がある。感染の拡大を防ぐためには、「すばやく」「適切に」処理する（p.168「嘔吐物の処理の仕方」を参照）。

④髄膜炎菌感染症

初期症状は発熱、頭痛、嘔吐などであり、急速に重症化する場合がある。主な感染経路は、鼻水や咳などの飛沫感染および接触感染で、潜伏期は4日以内。髄膜炎菌が鼻やのど、気管の粘膜から体内の血液や髄液などへ侵入すると、菌血症や敗血症・細菌性髄膜炎などの病気を引き起こす。2015（平成27）年から2歳以上で任意接種として髄膜炎菌ワクチンが接種可能となった。

⑤A型肝炎

口から感染（経口感染）し、ウイルスは糞便に排出される。潜伏期は2週間から2か月程度。症状は、発熱、倦怠感、食欲不振、消化器症状などで、進行すれば黄疸が出現する。

（3）予防接種の留意点

①予防接種を行ってはならない者

37.5℃以上の発熱がある者や、重篤な急性疾患にかかっている者、接種液の成分によりアナフィラキシー[*18]を呈したことが明らかな者については、予防接種を行ってよいかどうかは、担当の医師が判断する。

②予防接種を受ける前の注意

予防接種は、からだの調子のよいときに受ける。保護者は、必ず当日の午前中に子どもの体温を測り、接種前に渡された問診票に子どもの健康状態を記入し、普段と変わったところがあれば、医師の診察を受ける。予防接種を受けるときは、子どもが知らない場所で何をされるのだろうと不安を感じたり、緊張していることを考えると、その子どもの普段の健康状態をよく把握し、信頼関係ができている保護者などが接種場所へ連れていく方がよい。

慢性の病気をもっている子どもやハイリスクの子どもも予防接種は受けた方がよいので、主治医とよく相談して、適切な時期に、可能な限り接種させる。

③予防接種を受けた後の注意

接種後30分間は、接種会場で子どもを観察するか、医師と連絡ができるよう

*18 特定の起因物質（たとえば、食物、薬物、ハチ毒）が原因で起こる即時型アレルギー反応で、呼吸困難や循環不全（ショック）など、重篤な症状を起こしたもの。

にしておく。接種当日は接種部位を清潔に保ち、激しい運動は避ける。

（4）予防接種の副反応

　予防接種は、効果が確実で副反応がまったくないものが望まれるため、国もワクチンの改良、接種者の条件など、副反応の減少に努めている。

　しかし、異常体質者などもあり、ごく少数ではあるが、副反応を起こす者は皆無ではない。不活化ワクチンでは接種後48時間、生ワクチンでは数日から長くても４週間までに、副作用・副反応が現れる。副反応が起こったときのために、予防接種健康被害救済制度[*19]などの補償対策が講じられている。

　接種後、通常みられる反応は、百日咳ワクチンでは局所の発赤腫脹（ほっせきしゅちょう）、BCGは局所の丘疹・小水疱である。

３　保育所職員（保育実習の学生を含む）の予防接種

　最近、子どもの病気と思われがちな麻疹・風疹・水痘および流行性耳下腺炎（おたふくかぜ）に、成人が罹患することも稀ではなくなった。そのため、麻疹・風疹・水痘および流行性耳下腺炎に罹患したことがない、あるいは予防接種を受けていない（予防接種を受けているかどうか不明も含む）場合には、保育士をはじめとする保育所職員は１歳以上の必要回数である計２回のワクチン接種を受ける。このことは、自分自身を感染症から守るだけでなく、子どもたちへの感染を予防するうえで重要である。

　そのほか、保育士は子どもの出血をともなうけがの処置などを行うことが多いのでB型肝炎ワクチンの予防接種も大切となる。またインフルエンザの流行期には、任意接種のインフルエンザワクチンの予防接種を受けることで、感染症対策や感染した際の重症化予防につながるので考慮する必要がある。

　さらに、保育所で保育実習を行う学生は、自分自身を感染から守るとともに、保育所入所の乳幼児が感染症になることを防ぐために、予防接種をうけて実習することが2015（平成27）年４月に厚生労働省から通知された（「指定保育士養成施設の保育実習における麻しん及び風しんの予防接種の実施について」）。具体的には、実習生に対して麻疹および風疹の予防接種歴および罹患歴の確認を行い、罹患したことがなく、麻疹や風疹の予防接種が未接種の学生については、疾患の性質等を十分に説明して、抗体検査または予防接種を受けさせることが望ましいと記されている。

４　感染症発生時の措置

　保育士等は子どもの健康観察や欠席率に注意し、感染症発生の早期発見に努める。地域における感染症の発生および流行状況を把握し、保護者へ感染症の流行状況を伝え、感染症に罹患、または罹患が疑われる場合には自主的に欠席させ、その旨を報告するよう指導する。

*19　予防接種の副反応による健康被害に対して補償する制度。予防接種による健康被害であったかどうかを、第三者により構成される「疾病・障害認定審査会」で個別に審査し、予防接種と健康被害の因果関係が認められた場合は、予防接種法により市町村が給付をする。

　また、感染症を疑われる症状のある子どもがいるときは、保育関係者は医師の診察を受けさせ、その指導により必要な措置を講じる。

第２節　保育所・幼稚園等における感染症の予防対策

❶感染症の予防

１）保育所・幼稚園等の予防策

　１・２歳児の約45％、３歳以上児の90％以上は、保育所・幼稚園等で集団生活を行っている（図５－３）。

　子どもたちは、集団生活により、いろいろな感染症に罹患する機会が多くなるため、３歳の集団保育開始年齢ごろから感染症罹患者は目立って増加する。何らかの感染症に罹患した子どもは、４歳以上で90％を超える。感染症に罹患した場合は、本人だけでなく周囲の子どもにもうつすおそれがあり、予防対策を立て、実行しなければ、予防効果をあげることはむずかしい。感染症の予防は、「保育所における感染症対策ガイドライン」や「学校保健安全法」に基づいて行われる。さらに、保育所・幼稚園等への入所・入園時に、子どもの予防接種や感染症の罹患状況を把握すること、時期をみて保護者へ年齢に応じた計画的な予防接種を推

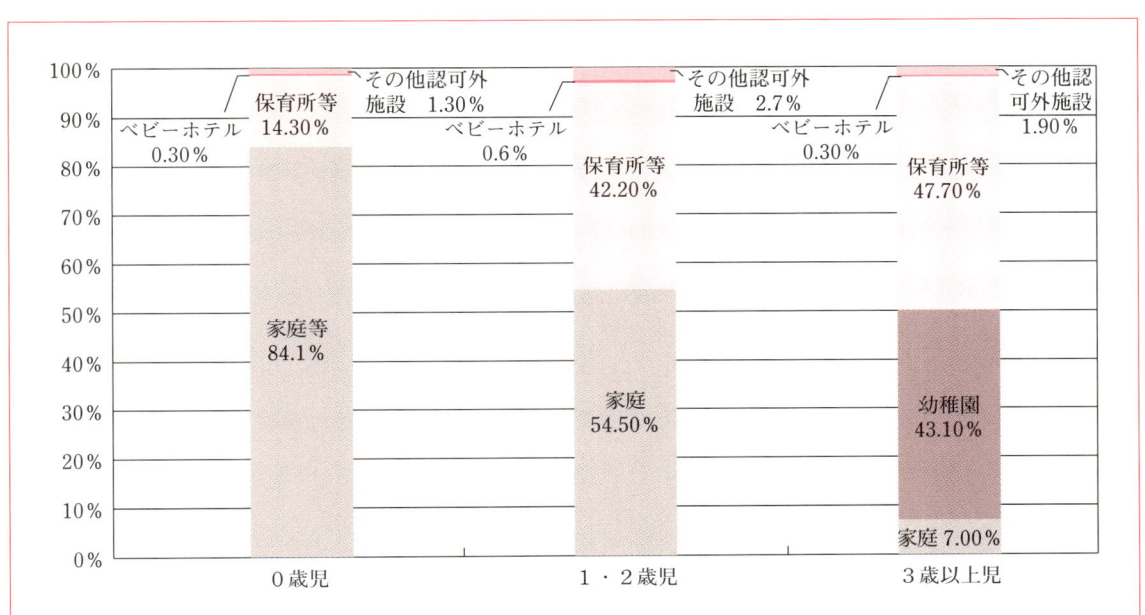

図５－３　就学前児童が育つ場所（2016（平成28）年度）

資料）文部科学省「学校教育統計」（平成28年５月）、厚生労働省「保育所等関連状況取りまとめ」（平成28年４月）、厚生労働省「認可外保育施設の現況取りまとめ」（平成29年３月）

奨することも大切である。

２）保育所・幼稚園等での流行が多い感染症と対策

保育所・幼稚園等の子どもは、長時間にわたって集団で生活していること、抵抗力が弱く心身の機能が未熟であることなどにより、感染の危険が高く、かぜなどのさまざまな感染症にかかりやすく、症状が悪化しやすい。保育士等は、感染症に対する正しい知識や情報に基づく適切な感染症対策を実施することが必要である。

（１）インフルエンザ

インフルエンザウイルスにより発症し、38～39℃以上の高熱、頭痛、関節痛、筋肉痛などの全身症状と、のどの痛み、鼻汁などの症状もある。感染力が非常に強く、短期間で流行するが、湿度に弱いインフルエンザウイルスの性質から、加湿器などで適度な湿度を保つことも、予防には有効である。また、集団内でのまん延を防止するには、インフルエンザの予防接種の有効性、副反応の可能性などを保護者に十分説明し、できれば12月中旬までに接種するように勧める。職員は、インフルエンザの流行前に予防接種をして、インフルエンザに対する抵抗性を高めるだけでなく、日ごろからの健康管理が重要である。インフルエンザに罹患した場合は、出勤を控える。

（２）発疹性ウイルス感染症

突発性発疹、麻疹、風疹、水痘、手足口病、伝染性紅斑（リンゴ病）など、小児期に罹患するウイルス性感染症で、それぞれ特徴的な皮疹がみられる（コラム４−４、122ページを参照）。これらの感染症は、一度罹患すると、終生免疫ができる。

麻疹・風疹・水痘は予防接種法に基づく予防接種がある。発疹などの症状や発症が疑われる場合は、早急に医師の診断を受けるよう勧める。お休みや登所・登園などは医師の指示に従うよう指導する。

（３）ウイルス性胃腸炎

ロタウイルス、アデノウイルスなどによるもので、冬期に多く、集団かぜと思われていたもののうち、ノロウイルス（小型球型ウイルス）が原因のものが多い。人から人へ、手指を介して二次感染するため、感染者の便や嘔吐物の処理には使い捨て手袋を着用する。手洗いの励行、下痢やかぜに似た症状がある場合は調理に従事しない、などの二次感染予防が大切である。

（４）食中毒

食中毒菌やその毒素に汚染された食品によって、急性胃腸炎などの食中毒症状を起こすもの。食中毒で下痢や嘔吐をくり返すと、水分が不足し、脱水症状を起こしやすいので、水分補給とともに適当な塩分、糖分などを与えることも大切である。1996（平成８）年に感染力が強い腸管出血性大腸菌O157:H7による食中毒が学校などの施設で多発し、社会問題になった。腸管出血性大腸菌O157:

H7は人から人へ感染するだけでなく、食品や便などを介して二次感染することもある。そのため、2017（平成29）年6月に「大量調理施設衛生管理マニュアル」が改正され、若年者および抵抗力の弱い者に野菜や果物を加熱せずに提供する場合は殺菌処理が必要となった。最近は、サルモネラ属菌やウェルシュ菌、カンピロバクター菌など、牛、豚、鶏などの家畜・家禽類の腸管に由来する菌、冬季を中心にノロウイルスによるものも多い。

　食中毒を予防するためには、「原因菌をつけない（洗う・包む）、原因菌を増やさない（温度管理・早めに食べる）、原因菌を殺す（加熱・殺菌）」ことを原則として、手洗いをこころがけるなどの基本的な衛生習慣を守ることが大切であり、排泄物の処理には注意が必要である。さらに、生肉を扱うはしと調理完了した肉を扱うはしは別にするなどの対策も大切である。

（5）ノロウイルス感染症

　ノロウイルスによる感染症は、最近、増加傾向にあり、保育所・幼稚園等の施設においてもたびたび発生している。感染経路は、大半が経口感染（汚染された貝類〈二枚貝〉、感染者の糞便、吐物、汚染した指や飛沫など）で、潜伏期間は12～48時間である。

　吐き気、嘔吐、下痢、腹痛、発熱（軽度：38℃以下）が主な症状である。ノロウイルス感染者の糞便や吐物などには、ノロウイルスが大量に排出しているので、保育所・幼稚園等では、糞便や吐物などの消毒を行い、まん延防止に努める。保育士等は、うがいと石けんを使った流水による手洗いを実行する。嘔吐した場合は、すぐに消毒をするなど、予防対策が大切となる。

（6）新型インフルエンザ

　季節性インフルエンザと抗原性が大きく異なり、国民の多くが免疫を獲得していないため、全国的かつ急速なまん延で国民の生命や健康に重大な影響を与える

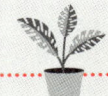

コラム5-7　消毒薬の種類と用途

　保育所等で消毒に使われる消毒薬には、塩素系消毒薬（次亜塩素酸ナトリウム等）、第4級アンモニウム塩（逆性石けん）、アルコール類（消毒用エタノール等）がある。糞便・嘔吐物・血液などをふき取るときには、消毒用エタノールではなく、次亜塩素酸ナトリウムを使用する（コラム5-1参照）。一方、手指の衛生管理では、通常は石けんと流水でしっかり手洗いをすれば十分だが、下痢・感染症発生時には石けんと流水で手洗いした後に、消毒用エタノール等を含ませた脱脂綿やウエットティッシュで手指の消毒を行う（ただしアルコールアレルギーのある人、手荒れ、傷がある場合は用いない）。手指消毒には次亜塩素酸ナトリウムは適さない。また逆性石けんは主にトイレのドアノブ、浴槽などの室内環境・家具などの消毒に使用する（濃度：ふき取り0.1％、食器の漬け置き0.02％）。逆性石けんは、経口毒性が高いので誤飲に注意する。

　消毒薬は感染予防に効果があるが、使用方法を誤ると有害となる。消毒の対象（場所・もの等）に応じて、用法・用量に従って使い分けることが大切である。

参考）「保育所における感染症対策ガイドライン（2018年改訂版）」p.68　表3

恐れがあるインフルエンザである。感染経路は、飛沫感染と接触感染が考えられ、突然の高熱、咳、咽頭痛、倦怠感、頭痛など、季節性インフルエンザと症状は類似しているが、慢性呼吸器疾患や、糖尿病などの代謝性疾患などの持病がある人、乳幼児は重症化しやすい。

　国は、約5,000か所の医療機関の協力を得てインフルエンザ様疾患の患者数の調査を行ったり、全国で約500か所の医療機関の協力で実施しているウイルスの抗原性の変化把握のためのウイルスサーベランス、集団発生の発生件数を把握するクラスターサーベランスなどを実施している。

　予防方法は、①手洗いとうがいをしっかりする、②ウイルスは粘膜を通して感染するため鼻や口などは触らない、③咳やくしゃみなどの症状がある場合はマスクを着用する、などである。

（7）RSウイルス感染症

　秋から冬にかけて流行。感染経路は飛沫および接触感染で、4〜6日の潜伏期の後に発熱、咳、鼻水などで発症し、多くは1週間程度で回復する。しかし、初感染乳児（0歳児や1歳児）の30％程度は症状が重くなることが多く、乳幼児の重症呼吸器感染症の代表的なものである。この感染症は、一度かかっても充分な免疫が得られず、何度でもかかる。

　予防方法は、①保護者や職員へのRSウイルス感染症の正しい知識の普及を図る、②飛沫感染対策として咳エチケット[20]を徹底する、③接触感染対策の基本である手洗いなどをしっかりする、などである。

3）感染症から子どもを守るために

　感染経験が少なく、免疫力・体力ともに未熟な乳幼児が毎日集団生活を送っている保育所・幼稚園等では、さまざまな感染症が発生し、流行を繰り返している。また、子ども同士が密接にかかわりあっているため、集団感染や二次感染がおこりやすい。従来から保育所・幼稚園等では、個別の連絡帳を通して体温、食事の量、睡眠時間、発熱、咳や鼻水、下痢などの情報を保護者と共有していた。

　しかし、多くの保育所では、情報のデータ化やほかの保育所や学校、あるいは園医をはじめとする医療機関、また行政との共有はあまりなされていなかった。2010（平成22）年4月に国立感染症研究所感染症情報センターが記録、連携・早期探知といった機能を一元化した「保育園欠席者・発症者情報収集システム」（通称「保育園サーベイランス[21]」）を開発し、導入を試みた。サーベイランスとは、感染症の記録をとって動向を把握し、日々の変化に着目して流行などを早期発見することである。2016（平成28）年4月現在、9,875の保育所、約800の認定こども園が活用し、情報の収集と分析、共有化を行い、早期に流行の予兆をとらえ、対策を講じ感染症から子どもを守っている。

（1）日常の健康観察

　保育に従事する者は、毎日の欠席者の状況を確認する。水痘、麻疹はひとりの

*20　飛沫感染で感染を広げないための礼儀である。咳やくしゃみは人に向けてしない、咳が出るときはマスクをする、マスクがないときはハンカチ、タオル、ティッシュなどで口を覆うなど。

*21　感染症による子どもの健康被害を軽減するために開発されたもの。感染症対策は健康危機管理のひとつで、日常からの備えが必要であり、そのひとつが保育園サーベイランスである。インターネットに接続したパソコンに欠席者および発症者のクラス別、年齢別の人数情報を登録し、保育所ごとのID、パスワードで管理する。毎日の記録や情報を整理でき、情報把握がリアルタイムででき、関係者と連携し、地域の状況の情報共有ができるため、早期に流行の予兆をとらえ、対策を講じることができる。

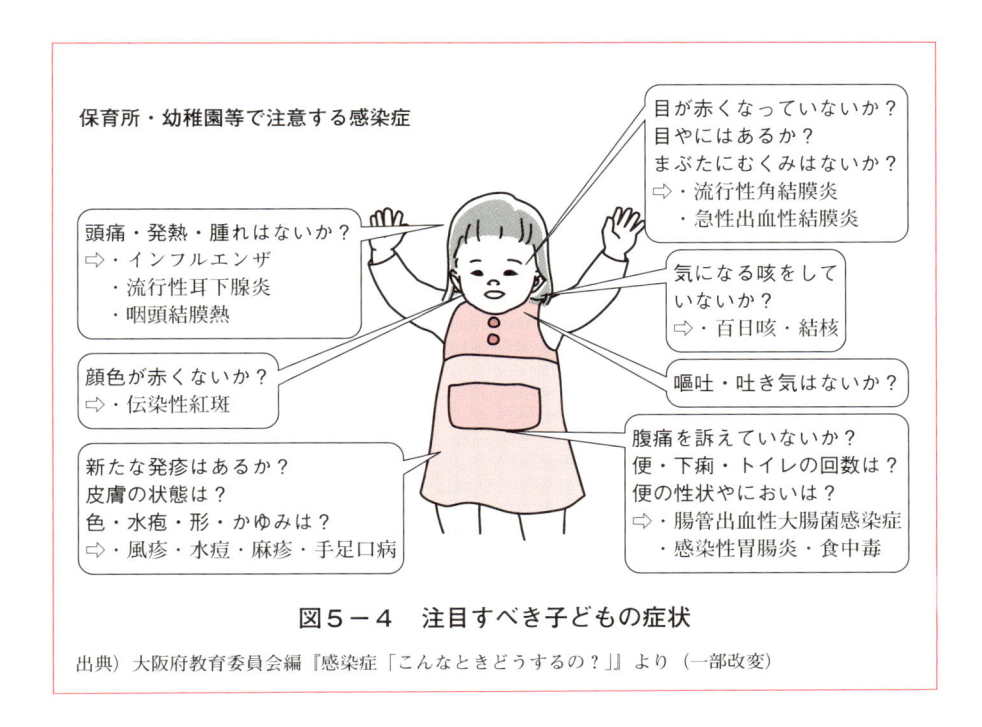

保育所・幼稚園等で注意する感染症

頭痛・発熱・腫れはないか？
⇨・インフルエンザ
　・流行性耳下腺炎
　・咽頭結膜熱

顔色が赤くないか？
⇨・伝染性紅斑

新たな発疹はあるか？
皮膚の状態は？
色・水疱・形・かゆみは？
⇨・風疹・水痘・麻疹・手足口病

目が赤くなっていないか？
目やにはあるか？
まぶたにむくみはないか？
⇨・流行性角結膜炎
　・急性出血性結膜炎

気になる咳をして
いないか？
⇨・百日咳・結核

嘔吐・吐き気はないか？

腹痛を訴えていないか？
便・下痢・トイレの回数は？
便の性状やにおいは？
⇨・腸管出血性大腸菌感染症
　・感染性胃腸炎・食中毒

図5−4　注目すべき子どもの症状

出典）大阪府教育委員会編『感染症「こんなときどうするの？」』より（一部改変）

発症者でも予防接種歴を確認する。また、連絡帳や朝の会、登所・登園時での子どもの顔色・視線・姿勢・表情・機嫌・食欲などを観察して、的確に危険信号を把握することが必要である（図5−4）。さらに、保健所（福祉保健センター）と協力して、地域における感染症の流行状況を把握しておくことも大切である。

（2）感染症の疑いのある子どもが出た場合

　保育中に感染症の疑いのある子どもを発見したときは、園医や看護師等に相談して指示を受け、保育室以外の別室に移動させ、体温や保育中の体調の変化などについて記録する。また、保護者には記録をもとに保育所・幼稚園等で観察した症状や経過などを説明し、感染症の罹患歴・予防接種歴等を聴取する。あわせて、保育所・幼稚園等や近隣の学校等での感染症の発生状況についても情報提供を行い、保護者に医療機関への受診と受診結果の報告を依頼する。

（3）感染症が発生した場合

　感染症が発生したときは、所長や園長は、看護職や嘱託医・園医に相談し、保健所（福祉保健センター）をはじめ関係機関に連絡し、その指示により健康診断、その他の適切な措置を講じる。

　具体的には、幼稚園は「学校保健安全法」、保育所および幼保連携型認定こども園等は「保育所における感染症対策ガイドライン」に基づく感染症の基準に従って、登所・登園停止期間を保護者に明示し、感染の疑いのあるきょうだいを含む家族の健康観察や、早期発見の協力を求める。また、治療に専念し、熱が下がったからといって登所・登園させないこと、完治しない状態で無理をすると症

状が長引くこと、登所・登園は必ず医師の診察を受け、治癒したことを確認してからさせること、などを説明する。

　そのほかの保護者に対しても、お便りなどで感染症の集団発生状況や流行している疾患の概略と説明、日常生活上の感染予防について周知徹底を図る。また、所長や園長の責任の下、感染症の発生状況、すなわち①欠席者の人数と欠席理由、②受診状況、診断名や治療内容などを、日時別、クラス別に記録する。子どもや職員の健康状態についても記録する。

　さらに、登所・登園時や保育中の健康観察を、普段より、より詳しく行ったり、できるだけ小集団に分けて保育するなどの対策を講じる。

（4）関係機関との連携

　保育所・幼稚園等は感染症の発生を防止するために、感染症発生時の対応方法等について、あらかじめ所管の保健所の助言、指導を求めるとともに、密接に連携をとる必要がある。特に、保育所・幼稚園等の感染症対策は、医療機関、教育委員会、学校、保健所、行政機関等と関係する機関が多岐にわたり、地域も広域的なのでネットワークを張り巡らせ連携し、それぞれが役割分担し協力して支援していくことが求められる。

　保育所・幼稚園等における感染予防や拡大防止の対策で大事なことは、①子ど

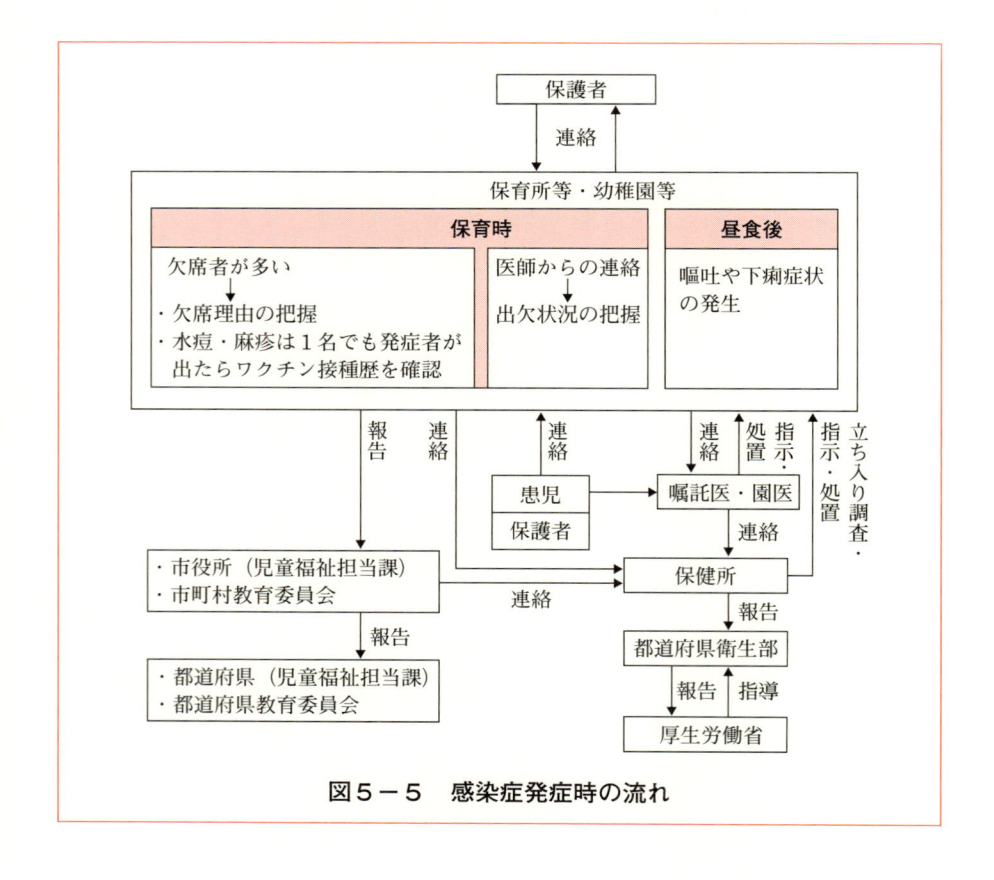

図5－5　感染症発症時の流れ

もの体調や症状およびその変化等の記録を整理して、有病者や罹患者のグラフを作成する、②近隣の保育所・幼稚園等や学校における感染症の発生状況を把握する、③得た情報を保護者に伝え、子どもの健康管理の協力を求める、④嘱託医と情報を共有して感染予防のための連携を図る、などである。

② 感染症管理の組織体制

感染症管理の組織体制としては、次のようなことがある。

①保育に従事する者は、日ごろより子どもの健康観察を行い、欠席児の大半が感染症という連絡を受けたときは最寄りの保健所と連絡をとり、地域の発生状況に関する情報を集める。

②子どもを観察し、感染症と診断した医師は、保健所に連絡する。

③保健所は該当児が通っている施設へ連絡し、具体的な指導を行う。

④所長や園長がリーダーシップを発揮して担当の医師の意見を聞き、健康診断、出席停止、臨時休所（園）、消毒、その他の事後措置の計画を立て、これに基づいて感染拡大の予防措置を行う。看護職が配置されている場合は、その専門性を生かした対応を図る。

⑤保護者、関係方面には、感染症の集団発生状況を周知させ、協力を求める。

⑥発生原因については、関係機関の協力を求めて明らかにするとともに、その原因の除去、予防に努める。

図5-5は、感染症発生時の流れである。

＜実習のための課題＞

1. 保護者から「病院へ行ったら "はしか" と診断されたので欠席する」という連絡がありました。保育所・幼稚園等ではどのように対応すればよいでしょうか？　また、はしかの流行を阻止するためには、どのような対応をすればよいでしょうか？

2. 子どものからだに触れる前後や処置の前後に、手洗いをするのはどのような理由からでしょうか？

3. 子どもの感染予防における感受性対策を、3つあげましょう。

4. 1900（明治33）年制定の伝染病予防法を廃止し、1999（平成11）年に「感染症の予防及び感染症の患者に対する医療に関する法律」が施行された背景について調べてみましょう。

【引用文献】

1）平山宗宏ほか．小児の感染症．改訂2版．東京：医歯薬出版　1995：37.

2）今西二郎．微生物学250ポイント．改訂7版．京都：金芳堂　2012：37.

3）学校保健・安全実務研究会編著．新訂版．新学校保健実務必携．第3次改訂版．東京：第一法規　2014

4）日本小児保健協会．平成22年度幼児健康度調査報告　予防接種．東京：日本小児保健協会　2011：13.

5）日本保育園保健協議会．子どもの病気とホームケア－保育園で楽しくすごすために－．2012年改訂版．東京：日本保育園保健協議会　2012.

6）大阪府教育委員会．感染症「こんなときどうするの？」．2005：2.

7）茨城県保健予防課健康危機管理対策室．保育施設における感染症対応マニュアル（第2版）．2018

8）札幌市東区保健福祉部健康・子ども課生活衛生課．防ごう、ノロウイルス～家庭編付録．2012

9）大量調理施設管理マニュアル、厚生労働省、2017

【参考文献】

・加藤達雄．最近の感染症の動向－最新知識と予防対策．健康教室．京都：東山書房　1997.

・殺菌・消毒マニュアル編集委員会編．殺菌・消毒マニュアル．東京：医歯薬出版　1991.

・予防接種リサーチセンター．予防接種ガイドライン2012．東京：予防接種リサーチセンター　2012.

・予防接種リサーチセンター．予防接種と子どもの健康2018．東京：予防接種リサーチセンター　2018.

・厚生労働省．保育所における感染症対策ガイドライン（2018年改訂版）．2018.

・宮崎県学校教育研究会学校栄養職員部会編．パクパク栄養指導資料．京都：東山書房　1997.

・山崎修道ほか編．感染症予防必携．第2版．東京：日本公衆衛生協会　2005.

・内薗耕二，小坂樹徳監修．看護学大辞典．第5版．東京：メヂカルフレンド社　2003.

・日本小児科学会 予防接種・感染症対策委員会．学校、幼稚園、保育所において予防すべき感染症の解説 2018年7月改訂版．2018.

・日本保育園保健協議会．保育保健における感染症の手引き 2013．東京：日本保育園保健協議会　2013.

・厚生労働統計協会編．国民衛生の動向　2018/2019．東京：厚生労働統計協会　2018.

第6章 事故防止と安全

〈学習のポイント〉
①子どもの事故防止と安全の重要性について学ぶ（第1節）。
②子どもの不慮の事故死ならびに死にいたらない事故の発生状況について学ぶ（第1節）。
③子どもの事故の発生にかかわる要因について理解する（第2節）。
④子どもの事故を予防する対策の考え方と具体的なすすめ方について学ぶ（第2節）。
⑤保育所・幼稚園等における事故発生の状況を理解する（第3節）。
⑥子どもの事故発生時の「応急手当・救命手当」の方法を学ぶ（第4節）。

第1節　子どもの事故の特徴

■ 子どもの事故防止と安全の重要性

　子どもの事故による死亡は、子どもの死因の上位を占めており、事故防止に大きな力が注がれ、徐々に減少してきたが、2011（平成23）年の東日本大震災により、大きな影響を受けた（表6-1）。2010（平成22）年には、子どもの全死亡に占める不慮の事故死の割合は、5歳以上で20％を超え、15〜19歳では約3割となり注目されたが、2011（平成23）年には、1歳以上で3割を超え、5〜9歳で47.1％に達し、東日本大震災の影響の大きさを物語っている。しかし2012（平成24）年以降は、震災前以下に低下しており、減少傾向にある。死因

表6-1　子どもの不慮の事故死の推移（人口10万対）

（　）各年齢の全死亡に占める割合％

年齢階層	2000	2005	2010	2011	2015	2017
0歳	18.2	16.4	10.5	18.9	8.1	8.1
	(5.7)	(5.9)	(4.6)	(8.1)	(4.2)	(4.4)
1〜4歳	6.6	5.2	3.6	9.1	4.2	4.4
	(21.6)	(20.5)	(16.2)	(32.8)	(14.6)	(10.1)
5〜9歳	4.0	3.9	2.3	6.5	1.7	1.2
	(32.5)	(35.1)	(26.0)	(47.1)	(19.2)	(17.1)
10〜14歳	2.6	2.5	2.1	4.8	1.3	0.9
	(22.8)	(25.5)	(21.9)	(39.0)	(15.7)	(11.7)
15〜19歳	14.2	9.4	7.0	11.0	4.8	3.9
	(44.1)	(34.1)	(29.8)	(37.9)	(23.6)	(20.0)

出典）厚生労働省「人口動態統計」

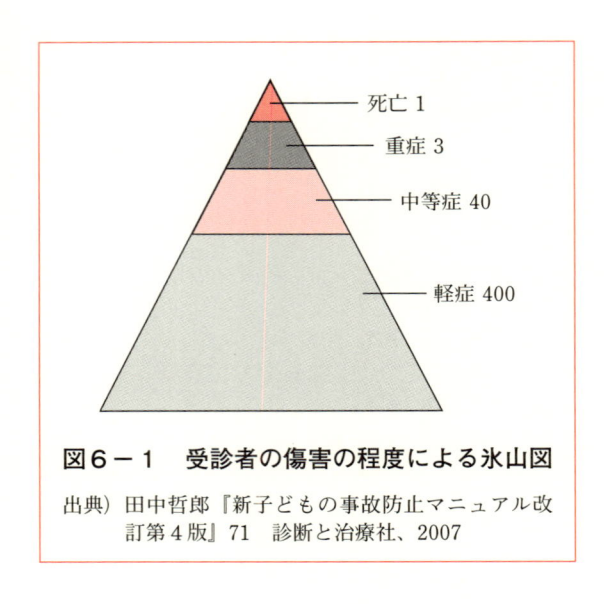

図6－1　受診者の傷害の程度による氷山図

出典）田中哲郎『新子どもの事故防止マニュアル改訂第4版』71　診断と治療社、2007

順位は、2011（平成23）年には、不慮の事故が1歳から19歳まで1位であったが、2017（平成29）年には1～4歳、5～9歳および15～19歳で、2位となっており、20歳未満の年齢層では1位となっていない（表1－4、13ページ参照）。感染症が抗生物質や予防接種の進歩と、栄養状態や衛生環境の改善により減少し、年少児では、悪性新生物、先天異常、不慮の事故などが、10歳以降には、自殺が増えており、10～14歳、15～19歳では死因の1位となっている。医学の力だけでは及ばない不慮の事故や虐待、自殺などは、今世紀の大きな健康課題であり、社会問題である。とくに、少子社会となった現在、さまざまな形で出生率を高める努力がなされているが、出生した命を不慮の事故や自殺で失うことは非常に残念なことである。将来が期待される乳幼児や青少年の不慮の事故死は社会的損失であるとともに、親や周囲の人々への衝撃が大きく、関係者の心身の機能を大きく乱す不幸な出来事である。また、不慮の事故は、一命はとりとめても重篤な後遺症を残す例も多く、救急時の医療とともに後遺症への医療・福祉サービスも必要であり、これらに必要な経済的負担は莫大なものになる。

　医療機関で治療を受けた者についての研究の結果から、死亡1に対する死にいたらない事故の状況は、重症3、中等症40、軽症400と概算され、「傷害の程度による氷山図」（図6－1）が描かれている[1]。死亡事故よりも死にいたらない事故がはるかに多いこと、さらに、受診しないけが人も含めると、死亡事故の背後には多大な傷害が発生している状況を推測することができる。

　2000（平成12）年に全国的に取り組む国民運動計画として策定された「健やか親子21」の最終評価（2013〈平成25〉年11月）において、2006（平成18）年から2014（平成26）年の目標としていた「不慮の事故死亡率半減」は達成されている。全国の関係機関や組織においての取り組み、保育所保育指針、幼稚園教育要領、小学校・中学校・高等学校学習指導要領に盛り込まれた安全教育と事故防止対策の成果と考えられる。

　また、事故防止は安全の確保につながることであり、安全という人間の基本的ニーズを充足する基本的な事項であることを忘れてはならない。新生児において

も、異物に対して瞬時に目を閉じるといった反射的な行動がみられ、次第に、危険を回避する行動を学習していく。保育・保健に従事する者は、子どもの基本的ニーズに基づく食事、睡眠、排泄、清潔、運動、遊び・学習などの基本的生活習慣の育成の中に安全行動の育成を含めて、教育・養護を実施していくことが大切である。

　以下に、この章で用いる用語について説明する。

【事故】 一般に「思いがけず起こった悪い出来ごと」（広辞苑 第六版）をいい、医学的には「疾患以外の治療を要する障害の原因のすべてをいう」（看護学大辞典 第五版）。わが国の人口動態統計の死因分類では、「傷病及び死亡の外因」の中に、不慮の事故、自殺、他殺、その他の外因が含まれている。

【不慮の事故】 予期しない、意図的でない事故をいい、自殺、他殺、暴行といった意図的なものを含まない。わが国では、1991（平成３）年に、衛藤 隆氏らによる厚生省（現、厚生労働省）の研究班によりまとめられた定義「予期せざる外的要因が、短時間作用し、人体に障害を与えたり、正常な生理機能の維持に悪影響を及ぼすものをいう」[2] がある。WHOは、2008年の報告書において、インジュリー：injuryという用語を用い、その定義を「人体が急激に生理的耐性閾（いき）を越えたエネルギー（あるいは酸素のような、ひとつあるいは複数の生命維持に必要な要素の欠乏）により蒙（こうむ）った生理的ダメージ」としている[3]。わが国では一般に事故をaccidentというが、近年、欧米では、accidentということばには、「避けることができないもの」という意味が含まれているとし、事故を「予知可能、予防可能」と考える立場からinjury（傷害）という用語を広く用いている。わが国でも、「傷害予防」という用語も多く用いられている。

　わが国では、不慮の事故を、交通事故、転倒・転落、不慮の溺死・溺水、不慮の窒息、煙・火・火炎への暴露、有害物質による不慮の中毒及びその有害物質への暴露、その他の不慮の事故の７項目に分類しているが、2011（平成23）年度は、東日本大震災による影響を受けて、自然の力への暴露が加えられた。国際的には国際疾病分類（ICD）に基づき、「損傷、中毒、その他の外因の影響」の項目の中で、交通事故、溺死・溺水、転落、煙・火・火炎、中毒、の５項目が取り上げられている。前述のWHOのレポートにおいても同様である。同レポートにおいて窒息は、"その他"の中に分類され、動物の咬傷（こうしょう）や自然災害とともに含まれている。

　国際的な状況について、WHOのレポートによれば、2004年に20歳未満の子どもの不慮の事故の全死亡に占める割合は、アフリカ、中近東、東南アジアの低所得層で45％以上と高く、アメリカ、ヨーロッパ、西太平洋地区の高所得層では15％未満と低いということが報告されている[4]。そして、文化のレベルと貧困が事故の発生に大きくかかわっていることが指摘され、子どもの不慮の事故は、全世界的に重大な公衆衛生上の問題であることが強調され、データとともに多様

な予防策が示されている。

2 子どもの事故の現状

　子どもの不慮の事故による死亡は、年齢、性により異なり、発生する場所や状況も異なっている。死亡事故については、人口動態統計により、2017（平成29）年には表6－2のように、0歳では窒息が71.4％と多く、1～4歳では交通事故30.0％、窒息32.9％、溺死及び水死17.1％である。5～14歳になると交通事故が41.4％、溺死及び水死27.0％、15歳以上では交通事故が55.2％を占めている。このように年齢に沿った発達上の特徴が見られ、わが国の子どもの不慮の事故死は、乳児期に窒息が多く、幼児期からは交通事故、窒息、溺死及び水死、15歳からは交通事故が多いという特徴があるといえる。

　性差は、2017（平成29）年の不慮の事故による死亡率（人口10万対）でみると、0歳、1～4歳、5～9歳、10～14歳、15～19歳において、男子はそれぞれ7.8、2.0、1.6、1.3、6.2、女子は8.4、1.6、0.7、0.6、1.6で、0歳を除くとどの年齢階級でも男子の方が女子より高い。

　乳幼児の事故の現状について、東京都中央区の調査[5]では、2008（平成20）年に事故により外来を受診した545人のうち、1歳が142人（26.1％）ともっとも多く、2歳108人（19.8％）、0歳100人（18.3％）であった（表6－3）。事故の種類は転落159件（29.2％）、転倒117件（21.5％）、ぶつかる61件（11.2％）などであった。傷害の程度は、重症はなく、入院を要する中等症が3件（0.55％）、軽傷517件（94.9％）であり、傷害の部位は、頭部が62.1％であった。発生場所は家庭が48.3％と半数近くを占め、道路7.3％、公園7.2％、公共施設6.1％、保育園・幼稚園は5.7％であった。事故が起きたときに、一緒にいた人がいたのが95.9％、その中の46.0％は事故を見ていたということであった。

表6－2　年齢階級別、不慮の事故による死亡の状況　平成29年（'17）

死亡数（％）

死因	0歳	1～4歳	5歳～9歳	10～14歳	15～19歳
交通事故	9　(11.7)	21　(30.0)	31　(51.7)	15　(29.4)	128　(55.2)
転倒・転落	1　(1.3)	6　(8.6)	3　(5.0)	7　(13.7)	18　(7.8)
溺死及び水死	6　(7.8)	12　(17.1)	15　(25.0)	15　(29.4)	40　(17.2)
窒息	55　(71.4)	23　(32.9)	5　(8.3)	5　(9.8)	17　(7.3)
煙，火，火災	-	3　(4.3)	3　(5.0)	4　(7.9)	1　(0.4)
中毒		-	-	2　(3.9)	12　(5.2)
その他	6　(7.8)	5　(7.1)	3　(5.0)	3　(5.9)	16　(6.9)
合計	77 (100.0)	70 (100.0)	60 (100.0)	51 (100.0)	232 (100.0)

出典）厚生労働省「人口動態調査」

表6−3　事故の種類と年齢

	0歳	1歳	2歳	3歳	4歳	5歳	6歳	不明	計（%）
転落	61	32	29	12	11	6	4	4	159 (29.2)
転倒	14	28	23	16	14	17	1	4	117 (21.5)
ぶつかる	5	19	12	10	6	8		1	61 (11.2)
はさむ	1	12	7	9	5	7			41 (7.7)
やけど	4	15	2	3	2				26 (4.8)
切る・刺す	1	5	5	2	3	2		1	19 (3.5)
誤飲	5	7	2	1	1			1	17 (3.1)
交通事故		1	4			2		1	8 (1.5)
その他	9	23	24	17	13	10		1	97 (17.8)
計（%）	100 (18.3)	142 (26.1)	108 (19.8)	70 (13.9)	55 (10.1)	52 (9.5)	5 (0.9)	13 (2.4)	545 (100.0)

出典）東京都中央区における子どもの事故サーベイランス事業（平成20−21年度）[5]

一緒にいた人の約6割が母親であり、事故の起こる可能性を予測していたと回答した者は37.4％で、そのうちの7割近くが「当日は意識していなかった」「当日は対策をとっていなかった」と答えていた。

これらの結果から、転落・転倒につながる環境の安全、家庭での保護者の意識の向上や常に注意を払う努力、それを支える地域社会全体の協働が必要とされる。保育所・幼稚園等や保育・保健にかかわる人々への期待は大きい。

第2節　子どもの事故の発生にかかわる要因と事故防止

事故の発生には、種々の要因が偶発的に絡み合い、その状況を作り上げていると思われる。その状況を構成する要因は、子ども（当事者）、環境（人的・物理的）、危険物（危害を与えるもの）の3者からなると考えられる。各要因には次のような多くの要素が含まれる。

子ども：運動機能、理解力、好奇心などの発達上の特徴、気質や性格、病気や障害、空腹、痛みなどの症状、機嫌、悲しい・淋しいなどの心理状態、衣服や履物など
環　境：人的環境—親、きょうだい、その他の家族、保育所・幼稚園等の友だち・職員、学校の友だち・教職員、近所の人など
　　　　物理的環境—気温、湿度、風、霧、陽ざし、明るさ、雨、雪、音、臭い、広さ、色、見通し、道路状況、滑りやすさ、屋内

　　　　　　　　外の段差、家具、ドア、トイレや浴室の構造、障害物、
　　　　　　　　貯水池、池、溝など
　危険物（危害を与えるもの）：車、オートバイ、自転車、電車、運動用具、
　　　　　　　　加熱器具、加熱された物、刃物、ビニール袋・布、薬物・タバコ、
　　　　　　　　硬貨、あめ・ピーナツ・餅など喉につまりやすいもの、浴槽・水槽、
　　　　　　　　洗濯機、大型の冷蔵庫など

■子どもの発達の特徴と事故防止

【0歳児】死亡事故は窒息が多く、胃内容物の誤嚥（ごえん）、食物の誤嚥、柔らかい布団やビニール袋などで、ほとんどがベッド上で起きている。交通事故は乗用車や自転車に乗せられている状態が、また、溺死は浴槽への転落が多い。これらの多くは、寝かす姿勢や、布団への注意、保護者が見守ることで防ぐことができると思われる。運動機能は、5、6か月で寝返り、その後、はいはい、つかまり立ち、つたい歩きと発達が進むと、転落、転倒などの危険が増えてくる。手指の機能は、6か月ごろから、物に手を伸ばす、つかむ、つまむことができ、口へ運ぶことを好むので、異物による窒息の危険が生じる。また、これらの機能の獲得とともに好奇心が高まり、危険な行動が増えてくる。

【1〜2歳児】死亡事故は、交通事故が多くなり、溺死は1、2歳ともに同じように発生しているが、窒息は2歳児では少なくなる。1歳すぎから歩行が進み、1歳6か月ごろには大部分の子どもが上手に歩けるようになり、次第に走る、階段を登ることもできるようになるため、道路での交通事故や、池や溝などでの溺死が増えてくる。また、ことばを理解し、話すこともできるようになるが、周囲への注意力やおとなの指示に従う力は乏しい。獲得した能力を使って自由奔放に行動する中で発達が促進される。このような発達の特徴から、危険につながる状況が多くなることを理解し、子どもにかかわることが必要である。また、この時期の子どもは、親の行動や雰囲気から多くのことを学びとっているので、親は常に安全行動に気をつけ、それを子どもに伝えながら、ともに行動することが大切である。

【3〜5歳児】死亡事故は、交通事故が一段と多くなるが、溺死も少なくない。身体的に活発な動きができるようになり、行動の範囲も広がる一方、注意力は不十分であるため、「飛び出し」「駐停車車両の直前・直後の横断」「走行車両の直前・直後の横断」「幼児のひとり歩き」などによる交通事故が増えている。溺死は、川や池、プールなどでの発生が多くなっている。この時期は、多くの子どもが保育所・幼稚園等で生活するので、基本的生活習慣とともに、言語や社会性を身につける中で、安全行動を身につけることが望まれる。また、安全行動は家庭で親が復唱することにより、強化される。

表6−4　子どもの発達の特徴と事故・傷害

年齢	発達段階到達した機能	交通事故	溺水・溺死	窒息・誤飲	転落	火傷・熱傷	切傷・打撲
6か月まで	首がすわる　寝返り　物に手を伸ばす　口に物を入れる	自動車同乗中の事故	沐浴中の溺水	吐乳による窒息　柔らかい布団・掛け物・ビニール布による窒息	抱いていて落とす　ベッド・ソファーからの転落	熱いミルク　熱い風呂・シャワー	床にある鋭い物
6〜12か月	おすわり、つかまり立ち、はう、伝い歩き・歩きはじめる、探索、くり返し、意志表示		浴槽への転落　水遊び中の溺水	ひも、よだれかけ、ナッツ類、ボタン、小さい玩具等による窒息　タバコ・洗剤・化粧水等の誤飲	椅子・歩行器・ベビーカーからの転落　階段からの転落	アイロン、ストーブ・ヒーター・炊飯器等　タバコ	手の届くところにあるハサミ、ナイフ、針など　鋭い角の家具
15か月　18か月	歩行、発語、理解、登る、投げる、簡単な手伝い	道路でのヨチヨチ歩き　歩行中飛び出し　三輪車・自転車の事故	池、貯水槽プール、川、海での溺水		窓・ベランダからの転落		テーブルや机の角、引き出しの角など　戸外の石など転んで受傷
2歳	走る、階段昇降、2語文、自己主張					マッチ、ライター、花火　熱湯	
3〜5歳	三輪車、ブランコ　でんぐり返し　離れて行動　数える　ルールあるゲーム			餅・パンなどを急いで食べる	ブランコ・公園の遊具からの転落		走って転ぶ　友だちとぶつかる　大型遊具で受傷

　乳幼児期の発達の特徴と起こりやすい事故・危険について、表6−4に示した。

【6〜15歳】小学校、中学校へ通う時期である。死亡事故は、交通事故が40％に及び1位、溺死が2位、煙・火、転落、窒息もみられる。中毒[*1]もみられるようになる。小学生では徒歩での「飛び出し」による自動車事故、中学生では自転車での「スピードの出しすぎ」や「前方不注意」による事故が多いといわれる。10歳ごろからは体力・運動能力が高まり、抽象的思考や論理的思考も可能となるが、思春期の心身の特徴としての自己主張や激しい情動、親子関係や友だち関係のストレス、多忙な学習や部活動などから、多大なストレスや悩みを抱えているものも多い。これらの要素が事故発生の素地とならないよう、これらを考慮した安全教育が必要とされ、家庭と学校との協力が強く求められる。

【16〜19歳】高校生の死亡事故は、交通事故が6割近くを占める。自転車のほか、原動機付自転車や自動二輪車の事故が注目される。登・下校時のほか、外出時の事故が多く、安全速度違反、安全不確認、一時不停止、信号無視などの違反が事故を招いている例が約半数ある。友人の影響力が強く、誘われて危険な行動をともにすることもある。親からの自立を強く望み、反抗的な行動をとることは普通のことである。将来の進路の選択や同一性の確立という大事な課題に取り組む中

[*1]　この年齢の死にいたる中毒は、一酸化炭素、アルコール、シンナー等である。幼児期に引き続き、低学年では消毒薬、農薬等の誤飲もみられる。

で、自尊感情が低い場合に、暴走や薬物乱用など危険な行動に走りやすいといわれる。健康と安全が、将来のためにいかに大事なことであるかを学びとれるように、本人の関心と主体性に沿った安全教育の計画が必要とされる。

2 環境・危険物と事故防止

子どもの事故、とくに幼い子どもでは、本人の要因とともに、危険な物理的環境、危害を与える危険物、周囲の人々の保護や注意深さが大きく関与している。

1970年にハドンが提示したHaddonマトリックス[6]は、子ども、危険物、物理的環境、社会経済環境を横軸に、さらに、事故発生前、事故発生時、事故発生後の3時点を縦軸にして、事故の発生とその対応の全体像を示している。そして、子どもの交通事故場面に適用した「交通事故予防の図式」（表6−5）が示され、すべての事故予防策の基盤として広く用いられている。「子どもの年齢、性、行動特徴、保護者の監視不足」「車両不備と運転者の不注意」「道路状況の悪さ」「子どもの家族の状況の欠陥、交通安全規則の不備」などが事前の危険因子であり、発生時に「チャイルドシートやヘルメットの不使用」や「救助員の不在」「近くに整備された救急病院がない」「救急や安全に対する市民の意識の欠如」があると傷害が重症となる。そして、「子どもの回復力不足」「訓練された医療者不足」「リハビリテーション施設の不足」「市民の障害者の理解やサポートの不足」が、事後の回復や社会復帰を遅延させることになる。つまり、子どもの特徴と親・運転者の注意力だけでなく、事故が発生する環境である道路状況の改善や、

表6−5　子どもの交通事故予防に関するHaddonマトリックス—危険を招く状況

	子ども	車・安全用具（危険物）	物理的環境	社会経済的環境
事故発生前	年齢、性、大人の監視不足、衝動的行動、反抗的行動、決まりを無視した行動、健康状態	照明不良、ブレーキ不良、衝突・転覆時の保護装置の不備スピード違反、過重積載安全運転規則を遵守しない	道路設計不良、歩行者のための基本構造不良、安全柵がない、道路の傍の木や柱	貧困、片親の家族、大家族、母親の教育不足、保育者や教育者の危険についての認識不足、公共的交通手段の不足、スピード制限、アルコール禁止等の規則や罰則が不十分
事故発生時	体格、身体的発達、潜在的健康問題、傷害の内容・症状	チャイルドシート・シートベルトを使用していない・不適切な使用、自転車・オートバイ乗車時にヘルメットを着用していない、受傷者の救出が困難、訓練された救助員の不足	救急病院・治療施設までの距離、適切な器械・器具の不足や不適切な使用	車内や路上の安全についての考え方の不足、受傷者発見時に救急処置を実施しようとしない
事故発生後	回復力の欠如、全般的な健康状態、適切なヘルスケアへの接近が困難、受傷後合併症	訓練された医療者の不足	適切なケア施設・リハビリテーション施設の不足	傷害を受けた人へのサポートを重視する文化の不足

出典）WHO：World report on child injury prevention 2008、P37、一部改変

法制度による基準や罰則の整備、市民の安全に対する意識の高揚などが必要であること、また事故発生前の準備だけでなく、事故発生時の適切な医療処置、回復期の適切な支援が得られることが重要である。また、車が危険物とならないように、新しい技術を用いた危険防止装置の開発も求められる。

　これは事故予防・安全教育の基本として、1960年代より欧米で提唱されてきた3つのE（3E's）、つまり、教育（education）による行動変容、立法（enforcement）による施行、工学（engineering）による技術開発、の考え方を取り込んだものであるといえる。

　また、子どもが普段からよい健康状態にあり、回復力を十分もっていることが重要であることが、事故予防の観点から改めて確認される。

3 事故予防策の具体的な進め方

1）子どもと保護者への安全教育ならびに安全環境

　子どもの理解力や運動機能の発達に従い、危険を回避する行動を身につけるよう、子どもと保護者がともに学ぶことが必要である。とくに幼い子どもは、親（保護者）の説明や行動から学ぶことが多いので、親（保護者）が折に触れ、危険な状況の説明や、手本となる行動を示すことが大切である。はしや歯ブラシによる口内のけがや、食べ物がのどにつまらないようによく噛んでゆっくり食べること、浴槽で溺れる危険、いすやベッドからの転落、ドアに手をはさむ、やけどなど、毎日の生活の中で、折りに触れ説明する。安全な衣服や靴をしっかり身につける、道路では親（保護者）と手をつないで歩くなども、重要な事項である。

　一方、深く入らないような歯ブラシ、のどに詰まらないようなゼリー、風呂場にひとりで入れないようにする、手を挟まないようなドアの構造など、安全な物品や建物の構造の検討が進んでいる。

　親（保護者）の説明と適切な行動により、その子なりの納得が得られるようになる。親（保護者）が、そのような事故防止に関する知識を得る機会は、妊娠中から乳幼児期の健診の場や、両親学級、市町村の広報紙やパンフレット、インターネット情報など、さまざまな機会や資料が準備されている。保育所・幼稚園等での安全教育については、第7章、第8章を参照してほしい。

2）総合的な事故予防策

　チャイルドシートの使用促進を例として、事故予防策の具体的なすすめ方を考えてみよう。

　乳幼児の乗車中の交通事故による死亡を防ぐために、わが国では2000（平成12）年4月から、6歳未満の子どもを自動車に乗せる場合には、幼児用補助装置（チャイルドシート）を使用することが義務づけられた。使用率向上のためにさまざまな努力がなされ、6歳未満の全年齢で、2008（平成20）年より50％を超え、2015（平成27）年は62.7％、取り付け状況の「しっかり取り付け」がで

きているのは、乳児用、幼児用あわせて45.5%となっている[7]。

　この状況を改善し、チャイルドシートが本当に交通事故による傷害防止に役立つためには、どのような対策が必要であろうか。

[教育による行動変容]　Education

・チャイルドシートの効果についてのエビデンス（科学的根拠）を集める：使用の有無による死亡・傷害の発生の違いについての統計資料や論文。
・保護者にチャイルドシートの正しい使い方について伝える：パンフレット、新聞記事、口頭説明（個別・集団）、グループワーク、実物の操作。1歳以上の子どもには、子どもが興味をもち、理解できる方法で説明する。

ご存知ですか？

●購入前に適合性の確認をする
●後部座席に装着し、エアバック装備の助手席には絶対に装着してはいけない
●子どもを車内に放置しない

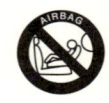

後向き専用シート（ベビーシート）

●少なくとも1歳をすぎ、かつ体重が10kgを超えるまで、進行方向後向きに乗せる
●移動の目的のみで使用する
●寝る目的では使用しない
●使用時間は、最小限にする

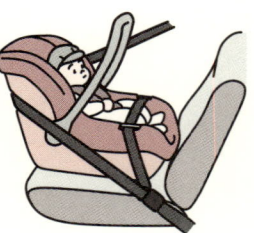

●赤ちゃんが1歳以上であっても、チャイルドシートの体重制限までは後向きで使用する

●後向きの角度は水平から約45度の角度にする

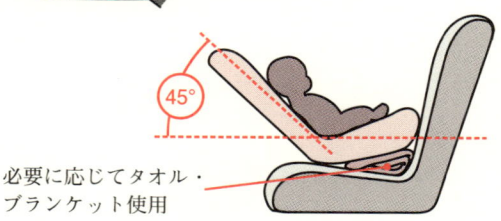

45°

必要に応じてタオル・ブランケット使用

前向き・後向き兼用シート

（コンバーティブルシート）

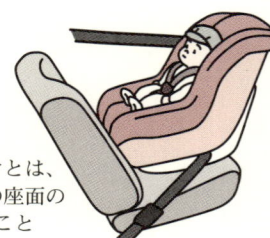

後向き装着
●しっかりした締付けとは、チャイルドシートの座面の揺れが25mm以内のこと

前向き装着
●肩ハーネス※はなるべく体にぴったりとした状態で使用する
※チャイルドシート内蔵ベルト

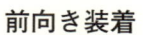
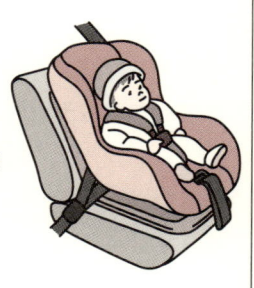

図6-2　正しいチャイルドシートの用い方

出典）NPO法人チャイルド・セーフティ、パンフレット2008より抜粋して作成

・内容：後部座席に装着する。1歳未満、約10Kgまでは後向き、水平から約45
度に装着する。付属の肩から固定するベルトでしっかりと固定する（図6−2
参照）。
・教育の機会：妊娠中の両親学級。出産後退院までの間・退院時。乳幼児健診
時・次回健診時のフォローアップ（実施状況把握と追加情報提供）。地域、保
育所・幼稚園等、学校などでの集会。保育・保健従事者、医療関係者、教育者
等の集会。
・その他：新聞、雑誌などへの掲載。

［技術開発］ Engineering
・軽量で、取り付けが簡単。子どもに不安・苦痛を与えない。走行中に子どもの
ようすを観察するカメラなどの開発。ISOFIXの採用。

［社会的システムの活用］ Enforcement
・レンタル方式の確立。
・法制度の追加。
・検問所等でのチェック。
・罰則の検討。

◢ 「健やか親子21（第2次）」による対策

　子どもの不慮の事故死亡率（半減）は、2000（平成12）年に策定され、
2005（平成17）年、2009（平成21）年の中間評価を経た「健やか親子21」の
4つの課題のひとつ「小児保健医療水準を維持・向上させるための環境整備」の
中に明文化され、実施されて、2013（平成25）年の最終評価では、10〜14歳
を除き、ほぼ半減が達成された。10年後に目指す姿として、2015（平成27）
年度から実施されている「健やか親子21（第2次）」では、基盤課題C（子ども
の健やかな成長を見守り育む地域づくり）に位置づけられ、「不慮の事故による
死亡率（人口10万対）」「事故防止対策を実施している市町村の割合」「乳幼児の
いる家庭で、風呂場のドアを乳幼児が自分で開けることができないように工夫し
た家庭」を指標とするとされている。

　運営は、地方公共団体ごとの「健やか親子21推進協議会」の専門部会での事
業等がさらに発展するよう、活動しやすい柔軟な仕組みを取り入れることや、学
術団体や職能団体、企業などとの連携を推進することとされている。自治体によ
り取り組みは異なっているが、子どもの事故の実態調査を行い、その結果を盛り
込んだ啓発用のパンフレット、各種の危険因子のチェックリストなどを作成し、
情報、教材として住民に提供している。また、民間の研究所や研究者、NPO団
体なども、子どもの事故予防に関する資料、教材を数多くインターネット上で提
供している。保育・保健に携わる者は、それらの情報や教材を適切に選び、子ど
もや保護者など対象者が理解を深め、安全行動を獲得していくよう支援していく

1歳6か月健診用安全チェックリスト（1歳6か月〜3歳児対応）

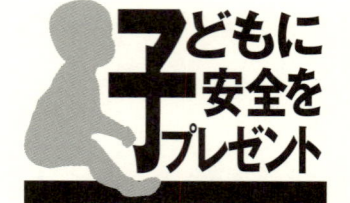

子どもの周りには危険が一杯です。この機会にもう一度子どもの目の高さにおいて安全チェックをしてください。
アンケートに記入し、同時に子どもの"安全"と"危険"について考えてみてください。
安全チェックリストは記入後、健診時にご持参ください。

記入者の名前 _____

子どもの名前 _____

子どもの性別　　　　男　・　女

生　年　月　日　　　年　　　月（　　　才　　　ヵ月）

1.	子どもが遊んでいる周りに、つまずきやすい物や段差がないか注意をしていますか。	はい	いいえ
2.	階段を昇り降りするときは、大人がいつも子どもの下側を歩くか、手をつないでいますか。	はい（階段なし）	いいえ
3.	子どもの位置を確認してからドアを開けていますか。	はい	いいえ
4.	ペンやフォーク、歯ブラシなどをくわえて、走り回ることがありますか。	いいえ	はい
5.	子どもの腕を強く引っ張ることがありますか。	いいえ	はい
6.	ストーブやヒーターなどは安全柵で囲い、子どもが熱い物に触れないようにしていますか。	はい（使用しない）	いいえ
7.	医薬品、化粧品、洗剤などは子どもの手の届かない所に置いていますか。	はい	いいえ
8.	子どもが鼻や耳に小物を入れて遊んでいることがありますか。	いいえ	はい
9.	子どもが引き出しやドアを開け閉めして遊んでいることがありますか。	いいえ	はい
10.	自動車に乗るとき、チャイルドシートを後部座席に取り付けて使用していますか。	はい（車は使用しない）	いいえ
11.	ピーナッツやあめ玉などは子どもの手の届かない所に置いていますか。	はい	いいえ
12.	入浴後、浴槽のお湯は抜いていますか。	はい	いいえ
13.	子どもが浴室のドアを開けて一人で中に入ることがありますか。	いいえ	はい

著作：田中哲郎　　㊛ 無断複写

資料6−1　1歳6か月児健診用安全チェックリスト

出典）子どもに安全をプレゼント事故防止支援サイト
http://www.niph.go.jp/soshiki/shogai/jikoboshi/index.html より

石川県 「子どもの事故体験集」

～子どもの事故発生動向調査報告より～

子どもセーフティセンターに報告された実際に起きた事故をもとに、事故予防のためのポイント及び応急処置についてアドバイス

◎ケース1【おぼれる】

1歳6か月児
夕食後家族がくつろいでいる間に、子どもがお風呂場に入り込み水をはっておいた湯船で溺れた。
母親が気づき抱き起こした。
すぐに口に手を入れて水を吐かせたり、背中をたたいたりすると泣き出した。
医療機関を受診し、大事をとって一日入院をした。

◎ケース2【灯油を飲む】

1歳8か月児
母が食事の支度中に廊下の隅においてあった灯油の給油用ポンプをなめる。
ポンプから灯油が口の中に入り飲んでしまう。
医療機関に受診して肺炎の心配があるということで入院をした。

◎ケース3【タバコの誤飲】

9か月児
夕食の後かたづけをしている間に、子どもが床に置いてあった灰皿のタバコを口の中に入れていた。
口に手を入れて吐かせ、その後医療機関に受診した。

◎ケース4【階段からの転落】

1歳5か月児
部屋のかたづけをしている時に、子どもが階段から落ちて、顔面を打撲した。
医療機関に受診した。

◎ケース5【クーハンからの転落】

4か月児
車から、子どもを寝かせたままクーハン（手提げ用ベビー籠）を降ろす時に転落した。

◎ケース6【やけど】

6か月児
子どもを抱っこしたまま食事をしていたら、子どもがみそ汁の入ったお椀に手を入れた。
手の平にやけどをしてしまい、何回も医療機関に通院した。

資料6－2

出典）石川県健康福祉部少子化対策監室ホームページ
http://www.pref.ishikawa.lg.jp/kosodate/05boshi/jikoyobou/2.htmlより

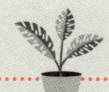

> **コラム6-1** 自転車でのチャイルドシート利用時の注意点
>
> 　自転車に取り付けた幼児用座席（チャイルドシート）に子どもを載せて保育所・幼稚園等に送り迎えする保護者の姿をよく目にする。その一方で、幼児用座席搭載自転車による子どもの事故も増えている。東京消防庁緊急搬送データによると、2011（平成23）年から2016（平成28）年の６年間で幼児用座席搭載の自転車使用中にケガをして緊急搬送された子どもの数は1,349人に上っている。
>
> 　幼児用座席を自転車に搭載するにあたっては、自転車に安全基準を満たしているBAAマークが付いているかどうか、また幼児２人同乗対応の自転車であれば「幼児２人同乗基準適合車」シールが付いているので、必ず確認する。子どもを幼児用座席に乗せる前には、子どもに自転車用ヘルメットをかぶらせ、乗車後はすぐにシートベルトを着用させる。子どもを乗せて走行する際は、バランスを崩さないよう慎重に行い、交通ルールを守って自動車、歩行者、他の自転車に注意する。
>
> 　また自転車停車時の転倒による事故も多い。停車時に子どもを乗せたまま自転車から離れたり、目を離したりしない。停車する際は平らな場所に止め、スタンドにロックを掛ける、などの注意が必要である。

ことが期待されている（資料６－１〈208ページ〉、６－２〈209ページ〉を参照）。

第3節　保育所・幼稚園等における事故

■ 保育所・幼稚園等における死亡・重大事故

　2015（平成27）年から2017（平成29）年までの教育・保育施設等での死亡事故件数は、35件（2015年14件、2016年13件、2017年８件）であった[*2]。その死亡事故でもっとも多い年齢・発生時状況は、０歳〜１歳児の睡眠中の場合で、預け始めの時期、具体的には入園から30日以内の事故が多いと報告されている。また、2016（平成28）年３月「教育・保育施設等における事故防止及び事故発生時の対応のためのガイドライン」が内閣府より示された。そのなかで死亡や重大な事故につながりやすい保育の場面として、睡眠中、プール活動・水遊び、食事や食物アレルギー症状発生時が示されている。本節では、安全な保育の基盤となる保育環境の整備について、具体的な保育活動別の事故防止対策を解説する。

*2　「平成29年教育・保育施設等における事故報告集計」内閣府（平成30年）

■ 保育所・幼稚園等における死亡・重大事故防止

　子どもは、日々成長・発達している。特に、乳幼児期の子どもは、今まで手の届かない所に手が届くようになったり、できなかったことができるようになる。新しいことに挑戦して、失敗しけがが起こる場合がある。また、保育所や幼稚園等の集団生活の場では、お友だちとのかかわり合いの中でけがが起きることもある。そのため、保育環境は子どもの成長・発達に合った安全なものでなければならない。子どもにとって、成長・発達の過程でけがをしないことはありえないが、重症や死亡するような重大な事故は、予防しなければならない。

人間は一般に「悪いことは自分には起きない」と考えやすい。これを「考えの歪み（認知バイアス）」という。このような考え方から、保育所や幼稚園で重大な事故が起こるはずがないと過信し予防対策がおろそかにならないよう、予防対策を徹底することが重要である。

1）保育中の事故防止

（1）保育環境の整備

保育対象の子どもの今の成長・発達の姿を理解する。そして、その先の成長・発達した姿をも予測し、保育の環境を構成する。また、チェックリストを用いて保育環境の安全点検を定期的に行う。

①保育所内

・保育室

　保育活動に適した環境設定になっているか。活動に必要な道具や遊具等の破損はないか確認する。また、保育者は全体が見渡せるよう視野を広く持ち、死角を作らない工夫をする。

・トイレ・洗面所

　乳幼児は数センチのバケツの水でも溺れる可能性があるため、洗面器やバケツのため水に注意する。トイレや手洗いのシンク等は陶器などの硬い素材が多い。また、水濡れ等しやすいので、転倒に注意する。掃除用具・洗剤等の薬品の保管は、子どもの手が届かないところに置くか、鍵をかけること。

・園庭

　危険なものが落ちていないか、犬や猫の糞などがないか、子どもたちが使用する前に確認する。また、固定遊具は不具合がないか確認する。有毒昆虫や植物は取り除く。

②保育所外

・公園

　天候や気温・湿度を確認し、必要に応じて子どもの水分補給用品や服装を確認する。保育者が公園で子どもたちを認識しやすいよう指定の帽子を子どもたちに着用させる。また、健康状態を確認し参加できるか否か判断する。出かける際には、行き先と子どもの人数と引率保育者を園長等に報告し、複数の保育者が引率し出かける。

　保育所から公園までの経路は、危険はないか事前に確認しておく。公園内は、園庭と異なりさまざまな人が利用する。使用前には、危険なものが落ちていないか確認する。また、ほかの利用者に迷惑にならないよう配慮する。公園は、植え込みなどがあり死角となる場所があるので、保育者の立つ位置はなるべく子ども全員の姿が見えるよう考える。また、子どもが公園から飛び出さないようにする。公園から保育所に戻る際は、人数の確認を必ず行う（212ページ、表6－6）。

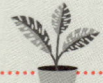

コラム6-2 子どもの衣類と靴の安全

　衣類：活動に適しているか、動きやすい衣類か。ひもがついた衣類は、思わぬところにひもが引っ掛かる可能性がある。フードつきの衣類は、子どもの視界が狭くなるので活動には適さない。
靴：足のサイズに合っているか。また、靴を履くときは、踵を靴の踵部に合わせ、足の甲のベルト等をしっかり締めているか、確認しよう。靴のサイズが足より大きい場合やベルトの固定が緩いと脱げやすくなる。靴が脱げやすいと、子どもにとっては歩きにくいので転倒のリスクが高くなる。

（2）安全教育

　保育者が安全な環境を設定し整備していくことも重要であるが、同時に子ども自身へも自分で身を守ることを教える。子どもの理解力や成長・発達に合わせて教え、周囲のお友だちを傷つけないように気をつけることも教える。

　ハサミや鉛筆を使うときは、正しい使い方や使い方のルールを教える。また、遊具を使うときのルールも、遊具によりさまざまであるが丁寧に教える。園外を歩くときは、子どもに道路を歩くときの交通ルールを事前に教える。実際に道路を歩きながらルールを守るよう促す。その際、保育者は必ず車道側を歩く。また、固定遊具では、遊びのルールを決め、子どもたちが守れるよう保育者がサポートする。

（3）リスク管理（リスクマネジメント）

　リスクマネジメントとは、起こるかもしれない重大な出来事を予防することである。保育の中で、けがや事故をゼロにすることは難しいが、ゼロに近づける努力が求められる。そのために、保育活動中の事故が起こりやすい場面を理解し、その対応策を講じることが重要である。

　しかし、事故防止対策を講じていても、けがや事故が起こる場合がある。同じことを繰り返さないために、ヒヤリハットやハザードマップの情報を活用するとよい。

表6－6　遠足などの園外保育時の事故防止の注意点

下見で確認すること
　　経路について（道路・電車・バスなど）
　　遠足の場所（トイレ・水道の位置・昼食スペース）
　　宿泊を伴う場合は、周辺の医療機関や食事の確認
当日の持ち出し物品
　　応急手当物品の持参
　　保険証コピー等
疾患のある子どもへの対応
　　薬の与薬やそのほか配慮すること（食物アレルギー児など）

①ヒヤリハット

　ヒヤリハットは、事故やけがにはならなかったが保育者が「ひやっ」としたり「はっ」とした出来事のこと。これらの出来事を報告し、全職員で共有することで事故やけがを減らすことができる。

②ハザードマップ

　ハザードマップは、保育室や園庭の見取り図や保育所から公園までの地図などに、過去のヒヤリハットや事故事例を記入し、「見える化」することである。「見える化」することで、保育者が事故をイメージしやすく、危険を予測することが可能となる。

　ハザードマップは、一度作成したら終わりではなく常に情報を更新する。たとえば、保育所から公園までの地図に、道路工事や交通事故等の情報も加える。

　施設内で安全対策委員会（リスクマネジメント委員会）を組織し、これらの情報を管理する。定期的に委員会を開催し、施設内の安全点検チェックリストの確認、ヒヤリハット事例や事故事例の集計・分析、ハザードマップの点検管理を行い、改善策を検討する。改善策は、職員会議等で報告し全職員が共有する。保育者は、得た情報をもとに、必要に応じて保育指導計画を見直し修正を行う。

2）睡眠中の事故防止

（1）ＳＩＤＳ（乳幼児突然死症候群）の預かり初期のリスク

　入園した子どもを対象に、多くの保育施設では慣らし保育（慣れ保育）を行っている。慣らし保育とは、子どもが保育施設に慣れるまで、朝から昼食まで、昼食を食べて午睡まで、午睡後のおやつまでなどと子どもの状況に合わせて、徐々に保育時間を延ばしていくことである。近年、保護者の職場復帰のため、慣らし保育の期間を短くする傾向がうかがえる。しかし、特に入園した低年齢児の子どもは、保育施設という初めての環境の中で保護者から離れ、初めて出会った保育者と過ごすことは、ストレスとなりうる。

　また、保育施設で預かり1か月以内のSIDSの発生の危険度は、1か月以降の4倍と報告されている。そのため、預かり初期の午睡中は、丁寧な観察をして睡眠中の死亡事故を防ぐことが重要である（第3章78ページ参照）。

（2）午睡中の体位

　2009（平成21）年〜2014（平成26）年の保育施設で午睡中に突然死となった0歳児の53％、1・2歳児の76.5％がうつ伏せ寝で発見されている。0歳児は、SIDS予防対策として仰向け寝で寝かせることが保育施設で行われた結果、1・2歳児より減少していると考えられる。

　しかし、1・2歳児もうつぶせ寝での発見件数が7割以上であることから、0歳児と同様に午睡中はうつ伏せ寝は、死亡事故のリスクが高いと考えられる。

　SIDSや午睡中の死亡事故予防のため、医学的な理由で医師からうつぶせ寝を指示されている場合を除き、0歳児だけでなく1歳児以上であっても午睡中は基

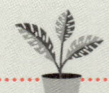

コラム6-3 午睡の見守りとAI機器

　保育の分野でもAI機器の開発が進んでいる。寝具の下に専用マットを敷き子どもを寝かせ、呼吸や体動をモニターするタイプの機器や、子どもの上着に専用機器を装着して寝かせ、体の向きや体動を感知するタイプの機器などがある。

　ただし、これらの機器はあくまでも子どもの動きをよりこまやかに察知するための補助的ツールであり、保育者による午睡観察が不要になるわけではない。保育者の目で観察し、子どものからだに触れて呼吸などを確認することが必須である。そのうえで、機器の使用にあたっては、機種の特徴を熟知し用いることが重要となる。また、コードや電池を使用している機器もあるため、職員間でリスクを認識し使用する必要がある。

本的に顔の観察ができるあおむけ寝で寝かせる。午睡中にうつぶせ寝になった場合は、すみやかにあおむけ寝にする。個人差はあるが、生後5～6か月頃になると、寝返りができるようになるので、あおむけ寝で寝かしつけても自分でうつぶせ寝になる。その場合は注意して観察し、あおむけ寝に戻す。

　また、咳や鼻水などの呼吸器に症状がある子どもを午睡させる場合は、職員が近くで見守るなどの配慮が求められる。

（3）午睡環境の整備

　保育室は、室温：夏場26～28℃、冬場20～23℃、湿度：60％をめやすとして、午睡しやすい室温・湿度に整える。

　午睡中は、子どものかたわらには必ず職員がつきそい、子どもだけで寝かせておかない。子どもが午睡をするベッドや布団の寝具は、柔らかいものは顔が沈む可能性があるので使用しない。また、寝かせる前には、よだれかけなどは外してから寝かせる。特に、低年齢児は、食事中に眠くなり寝てしまうこともあるので、寝かせる前に食物が口腔内に残っていないか確認する。寝かしつける際に使用した玩具やぬいぐるみなどは、寝ついたら子どものまわりからは回収する。子どもが寝ているベッドの柵にガーゼやタオル類を掛けたり、干すようなことはしない。（乳幼児用ベッドの規格については第3章第7節「衣生活」103ページを参照）

（4）午睡中の観察と記録

　午睡する室内は、子どもの顔色が観察できるような明るさにする。顔色・呼吸の状態を子どもの一人ひとりの体に触れて確認する。睡眠中の姿勢の確認も行う。3歳児以上でもうつぶせ寝をしている場合は、顔色を観察できないこともあるので、あおむけ寝に戻すことが望ましい。午睡中の観察は、東京都の場合は、0歳児は5分おき、1歳児・2歳児は10分おき、3歳児以上は30分おきにするよう推奨されている。

3）プール活動・水遊びの事故防止

（1）子どもへの教育

　プール開きをする前に、子どもたちに楽しくプール活動をするためのお約束と

表6－7　プール（水遊び）のお約束

1. 爪は伸びていないかな？
2. プールに入れない体調はどんなときかな？
3. プールの前にすることは？
   ・トイレを済ませる
   ・体やお尻をシャワーで洗う
   ・水着を着て、帽子をかぶる
   ・準備体操をする
4. プールのまわりは走らない
5. プールの中でふざけない
6. プールから上がったらすることは？
   ・体をシャワーで洗いタオルで拭く
   ・洋服を着る
   ・うがいをして、水分補給をする

表6－8　プールに入れないときの体調

・熱がある
・うんちがゆるい/お腹が痛い
・咳がでる/鼻水がひどい
・目が赤い/目やにが出る
・肌がジクジクしている
・夜よく寝られなかった
・朝ご飯を食べていない

してのお話の時間を設けるとよい。お話の内容としては、表6－7を参照し、クイズ形式で子どもの発言を引き出したり、イラストを用いるなどの工夫すると理解しやすい。

水遊びもプール活動に準じて子どもに事前にお話をするとよい。

（2）保護者への依頼

プール活動や水遊びに参加できない体調については、保護者へも子どもと同様に事前にお便りなどで周知しておく。また、プール・水遊び実施期間中は、プール・水遊びカードなどの記入についても依頼しておく*3（表6－8）。

（3）けがおよび事故防止

①転倒

プールや水遊びの環境は、水により滑りやすい状況にある。転倒によって、打撲・切傷などのけがが発生しやすい。子どもが濡れた体で移動する経路などは、タオルを敷くなど滑りにくい工夫をする。また、職員間でプール活動や水遊びの環境設定を確認し、過去のけがなどの再発防止策の確認や具体的な予防対策を共通理解しておくことが重要である。さらに、表6－7に記した子ども自身へも「プールや水遊びの時は、走らない」などの注意事項（お約束）を伝えておく。

②溺水

溺水とは、水によって口と鼻が塞がれ窒息し溺れること。数センチの洗面器の水でも子どもは溺れることがある。そのためプールや水遊びの水以外でも子どもは溺れる可能性があることを意識して、保育環境下でのバケツの水などの取り扱いには十分注意する。

プールの中では、水の抵抗があり子どもにとっては体を動かしにくい。また、プールの床などは滑りやすい。そのため、子どもがプールで転倒すると顔に水が掛かることでパニックに陥り、そのため起き上がれず溺れてしまうこともある。

*3 アトピー性皮膚炎およびアレルギー性結膜炎がある場合には、保護者にプール遊びへの参加について「保育所におけるアレルギー疾患生活管理指導表」を主治医に記入してもらい、留意点を確認しておくとよい（第4章152ページ参照）。

一般的に人が溺れる時は、「助けてー！」と叫んだり、手でもがくイメージをしがちだが、子どもは静かに溺れるといわれている。子どもが溺れた時は呼吸をするので精一杯で、声を出すことが難しいことを決して忘れないようにする。

（4）プール活動時の職員体制

　これらの事故を防止するために、職員2人体制でプール活動を行うことが基本である。その体制が取れない場合は、無理をしてプール活動を実施せず、シャワーなどに切り替えることも検討する。また、時間の余裕をもって活動を行う。

〈事例6－1　プール活動時の注意点〉
　○**A先生**：プール指導者。子どもと一緒にプールに入水する。
　○**B先生**：監視者。プールサイドから、プール全域の子どもに異変はないかを監視する。監視者は、監視に専念する。プールの水面は直射日光が反射することと水面が揺れることで水中の様子が見えにくいこと(水中に沈んでいる子どもを発見しにくい)を認識したうえで、監視に当たること。

　なお、水遊びについてもプール活動に準じ、複数の職員体制で時間の余裕をもって活動を行う（プールの水質基準は第7章258ページ参照）。

4）誤嚥・誤飲・窒息の事故防止

（1）食事中の誤嚥・窒息防止

　子どもの食事摂取内容や嚥下（えんげ）・咀（そ）しゃく機能の発達状態と歯の萌出（ほうしゅつ）状態は、個人差が大きい。食事の環境は、落ち着いた雰囲気で楽しい食事の時間となることが望ましい。食事の机やイスが子どもの体に適しているか、食器や食具が子どもの発達状況に適しているか、適宜確認も必要である。食事介助を行う保育者は、担当する子どもの状況を把握し職員間で情報共有をしておく。

　食事介助をする際は、子どもの食べるペースに合わせ、その子どもの一口の量を介助する。つぎの一口を介助するときは、前の一口分を嚥下し口腔（こうくう）内に食べ物が残っていないことを確認したうえで進める。子ども自身で食べられるようになると、一口量以上を口腔内に入れ「おえっ」と喉に詰まらせることも起きる。介助者が適量を教えていくことも必要となる。また、食事中は、汁物や水分を補給しながら摂取できるよう配慮する。

　食事中は、立ち歩かない、遊び食べをしない、正しい姿勢で食べることも教えていく。子どもは、食事中に摂取するペースが落ちたり、機嫌が悪くなること、食事を拒否することや泣くこともある。子ども自身の食べる意欲や嗜好を考慮し、無理に食べさせようとしない。食事中に眠くなり、寝てしまう場合もある。寝かせる前には、必ず口腔内に食事が残っていないか確認し、残っている場合は除去してから寝かせる。

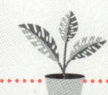
コラム6-4 誤飲チェッカー

　３歳の口腔内の大きさは39mm×51mmになっており、これ以下のサイズの物は、子どもが飲み込んだり、窒息する危険性がある。そのため物の大きさが39mm×51mm以下かどうかを確認できるよう、誤飲チェッカーという商品が製品化されている。３歳以下の子どもに玩具を提供する際には、この誤飲チェッカーで確認するとよい。また３歳以上では、口に物を入れることは減るが、ふざけて口に入れることもある。口腔内も成長しているので、このサイズにとらわれることなく、口に入る可能性のある物や大きさには常に気をつけるようにしよう。（日本家族計画協会、特許・意匠登録済み）

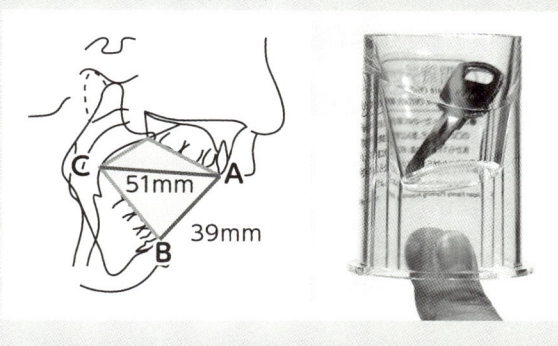

写真提供）一般社団法人日本家族計画協会

　白玉団子や丸のままのミニトマトなどで、誤嚥や窒息の事故が起きている。しかし、これら以外の食材でも、摂取する子どもの嚥下や咀嚼能力に適していない硬さや形状、摂取環境によっては、誤嚥や窒息の可能性は十分にある。食事中の子どもの様子に留意し、給食スタッフと食材や食形態について情報交換の機会をもつとよい。

　子どもが誤嚥や窒息した場合は、後述の「第5節　救命手当と危機管理　■気道の異物除去」を参照し、対応すること。

〈事例6-2　食事中に寝てしまったら〉
○保育の現場から：１歳児

　午睡から目覚めて、おむつ交換スペースに寝かせたところ、口腔内にピーマンを発見。食事中に寝てしまい、そのまま布団へ移動し寝かせていた。食事中に眠くなって寝てしまう時は、口腔内に食べ物が残っていないか確認する重要性を学んだ事例。

(2)おもちゃなどの誤飲・窒息防止

　乳幼児期の子どもの発達の特徴として、口に物を入れるという動作がある。提供する玩具は、子どもの発達段階に応じたものを選び、子どもの口腔内に入る大きさの玩具は、誤飲・窒息する可能性があるので提供しない。異年齢で保育活動

をする場合は、特に提供する玩具には注意する。

　玩具以外でも、誤飲・窒息する可能性がある。たとえば衣類のボタンや虫除けシールなどを口にする可能性もあるので、保護者へお便りなどで危険防止に協力を求める。

5）食物アレルギーによる事故防止

（1）食物アレルギーの把握

　子どもに食物アレルギーがあり食物の除去が必要な場合は、「保育所におけるアレルギー疾患生活管理指導表」を保護者に渡し、主治医の指示を得て、主治医の治療方針や緊急時の対応を確認する。そのうえで、保護者と担任・給食担当者（栄養士等）・園長・看護職とで面談の場を設け対応について確認する。

（2）給食の対応

　対応方法としては、除去食・代替食・弁当対応などがある。安全性から、除去食が給食対応の基本となる。除去食は、アレルゲンとなる食物を完全に除去する完全除去を基本として対応する。アレルゲンが鶏卵・牛乳・小麦の場合は、食事の献立に含まれることが多いので、除去食または代替食による対応が必要となる。

（3）配膳・食事介助

　除去食や代替食を提供する過程で、ヒューマンエラーが起こると、誤食となる。調理室から食事を出すときの配膳、保育室で食事を準備する配膳、子どもへの食事の提供や介助の過程でヒューマンエラーが起きる可能性がある。ヒューマンエラーを減らす対策としては、食物アレルギーのある子どもの食事は食器やトレーの色や形を変えたり、また、アレルギー食材を明記したカードを作成し、配膳時および食事の提供時に複数の職員で、呼称しながら確認する。

（4）新規発症のリスク防止

　食物アレルギーの保育所等での新規発症を予防するために、摂取したことのない食品は基本的には与えない。離乳食が開始される0歳児については、家庭での食材の摂取状況を確認しながら離乳食をすすめる。ただし、摂取したことのある食物でも新規発症することがあるので、注意が必要である。

（5）そのほか

　食物アレルギー児が低年齢児の場合には、食物アレルギーについての理解が不十分なので、ほかの子どもの食事からの影響を受けない食事環境をつくる工夫が重要となる。また、子ども自身の理解が進んだ段階で、ほかの子どもたちにも食物アレルギーの話をしてもよい（ただし該当保護者の了解を得ておく）。

〈事例６−３　遠足のおやつは要注意〉

　遠足などの際に、子ども同士で、おやつを交換することがある。しかしながら食物アレルギーのある子どもがいる場合は、要注意。保育者は、事前におやつ交換の可否等を保護者に確認し、おやつ交換のルール、またその可否について職員で検討し、保護者、子どもに説明しておく必要がある。

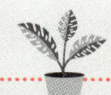 **コラム6-5　食物アレルギーのある子どもの環境への注意**

　集団で食事をすることで隣に座っているお友だちのアレルゲンを含む食事を食べてしまう誤食事故や、アレルゲンを含む食事をこぼされアレルゲンに触れてしまいアレルギー症状が出現する事故が起きている。

　年齢や発達段階に合わせて、隣とのスペースを十分とったり、机を別にするなどの対応も必要となる。

　また、アレルギーの原因物質を食べること以外に、触れることや吸い込むことでアレルギー症状が出現することもある。そのため、制作活動に用いられることの多い牛乳パックや小麦粉粘土、調理保育での食材などについても注意が必要である。さらに、豆まきで使用される大豆は誤嚥事故のリスクもあるので、紙を小さく丸めて代用するなどの工夫が必要である。

第４節　応急手当

■保育所・幼稚園での傷害の発生状況

　松浦らの保育所と幼稚園での傷害の調査によると[8]、傷害発症時間は、保育園は10時と16時にピークがあり、幼稚園は在園時間に一致して発症している（図

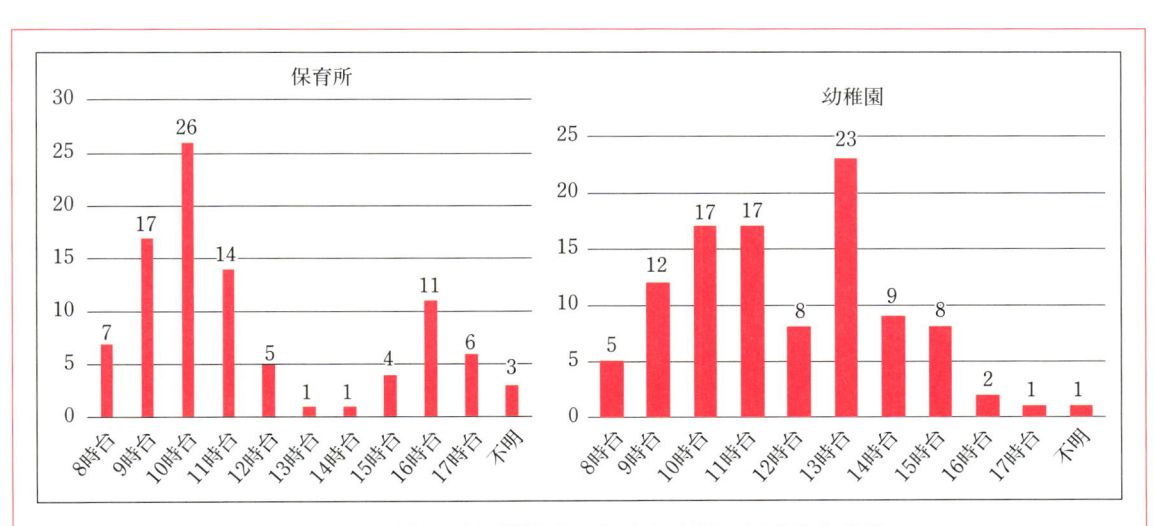

図６−３　保育所と幼稚園における時間別傷害発生件数

出典）松浦信夫他「子どもの事故（傷害）の実態に関する調査研究―特に保育園・幼稚園における傷害の解析―」『小児保健研究76（3）』、日本小児保健協会、pp489-495、2017

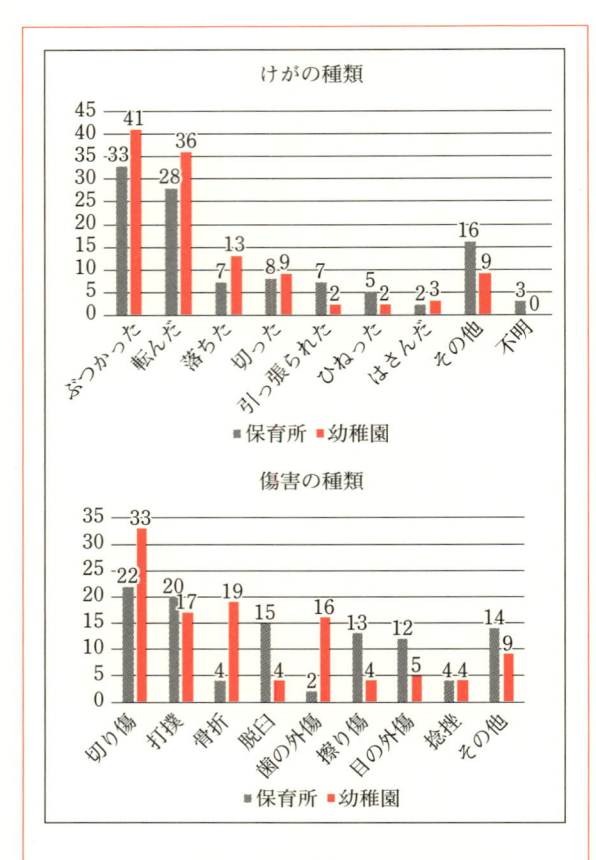

図6－4　保育所と幼稚園におけるけが・傷害の種類

出典）松浦信夫他「子どもの事故（傷害）の実態に関する調査研究—特に保育園・幼稚園における傷害の解析—」『小児保健研究76（3）』、日本小児保健協会、pp289-295、2017

6－3）。けがおよび傷害の種類については、けがは「切り傷」「打撲」が保育園・幼稚園ともに多く発生している。施設別では、保育園では「脱臼」「擦り傷」「目の外傷」が多く、幼稚園では「骨折」「歯の外傷」が多い。また、傷害は「ぶつかった」「転んだ」が保育園・幼稚園ともに多く発生している（図6－4）。傷害発生に関係した備品や遊具類を、表6－9に示す。受傷部位については、頭、両上肢が多い（図6－5）。

　保育者は、保育所や幼稚園で起こるけがや傷害の特徴を知り、保育するうえでけがや傷害が起こらないように、また起きてしまっても最小限となるよう努める責任がある。

1）応急手当の目的

　保育中に事故防止に細心の注意を払っていても、第3節で述べたように、さまざまな事故が発生している。事故発生に際して保育者は、適切な対応をすることが求められ、迅速かつ適

応急手当の物品

絆創膏　ガーゼ　包帯　テープ　三角巾　ハサミ　綿棒　とげぬき
体温計　ティッシュペーパー　ビニール袋　使い捨て手袋　ペンライト　歯牙保存液　保冷剤（冷凍庫で保存）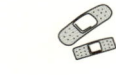

外出時に必要な物品

携帯電話　ペットボトルの水（傷の洗浄用）
消毒薬（汚い傷の場合のみ使用）ウエットティッシュ
ポイズンリムーバーなど季節や環境に応じて準備する

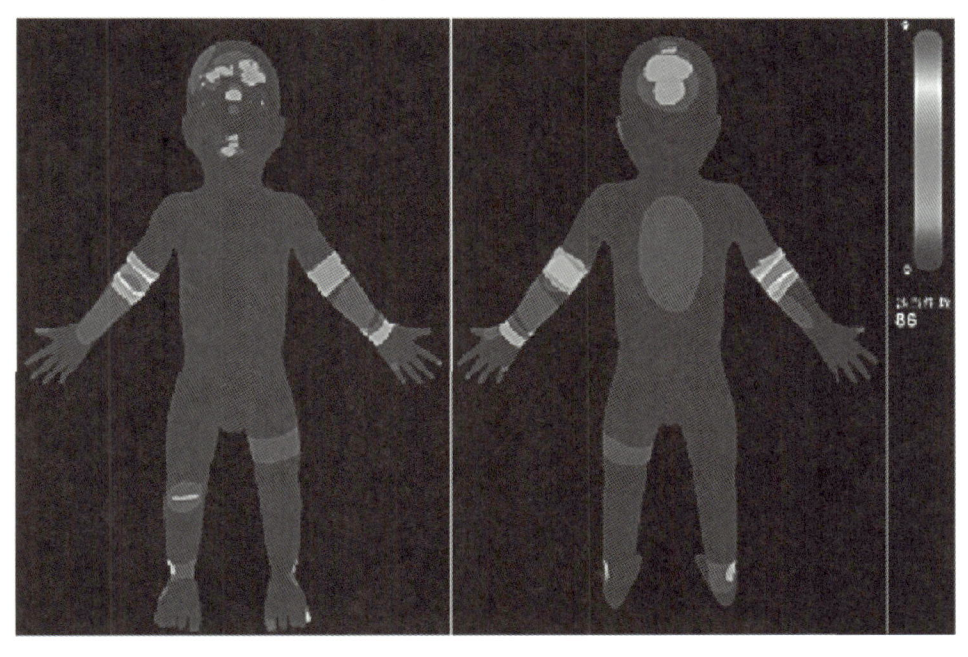

Digital Human Research Center, AIST

保育園 (N=104 / BIS N=86)

＊白い部分が傷害部位。頭部、両上肢に多い。

図6－5　身体地図情報システム（BIS）を用いた受傷部位（正面（左）、背面（右））

出典）松浦信夫他「子どもの事故（傷害）の実態に関する調査研究—特に保育園・幼稚園における傷害の解析—」『小児保健研究76（3）』、日本小児保健協会、pp289-295、2017

表6－9　障害発生に関係した備品、遊具、機器

遊具などの分類	
文具・玩具	はさみ，セロハンカッター，積み木，ガラス容器，ままごとコーナーのはしご，けん玉，ビービー玉，紙飛行機等
固定遊具	鉄棒，すべり台，ブランコ，トランポリン，はしご，雲梯，ジャングルジム，たいこ橋，らせん階段，巧技台，肋木，アドベンチャージム等
備品など	積み木，机，ほうき，木の棚，砂場の囲い，ベンチ，箸，大縄，園章，煮立った鍋，木の枝，空き箱，積み上げたタイヤ等
その他の遊具	自転車，ベッド，シャベル，空き箱，大型積み木，砂，缶，ラップの芯，おもちゃ用棚，机，箸，製作干し等

出典）松浦信夫他「子どもの事故（傷害）の実態に関する調査研究—特に保育園・幼稚園における傷害の解析—」『小児保健研究76（3）』、日本小児保健協会、pp289-295、2017

切に応急手当ができるように、日ごろから備える必要がある。

２）応急手当の物品

応急手当に必要な物品は、220ページに示す通りである。各保育室および保健室（事務所医務コーナー）などに設置し、定期的に物品の点検、補充を行う。また、園庭や保育所以外で活動する際には、活動内容に応じて適宜これらの物品を持ち出し、携帯する。保育室用とは別に専用バッグ等に準備しておくとよい。

３）応急手当の実際

けがをした子どもは、痛みで泣く子、痛みを我慢する子、出血に驚く子、けがに気づかずに遊びに夢中な子などさまざまである。保育者は、けがをした子どもを発見した際は、子どもの反応や気持ちをまず受け止める。「痛かったね。大丈夫よ。なおれなおれしようね。」など、優しく話しかけ落ち着かせる。子どもが訴えた部位以外にも受傷している場合もあるので、すみやかに全身の観察を行う。そして、受傷した部位の応急手当を行う。

応急手当を受けることは、子どもにとっては体の動きを制限されたり、痛みを伴うこともある。また、初めて手当を受ける子どもは恐怖心が伴う。応急手当を行う際は、子どもの理解力に合わせ、「けがしたところに、ばい菌がいるかもしれないんだけど、お水で洗ってさよならできるかな？」など手当の内容を分かり易く説明すること。手当を受けることを納得できれば、痛みを我慢したり、動かないで手当てを受けることができる。しかし、手当の必要性を理解できても我慢できない子どももいるので、他の保育者に協力を求め、安全に手当を受けさせることも必要である。

さらに、どのような状況でけが・事故に至ったのかを丁寧に確認する。必要に応じて、他の保育者や周囲の子どもへも聞き取りをする。

以下、保育所や幼稚園などで多い応急手当について紹介する。受傷の内容によっては、受診することもあるので、その場合は医療機関の治療方針や処置方法を優先する。

（1）すり傷・切り傷・刺し傷

①傷口を水道の流水できれいに洗い流す。傷口の砂やごみなどは、ガーゼ（清潔なもの、使い捨てにする）を用いると落としやすいが、落とせない時は無理をせず受診する。

②出血があれば、清潔なガーゼをあて、圧迫し止血する。

③傷口は、絆創膏等で覆う。

④処置をした保育者は、石鹸と流水で手洗いをする。

⑤汚い場所で受傷した場合や傷が深い場合は、受診する。

※　血液には素手で触れないよう、必ず使い捨て手袋を着用して行う。また、血液の付着した手袋やガーゼや絆創膏などは、ビニール袋などに密閉して処分することが望ましい。

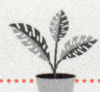 **コラム6-6** 湿潤療法（モイストヒーリング）と医療用被覆材

　湿潤療法は、傷を消毒しない・乾かさないで治す方法。消毒薬は、傷の治りを妨げるものもあるので原則使わない。傷口は水道の流水でよく洗う。傷口を乾燥させず、ハイドロコロイド素材のパット等を用いて浸出液を保った状態で傷を治す。ハイドロコロイド素材の使用は、対象年齢を確認の上で使用すること。傷によっては、治りを悪化させる場合もあるので、使用には十分注意する。

〈事例6−4　犬・猫など動物に噛まれたら〉
　傷口を流水でよく洗う。動物に噛まれた傷口は小さくても深いことがあり、傷が汚いことが多いので受診し適切な処置を受けること。

（2）頭部打撲

①意識や反応がなければ、救急車を要請する。

②打った部位を確認する。

③全身の状態を観察し、頭部以外に受傷していないか確認する。

④傷があれば、傷の手当をする。

⑤打撲部位をアイスノン等で冷やす。

⑥打撲時の衝撃の強さによっては、受診する。

⑦打撲の衝撃で脳震盪を起こすこともある。

⑧打撲後にじわじわと頭蓋内出血を起こすこともあるので、48時間は安静にして経過観察をする。この場合、保護者にも説明し観察を依頼する。

　※　観察のポイントとしては、頭痛・嘔気・嘔吐・顔色・機嫌・いつもと違う様子など、に注意する。

（3）口唇・歯の打撲

①出血している部位はないか、口腔内を確認する。

②口を水でゆすがせる。

③前歯を打撲し、歯茎から出血が見られる、歯の揺れがある場合は、歯科受診する。

④口唇を打撲した場合は、腫れることが多いのでアイスノンなどで冷やすとよい。

〈事例6-5　歯が抜けてしまったら〉

　歯が抜けてしまった場合、抜けた歯が汚れていても洗わずに、歯牙保存液、なければ牛乳または生理食塩水に浸し、ただちに歯科に受診する。なお、再植できる場合があるので、歯牙保存液などに浸す際には、歯根部（歯の根元部分）に触れずに歯冠部を持ち、乾燥を避けて保存し、30分以内に歯科受診すること。

（4）打撲・脱臼・骨折
①患部を安静にして、冷やす。
②痛みや腫れのある部位を確認する。
③痛み、腫れ、内出血があり、受傷部位を動かせない場合は、整形外科を受診する。
※　骨折は、見た目では判断することは難しいので、疑わしい場合は、すみやかに整形外科を受診する。
　なお、整形外科を受診する際は、患部の安静を保持する。手・腕の場合は、痛みのない位置や向きで安静にし、三角巾で固定する。ダンボールや雑誌をタテ二つ折りにしたものを利用してもよい。腕は、伸ばしている方が痛みが和らぐこともある。足の場合は、痛みのない向きや角度で固定する。患部にダンボールや雑誌をタテ二つ折りにしたものをあて、三角巾や幅の広い包帯などで固定する。

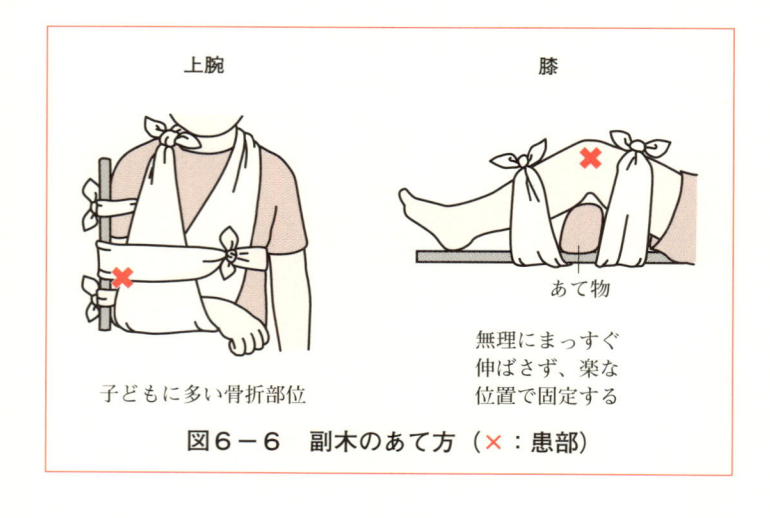

上腕　　　　　　　膝

あて物

無理にまっすぐ
伸ばさず、楽な
位置で固定する

子どもに多い骨折部位

図6-6　副木のあて方（×：患部）

〈事例6−6　打撲・脱臼・骨折時の応急措置　RICE〉

　これは、スポーツ外傷時の応急処置だが、打撲・脱臼・骨折時にも有効である。

［Rest（安静）］

　受傷部位をなるべく動かさず、安静にすることで、悪化を防ぐ。

［Icing（冷す）］

　受傷部位を氷や氷水で冷すことで、痛みを和らげ、腫れを抑える。15〜20分程度。

［Compression（圧迫）］

　受傷部位の内出血や腫れを抑えるため、包帯で軽く圧迫し固定する。

［Elevation（高く保持）］

　受傷部位を心臓より高い位置にすることで、腫れを抑える。

参考：日本整形外科スポーツ医学会（http://jossm.or.jp/series/flie/003.pdf）

〈事例6−7　肘内障、肘が抜けてしまったら〉

　乳幼児の腕を強く引っ張るといわゆる「肘が抜ける」ことがある。正確には、肘関節の亜脱臼で、肘内障という。乳幼児期の子どもは橈骨頭の形成が未熟のため、腕を強く引かれることで輪状靭帯が橈骨頭からずれることで起こる。成長とともに、起こらなくなる。

　肘内障の疑いがあるときは、2つのおもちゃを子どもの左右の手に差し出し、取るように伝える。肘内障が起きた手は、おもちゃを取れない（動かせない）ことで見分けられる。その場合は、痛みのないように腕を固定し、すみやかに整形外科を受診し、治療する。

（5）鼻出血

①椅子などに座らせて、顎を引かせ、血液が喉に流れないようにする（顔をのけぞらせる、あるいは寝かせたりすると、鼻血が喉から口にまわるので注意する）。血液を飲み込むと嘔吐を誘発することがあるため、口から吐き出させる。

②口を開け、呼吸をさせる。保育者が指で小鼻を圧迫止血する（226ページ、図6−7）。

③鼻に詰め物をする場合は、ガーゼや綿球にワセリンなどを塗布してから入れる。こうすることで詰め物を除去する際に、再出血することを防ぐことができる。

④鼻出血が15分以上止まらない時、あるいは鼻出血を繰り返す時は、耳鼻咽喉科を受診する。

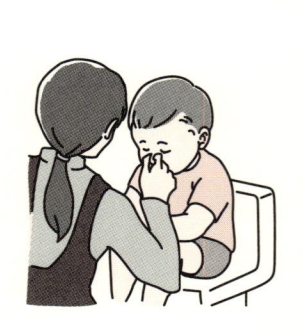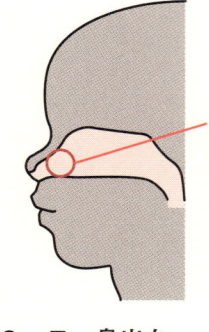

キーゼルバッハ部位
鼻の穴に指を入れたとき、中央で触れられる硬い部分で、血管が多く集まっている部分。鼻出血のほぼ9割が、この部位が傷ついて起こる

図6−7　鼻出血

〈**事例6−8　鼻血を防ぐには**〉

　子どもは、鼻の中が気になると指を入れることがある。その原因は、鼻水が固まったなどの違和感である。鼻水が出ているときは、鼻水を拭くことや鼻をかむことを教え、きれいになった感覚やさっぱりした感覚を育てることで、鼻に指を入れなくなり、結果的に鼻血を防ぐことができる。

　また、爪が伸びていると鼻の粘膜を傷つけ、鼻出血につながるので爪を切るようにする。

（6）**目・耳・鼻の異物**

・目の異物
①こすらないようにする。
②軽いものでは、瞬きにより涙とともに流れ出ることが多い。
③涙で流れ出ない場合は、水などで洗い流す。

〈**事例6−9　目に刺さってしまった‼**〉

　めったにないことだが、眼球に何か刺さった場合、子どもは痛みに耐えられず、手が目に行ってしまう。眼球の傷を広げないためには、「こすらせない」対応が重要である。

　刺さったものは抜かないで、そのままにして触れさせずに、両腕を体側に着けて（バスタオルなどでくるんでもよい）抱きかかえ、眼科を緊急受診する。救急車を要請してもよい。

・耳の異物
①水や砂が入った場合は、水が入った耳を下にしにタオルをあて、反対の耳の頭を軽く叩く。入り口付近であれば、綿棒で拭う。
②虫が入った場合は、オリーブ油やサラダ油を垂らして虫を殺し、耳鼻咽喉科を

受診する。

・鼻の異物

①異物の一部が見える場合は、入っていない方の鼻を押さえて、鼻をかませる。

②異物が鼻の奥にある場合は、いじらず耳鼻咽喉科を受診する。

〈事例6－10　鼻にティッシュが〉

　3歳児　保育中に子どもがふざけて、鼻にティッシュを詰めた。担任は、気がつかないまま子どもを保護者へ引き渡した。子どもは、家庭で保護者に「保育園で鼻にティッシュを詰めた」ことを伝えた。翌日登園と同時に保育園で耳鼻咽喉科へ受診させた。

　成長すると子どもは、大人に言い出せないこともあると、改めて教えられた事例であった。なお、保育者、保護者とも気がつかずに数日が経過し、後日、鼻からの悪臭で見つかる場合がある。

（7）誤飲

　誤飲とは、食物ではない異物を飲み込むことである。何かを飲み込んだ後に急に咳き込む、目を白黒させ苦しそうにする場合は、窒息することもあるので、「第5節　1気道の異物除去」の対応を行う（232ページ参照）。

　食道や胃の中に異物が入った場合、体に吸収されないもの（コイン、文具などの固形物）と吸収されるもの（タバコ、薬品、洗剤など）がある。体に吸収されないものは、すみやかに受診する。体に吸収される物は、すみやかに受診するか、公益財団法人 日本中毒情報センターに連絡し、指示を受け、対応する。またボタン電池（コイン型リチウム電池）は胃や食道の粘膜に腐食や穿孔（穴をあける）を引き起こすため、すみやかに受診する。

公益財団法人 日本中毒情報センター*4

・大阪中毒110番（365日　24時間対応）072-727-2499（情報提供料：無料）

・つくば中毒110番（365日　9時～21時対応）029-852-9999（情報提供料：無料）

・たばこ誤飲事故専用電話（365日　24時間対応、自動音声応答による情報提供：一般向け）072-726-9922　（情報提供料：無料）

詳細についてはホームページ参照　https://www.j-poison-ic.jp

＊4　日本中毒情報センターの電話がつながりにくい場合もあるので、嘱託医等へ連絡し相談できるよう確認しておく。

（8）熱中症

　熱中症は、高温多湿の環境で、汗をかき体内の水分や塩分が失われ、体温調節中枢の調節も追いつかず起こる症状である。子どもの場合は、体温調節機能の発

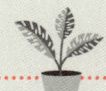

コラム6-7 暑さ指数（WBGT）を活用した保育計画

　人体と外気との熱のやりとり（熱収支）に着目した指標に「暑さ指数」（WBGT : Wet Bulb Globe Temperature）がある。これは、熱中症の予防を目的に暑さを数値化したもので、人体の熱収支に与える影響の大きい ①湿度、②日射・輻射（ふくしゃ）など周辺の熱環境、③気温の３つを取り入れた指標である。熱中症が起こりやすい時期は、この「暑さ指数」を活用し、保育活動を計画するとよい。

　詳しくは、環境省熱中症予防情報サイトhttp://www.wbgt.env.go.jp/を参照。

達途上のため、大人に比べ熱中症になりやすい。また、からだが暑さに慣れていないと、熱中症になりやすいので注意が必要である。

①風通しのよい日陰や、冷房のきいたところに移し、衣服をゆるめる。頭痛がある場合は、頭を低くして寝かせる。

②体温が高いときは、冷たい水で冷やしたタオルでからだを拭く。アイスノン（冷たいペットボトルなどでも代用可）をわきの下や、足のつけ根にあて、からだを冷やす。

③意識がはっきりしていて自分で飲めるようなら、水分補給として乳児用イオン飲料やORS（コラム４−５、128ページ参照）などを摂らせる。緊急時でこれらのものが手に入らない場合には、水分・麦茶や塩分を含むスポーツドリンクなどで対応する。経口補水液[*5]を手作りしてもよい。

④呼びかけに反応がない（意識がない）、吐き気やけいれんがある場合は、すみやかに救急車を要請する。救急車を待つ間もからだを冷やし続ける。

＊5　経口補水液の作り方、水１L、砂糖40g（大さじ４＋小さじ１強）、塩３g（小さじ半分）、果汁（レモンやグレープフルーツの絞り汁）少量

4）子どもがけがをした時の受診と保護者対応

（1）受診の判断

　施設内で子どもがけがをした場合、まず園長や主任に子どものけがの状況を報告し、受診の必要性の判断を仰ぐ。同時に、家庭状況や今までのけがの受傷歴や対応などについても確認しておく。受診する場合の手順は、以下の通りである。受診するに至らないけがの状態でも、保護者へけがの経緯と症状について説明し謝罪し、受診しなかった理由等も説明する。

（2）受診の準備

①保護者への連絡

　受診する前に、保護者へ連絡を入れることが望ましい。受診するに至った経緯（けがの内容）とけがの症状を説明し、受診先医療機関名を伝え同意を得る。保護者によっては、受診に同行を希望するケースもあるので、確認する。そして受診後に、保護者に処置や治療について報告の連絡を入れることを伝える。

②持ち物の準備

　子どもの応急手当が終了し、受診する場合は、表６−10の物品を準備する。また、子どもの排泄を済ませ、衣類なども用意する。

```
表6−10　受診する際の持ち物

1　子どもの情報
　　住所　生年月日・性別・体重・アレル
　　ギーの有無・罹患歴
　　治療中の病気やその日の健康状態
2　保護者の情報
　　連絡先：電話番号等
3年齢に応じて　オムツや着替えなど
4書類　保険証のコピーや医療証などの
　　コピー
5保育者の持ち物
　　携帯電話（保育所や保護者との連絡に
　　用いる）
　　現金（受診費用等の支払いのため）
　　筆記具（処置内容や治療方針等をメモ
　　する）
```

③保育体制の確保と子どもの対応

　子どもの受診をだれが行うか、同時にそのほかの子どもの保育の担当者を確認する。職員間で協力し合うことが大切である。

　そして、受診する子どもとそのほかの子どもの両方に「○○ちゃんがけがの治療のために病院へ行くこと、◇◇先生が病院に一緒に行くこと、△△先生とお留守番をしてほしいこと」などを年齢や理解力に応じてお話をし、安心させる。

　けがの発生にほかの子どもが関係することもある。その場合は、受診する前に相手の子どもが心配しないよう個別にお話しをしておくとよい。

④受診中の対応

　受診につき添った職員は、医療機関で受診の手続きをする。子どもの年齢や理解力に合わせて医療機関の処置や治療の内容をお話し、子どもがこれらに協力できるよう配慮する。また、処置の内容を保育所や保護者に報告できるようにしておく。

（3）受診後の保育および個別配慮

①保育の配慮

　けがの状態によっては、集団保育が難しい場合もある。けがの状態に応じて、保育内容を検討・工夫する。

②食事の配慮

　口唇や歯、顎などのけがの場合、食事介助や食事の配慮が必要になる場合がある。食事内容については、給食職員へ連絡し必要な配慮を依頼する。

③けがの手当て

　患部は、できるだけ清潔に保ち、絆創膏やガーゼ・包帯で保護し、絆創膏やガーゼ・包帯が濡れたり、汚れた場合は、すみやかに交換する。

④再受傷の防止

　職員間でけがとその治療に関する情報を共有し、日中の保育活動中はもちろんのこと、登園時や延長保育時などでも再度けがをしないよう保育体制に配慮する。また、ほかの子どもたちにもけがについてのお話をして、「2回目のけがをしないように」と協力を求めるとよい。

（４）受診後の保護者対応

①けがの状況の説明と謝罪

　お迎えに来た保護者へ、どのような状況でけがをしたのかを説明し、謝罪する。けがをした現場へ案内することやけがの原因となった玩具などがあれば提示し説明するとよい。

②治療費の説明

　医療機関を受診する場合、前もって保護者から健康保険証・医療証のコピーを預かり保管している場合は、それを用いて医療機関を受診とする。その場合、保護者には、治療費の保護者負担が発生しないことを説明する。なお、健康保険証のみで、受診する場合は、自己負担が発生するが、保育所内でのけがが原因の場合は、自己負担額を保育所が支払うことが一般的であり、保護者の治療費等の負担はない。

③受診結果の説明と保育体制など

　医師の診断や治療・処置の内容、今後の経過の見通し等を保護者に分かりやすく丁寧に説明する。けがの状態に応じて、翌日以降の受診や保育の対応についても説明する。けがの内容によっては、保護者への協力を求める(保育所を休んでもらう等)場合もあるので、保育所と保護者とで相談できるとよい。

④家庭での配慮の依頼

　けがの状態によっては、家庭でも配慮が必要なこともある。依頼する内容を丁寧に説明し不安のないように心がける。しかし、配慮の内容が家庭の負担になる場合もあるので、注意する。以下に家庭でのけがの状態に応じた配慮の例を示す。

（ⅰ）食事

　前歯のけがの場合は、前歯を使って噛みきることがないよう一口大にカットしてもらう。また下顎のけがの場合は、麺類のメニューは傷が汚れることがある。一口で口に入れられるメニューにするか、食事の際に介助してもらう。飲み物は、コップよりはストローで飲む方がこぼしにくい。

（ⅱ）入浴

　打撲の場合、受傷当日の入浴により、より腫れてしまうことがあるので、シャワー程度にする。縫合などの処置を受けた傷があり、濡らさないよう指示がある場合には、その指示に従う。

（ⅲ）けがの手当て

　絆創膏やガーゼ・包帯などが濡れたり、汚れた場合は、すみやかに新しく清潔なものに交換してもらう。また、交換の方法も説明する。

５）記録の管理

　けがをした経緯、応急手当の内容、受診の判断、保護者対応について記録する。受診を伴う場合は、事故記録用紙などに記載し管理する（図６−８）。職員間で、けがや受診および保護者対応について、情報共有する。また、安全対策委員会

【別紙1】

特定教育・保育施設等　事故報告様式

認可・認可外	施設・事業種別		地域子ども・子育て支援事業別			年　月　日／第　報	
自治体名				施設名			
所在地				開設(認可)年月日			
設置者				代表者名			
在籍子ども数	0歳	1歳	2歳	3歳	4歳以上	計	
教育・保育従事者数		名	うち保育教諭・幼稚園教諭・保育士				名
うち常勤教育・保育従事者		名	うち常勤保育教諭・幼稚園教諭・保育士				名
保育室等の面積	乳児室　　㎡・ほふく室　　㎡・保育室　　㎡・遊戯室　　㎡						
	㎡・　　　　㎡・　　　　㎡・　　　　㎡						
事故対応マニュアルの状況	有・無		事故予防に関する研修の直近の実施日		平成　年　月　日		
事故発生日時	平成　年　月　日　時　分頃						
子どもの年齢・性別	歳　ヶ月　児		入園・入所年月日		平成　年　月　日		
病状・死因等（既往症）	既往症：		病院名				
発生時の体制	歳児　名　　教育・保育従事者　名					（うち保育教諭・幼稚園教諭・保育士　名）	
発生場所							
発見時の子どもの様子							
発生状況 （当日登園時からの健康状況、発生後の処置を含め、可能な限り詳細に記入。なお、第1報においては、可能な範囲で記入。）	時間	内　容					
当該事故に特徴的な事項							
発生後の対応（報道発表を行う（行った）場合にはその予定（実績）を含む。）							

※1　第1報は水色着色部分について報告してください。
※2　第1報は原則事故発生当日（遅くとも事故発生翌日）、第2報は原則1か月以内程度に行うとともに、状況の変化や必要に応じて追加報告してください。また、事故発生の要因分析や検証等の結果については、でき次第報告してください。
※3　発生状況欄は適宜広げて記載してください。
※4　直近の指導監査の状況報告を添付してください。
※5　発生時の状況図（写真等を含む。）を添付してください。なお、遊具等の器具により発生した場合には、当該器具のメーカー名、製品名、型式、構造等についても記載してください。

図6−8　特定教育・保育施設等　事故報告様式

出典）内閣府ホームページ

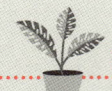

> **コラム6-8** 医療機関受診と自己負担
>
> 　乳幼児が医療機関を受診した場合、健康保険証のみでは自己負担額が２割となる。しかしながら現在、ほとんどの自治体で乳幼児の医療費の自己負担額を助成する制度がある。助成される場合、医療証等の名称の証書が交付されるが、各自治体で助成額や対象年齢等が異なるので、注意が必要。
>
> 　医療証についても健康保険と同様に保護者の同意の上、コピーを保育所で預かっておくとよい。なお医療機関によっては、健康保険証等のコピーによる手続きを不可としているところもあるので、受診する場合は事前に確認する。

（リスクマネジメント委員会）を開き、けがや事故についての問題点および改善策を明らかにし、全職員へ周知をする。必要に応じて、保護者へも報告する。

第5節　救命手当と危機管理

1 気道の異物除去

1）気道異物の状況

　気道異物とは、食べ物や嘔吐物、おもちゃなどが喉（気道）に詰まるなどした状態を意味する。呼吸ができなくなり、窒息により死に至ることもあるので、素早い対応が必要である。

　もし子ども自身で咳ができる場合は、咳をさせる。これは、子どもが呼吸できている状態で、自身の力で喉に詰まったものを出そうとしている。この場合に、保育者が背中を強く叩いたり、水分を飲ませてしまうと、出そうとしているものを詰まらせる危険性があるので注意が必要である。

　そのため保育者は、子どもの呼吸の様子をよく観察し、咳ができない・呼吸が弱くなってきたときに、以下に示す乳児、幼児のそれぞれ２つの方法を交互に繰り返し行い、異物が除去されるまで行う。

　異物が除去された場合は、肋骨や内臓に損傷がないか確認するため、受診させる。

　一方、異物が除去されず、反応がなくなった・呼吸ができていない・顔色や唇の色が紫になってきた場合は、すみやかに後述する心肺蘇生法（234ページ参照）に切り替え、胸骨圧迫と人工呼吸を開始し、同時に救急車を要請する。

2）気道異物の除去方法

（1）乳児（1歳未満）の場合

①背部叩打

　保育者の片腕に乳児をうつ伏せに乗せ、手のひらで乳児の下顎と首を支えながら、頭を体より低く保つ。もう一方の手のひらの基部（手の付け根）で背中の真

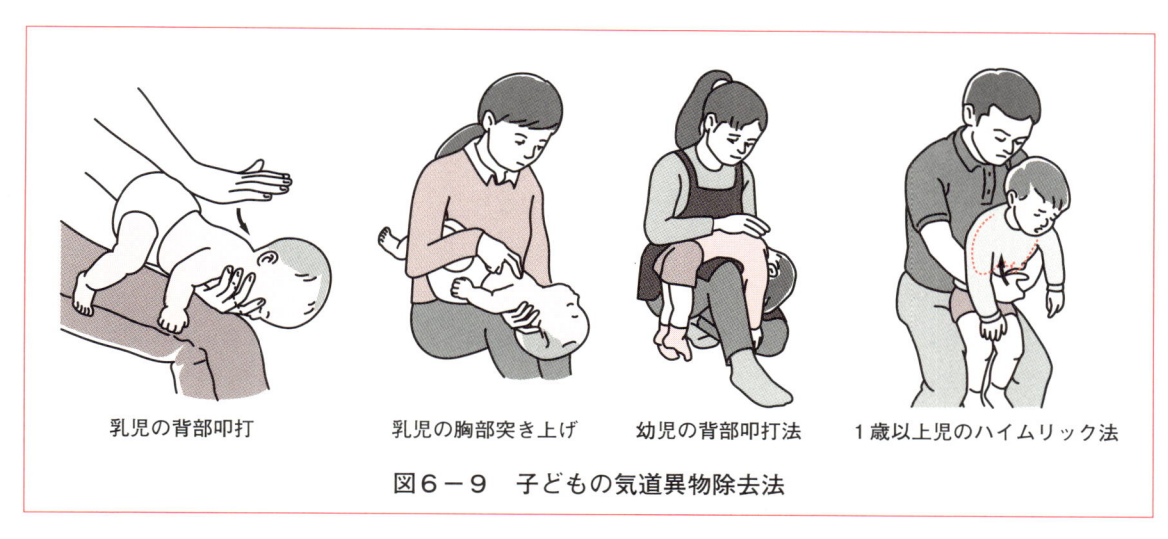

| 乳児の背部叩打 | 乳児の胸部突き上げ | 幼児の背部叩打法 | 1歳以上児のハイムリック法 |

図6−9　子どもの気道異物除去法

ん中を4〜5回叩く。（図6−9　左はし）

②胸部突き上げ

　保育者の片腕に乳児をあお向けに乗せ、手のひらで後頭部を支えながら、頭を体より低く保つ。もう一方の手の指2本で、胸の中心を4〜5回圧迫する。後述する乳児の胸骨圧迫（236ページ）の要領で行う（図6−9　左から2番目）。

（2）幼児（1歳以上）の場合

①背部叩打法

　保育者の立て膝にくの字に乗せ、頭を低くして、乳児と同様に手のひらの基部で背中を数回叩く（図6−9　右から2番目）。

②腹部突き上げ法（ハイムリック法）

　保育者は、子どもの背後に回り、両腕を後ろから腹部にまわし、片方の手で握りこぶしをつくり、親指側を子どものへそのすぐ上、かつ、みぞおちの下の部分にあてる。その上をもう一方の手で握り、素早く手前上方に向かって圧迫するように突き上げる。なお、このハイムリック法は、反応のない人や妊婦、乳児には内臓損傷の危険があるので行わない（図6−9　右はし）。

2 エピペン®

　急性のアレルギー症状（皮膚・呼吸器・消化器・循環器など）をアナフィラキシーといい、血圧が下がり意識がないショック状態のことをアナフィラキシーショックという。これらの症状が現れた時に、医師の治療を受けるまでの間、症状の進行を一時的に緩和し、ショックを防ぐための補助治療薬（アドレナリン自己注射薬）「エピペン®」を使用する。

アレルギー症状の判断は、5分以内で行うが、判断に迷う時は使用する。エピペン®の効果持続時間は10～15分程度なので、すみやかに救急車を要請し、医療機関へ搬送し治療が開始されなければならない。

1）エピペン®の預かり

エピペン®が処方されている場合は、保護者と担任・園長などとの話し合いの場を設け、生活管理指導票等をもとに、主治医の治療方針やエピペン®の使用上の注意や緊急時の対応について確認したうえで、預かる。

2）エピペン®の保管

子どもの手の届かない場所に保管する。室温15～30℃で保管することが望ましい。冷蔵庫や高温な場所では保管しない。エピペン®の成分は、光で分解しやすいので、携帯ケースに入れ直射日光を避け保管する。エピペン®の薬液は、ケースの窓から見えるので、薬液の変色や沈殿等があれば、保護者へ連絡する。

3）職員間での情報共有

エピペン®を預かっている子どものアレルギーの原因物質やアレルギー症状、アナフィラキシー症状について理解しておく。また、エピペン®の保管場所を全職員が知っておき、いざという時に、職員誰もが持ち出せることが重要である。そして全職員でエピペン®の使い方を訓練しておく（235ページ、図6－10）。

❸心肺蘇生法とAED

心肺蘇生法は、外傷や疾病により、意識障害、呼吸停止、心停止、もしくは、これに近い状態になり、生命の危機に陥った傷病者を救命するために行われる手当てである。以下に心肺蘇生の手順とAEDの使用について示す。

1）心肺蘇生法の手順

①反応の有無を確認

子どもの肩を叩くか足の裏を刺激しながら、「○○ちゃん！」と名前を呼び反応をみる。反応があれば、回復体位（図6－11）を取らせ、子どもの様子を観察する。必要に応じて園医などの医療機関を受診する。保護者へ連絡をし、お迎えを依頼する。

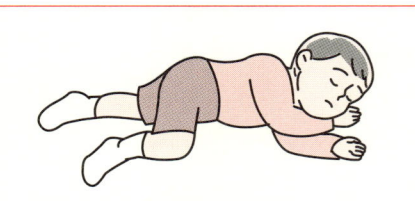

上になった手を顔の下に入れ、顎を前に突き出し口元を下にむける。上の足は約90度に曲げる。

図6－11　回復体位

②反応がなければ、大声で応援を呼ぶ

「○○ちゃんの反応がないの！」と応援を呼び、119番通報と救急車要請を依頼する。同時に、AEDが保育所内に設置されていれば、持ってきてもらうよう依頼する。第一発見者は、その場から離れない。

C エピペン®の使い方

◆それぞれの動作を声に出し、確認しながら行う

① ケースから取り出す

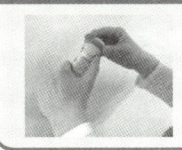

ケースのカバーキャップを開け
エピペン®を取り出す

② しっかり握る

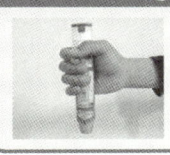

オレンジ色のニードルカバーを
下に向け、利き手で持つ

"グー"で握る!

③ 安全キャップを外す

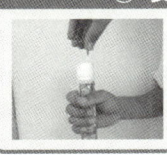

青い安全キャップを外す

④ 太ももに注射する

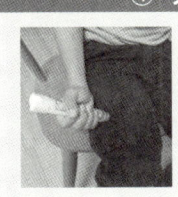

太ももの外側に、エピペン®の先端
(オレンジ色の部分)を軽くあて、
"カチッ"と音がするまで強く押し
あてそのまま5つ数える

注射した後すぐに抜かない!
押しつけたまま5つ数える!

⑤ 確認する

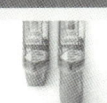

使用前 使用後

エピペン®を太ももから離しオレ
ンジ色のニードルカバーが伸び
ているか確認する

伸びていない場合は「④に戻る」

⑥ マッサージする

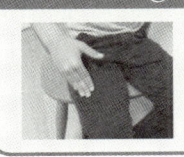

打った部位を10秒間、
マッサージする

介助者がいる場合

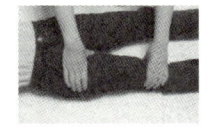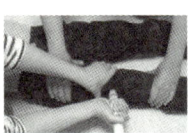

介助者は、子供の太ももの付け根と膝を
しっかり抑え、動かないように固定する

注射する部位

・衣類の上から、打つことができる
・太ももの付け根と膝の中央部で、かつ
　真ん中(Ⓐ)よりやや外側に注射する

仰向けの場合

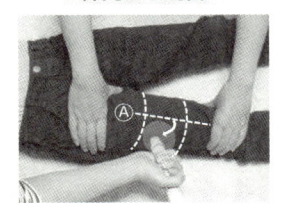

座位の場合

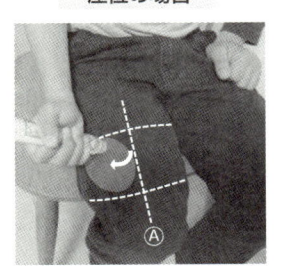

図6－10　エピペン®の使い方

出典)東京都「食物アレルギー緊急時対応マニュアル」

③呼吸の確認をする

呼吸の有無を10秒以内で確認する。胸や腹の動きが見られない、普段通りの呼吸ではないなど、判断に迷う場合は直ちに胸骨圧迫を開始する。

④胸骨圧迫

1歳未満の乳児へは、両乳頭を結ぶ線と胸骨が交差する部分より少し足側を2本の指で圧迫する。1歳以上の子どもは、片手または両手で胸の真ん中を圧迫する。圧迫を加える速さは、1分間に100〜120回で行う。圧迫の深さは、小児の場合は胸の厚さの1/3程度（図6-12）。

⑤気道の確保と人工呼吸

片手で額を押さえ、もう片方の手の指で顎を上げ、気道を確保する。1歳未満の乳児に対しては、救助者の口で子どもの口と鼻を覆い、1歳以上の子どもに対しては、鼻を指でつまみ、口から呼気を吹き込む（図6-13）。

⑥胸骨圧迫30回と人工呼吸2回のサイクルで心肺蘇生を継続

AEDが届いたら、電源をいれ装着する（237ページ参照）。救急隊に引き継ぐまで、または、傷病者に普段通りの呼吸や何らかの応答や目的のある仕草が見られるまで心肺蘇生を継続する。

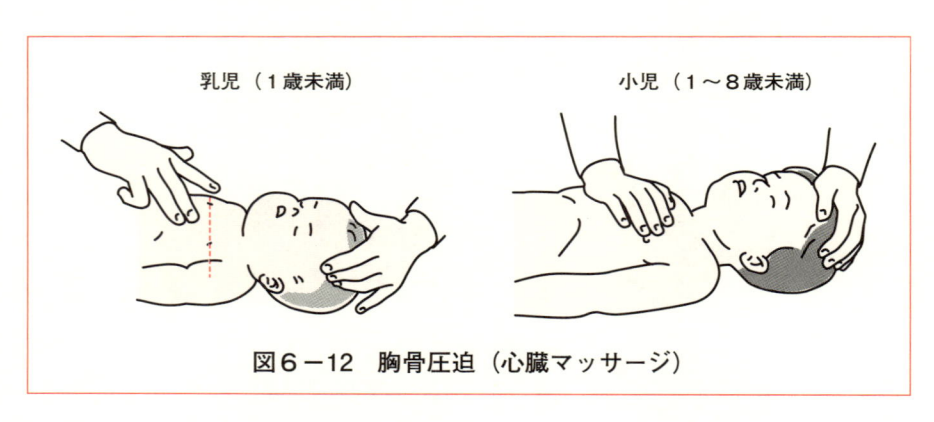

乳児（1歳未満）　　　小児（1〜8歳未満）

図6-12　胸骨圧迫（心臓マッサージ）

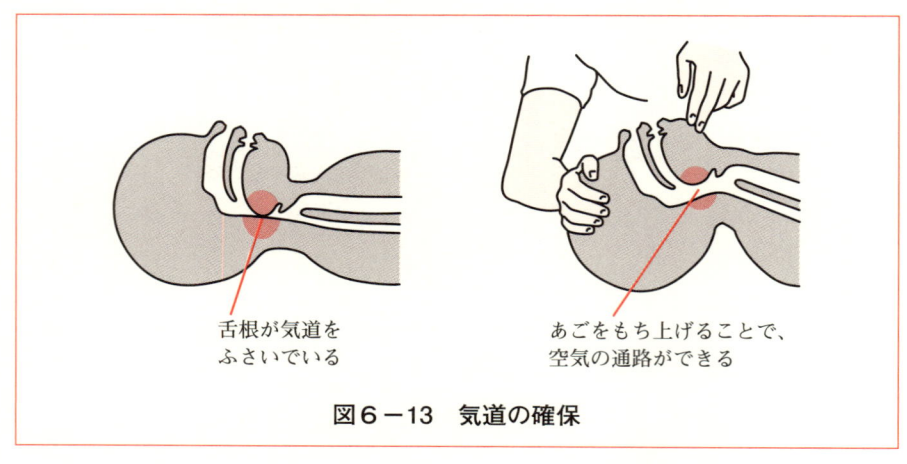

舌根が気道をふさいでいる

あごをもち上げることで、空気の通路ができる

図6-13　気道の確保

〈事例6－11　心肺蘇生は複数の職員で〉

　救急隊が現場に到着するまでの所要時間は、全国平均8分36秒である（総務省調査）。このため、救急隊に引き継ぐまでの間、胸骨圧迫と人工呼吸を1人の職員が行うのではなく、複数の職員が交代で行うことで継続して実施することができる。保育者は、全員がいざというときのために心肺蘇生法を習得しておく。また、定期的に心肺蘇生法や緊急時の役割分担のシミュレーション等の訓練を職員間で実施しておくことが重要である。

2）AED（自動体外式除細動器：automated external defibrillator）

　AEDは、心臓が不整脈などの心疾患により不規則に細かく収縮し、有効なポンプ機能を失った状態にある時に、電気ショックを与え、正常なリズムに戻すことを目的とした医療機器である。2010（平成22）年以降、乳児へのAEDの使用が可能となった。6歳以下の未就学児に使用する場合は、小児用パッドを使用するのが望ましいが、ない場合には成人用パッドでも代用する。AEDはできるだけ早く使うことが有効なので、到着次第、電源を入れ音声メッセージに従い行動する（図6－14）。

4 通報

　緊急の場合には119番へ電話する。落ち着いて話せるよう、電話の前に伝える内容を整理しておくとよい。表6－11（239ページ）のやり取りを参照。

5 緊急発生時の現場の対応および役割分担

　救命処置に当たる職員、通報し救急車を誘導し救急隊を現場まで案内する職員、保護者へ連絡する職員、医療機関への報告事項をまとめる職員、職員の行動を記録する職員、そのほかの子どもの保育をする職員と全職員で協力し、役割を分担し協力する。

　子どもたちを保育する職員は、子どもたちが不安になったり、落ち着きをなくしていることが多いので、まず保育者自身が落ち着いた状態で保育を行うことを心がける。

6 死亡事故等の重大事故発生後の対応

1）保護者対応

（1）事故に遭った子どもの保護者への対応

　事故の発生の経緯や発生時の様子、医療機関の診察や検査、治療、今後の受診等について具体的かつ客観的に説明する。また保護者からの質問には、確認できた内容を説明し、不明な点や確認中のことは、その旨を伝える。保護者の意向を

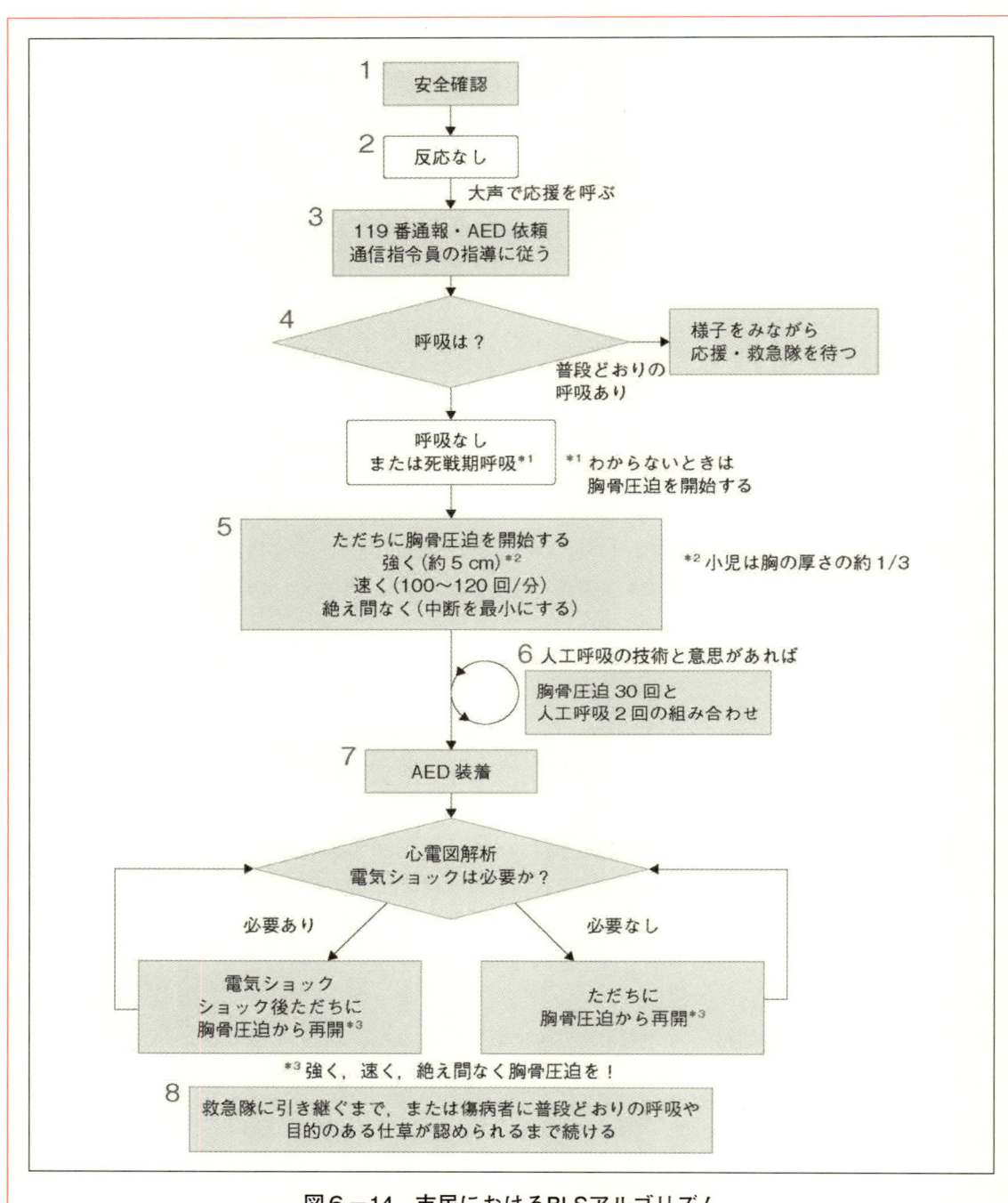

図6－14　市民におけるBLSアルゴリズム

1　安全確認

2　反応なし
→ 大声で応援を呼ぶ

3　119番通報・AED依頼
通信指令員の指導に従う

4　呼吸は？
→ 普段どおりの呼吸あり → 様子をみながら応援・救急隊を待つ

呼吸なし
または死戦期呼吸*1
*1 わからないときは胸骨圧迫を開始する

5　ただちに胸骨圧迫を開始する
強く（約5cm）*2
速く（100〜120回/分）
絶え間なく（中断を最小にする）
*2 小児は胸の厚さの約1/3

6　人工呼吸の技術と意思があれば
胸骨圧迫30回と人工呼吸2回の組み合わせ

7　AED装着

心電図解析
電気ショックは必要か？
必要あり / 必要なし

電気ショック
ショック後ただちに胸骨圧迫から再開*3

ただちに胸骨圧迫から再開*3

*3 強く，速く，絶え間なく胸骨圧迫を！

8　救急隊に引き継ぐまで，または傷病者に普段どおりの呼吸や目的のある仕草が認められるまで続ける

出典）一般社団法人日本蘇生協議会監修「JRC蘇生ガイドライン2015」p.18，医学書院，2016

表6−11 救急要請（119番通報）のポイント

あわてず，ゆっくり，正確に情報を伝える
①救急であることを伝える
救急隊「119番，火事ですか？救急ですか？」
通報者「救急です。」
②救急車に来てほしい住所を伝える
（住所，施設名をあらかじめ記載しておく）
救急隊「住所はどこですか？」
通報者「○区（市町村）○町○丁目○番○号○○保育園（幼稚園，学校名など）です。」
③「いつ，だれが，どうして，現在どのような状態なのか」をわかる範囲で伝える
　（アナフィラキシーの場合，エピペン®の処方やエピペン®の使用の有無を伝える）
救急隊「どうしましたか？」
通報者「5歳の園児が給食を食べたあと，呼吸が苦しいと言っています。」
④通報している人の氏名と連絡先を伝える
　（119番通報後も連絡可能な電話番号を伝える）
救急隊「あなたの氏名と連絡先を教えてください。」
通報者「私の名前は○×□美です。電話番号は----です。」

> ※向かっている救急隊から、その後の状態確認等のため電話がかかってくることがある。
> •通報時に伝えた連絡先の電話は、常につながるようにしておく
> •その際、救急隊が到着するまでの応急手当の方法などを必要に応じて聞く

出典）東京都「食物アレルギー緊急時対応マニュアル」から一部抜粋

確認しながら、誠意をもって対応する。

（2）そのほかの保護者への対応

　正確な情報を伝え、施設と保護者との協力関係を維持していく。保護者向けに、今回の事故の事実や施設の対応、今後の予定等について文書等を発行する。

　また、保護者説明会の開催については、事故に遭った子どもの保護者の意向を尊重し対応する。保護者会の場での保護者からの質問には確認できた内容を説明し、不明な点や確認中の内容については、その旨を伝える。子どもの不安など心のケアについては、カウンセリングなどの専門機関の紹介や相談先を紹介する。

2）子どもたちへの対応・サポート

　施設内で対応を統一し、対応する。特に、事故にかかわった子どもがいる場合、子どもとその保護者は精神的な負担を負うことがある。その場合の心のケアについて、カウンセリング等が受けられる専門機関や相談先を紹介する。

3）職員の対応・サポート

　職員も心のケア等、支援を必要とする場合もあるので、相談等の対応ができるようにしておく。

1. 広報誌やインターネットにより、各自の出身地で子どもの事故防止にどのように取り組んでいるか、どのような情報を提供しているか、調べてみましょう。

2. 遠足などの園外保育、異年齢保育、園外での行事など各状況での事故防止の留意点について話し合ってみましょう。

3. 園内での応急手当に必要なものを準備してみましょう。

4. 公園、遠足、お泊りを伴う保育活動などそれぞれの園外保育に出かける際の持ち出し品を準備してみましょう。

5. 役割分担して、救命処置のシミュレーションをしてみましょう。

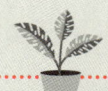 **コラム6-9** 保育中に大地震を経験して

　あの日、2011（平成23）年3月11日、14時46分、突然の激しい揺れ。筆者が当時勤めていた東京都内にある保育園では午睡明けで、子どもたちの身支度を整え、保育者はそろそろおやつの準備に取りかかろうとしていた。

　子どもたちを落下物のない（おもちゃ棚や机から離れ、天井の照明器具の真下は避け）場所に集め、出口確保のため、テラスに通じる窓と廊下側の戸を開放するとともに、ガラス飛散に備えカーテンをしめた（窓ガラスは飛散防止フィルムを貼ってはあるが）。そして子どもたちに防災頭巾をかぶらせ頭を保護し、おとなはヘルメットを着用した。

　揺れがおさまってから、確認のため、ほかのクラスをまわったが、どのクラスも真剣な保育者の表情に、子どもたちも何かただならぬものを感じたようで、泣きもせずに保育者のまわりに集まっていた。

　くり返す余震、防災無線とテレビの緊急速報から得た情報は速やかに職員に伝達した。

　区役所の保育課からの被害の有無の問い合わせや、保護者から安否の確認の電話が相次いだが、しだいにつながりにくくなっていった。

　今回の大地震を経験し、感じたことは、毎月、地震・火災などさまざまな想定のもとに実施してきた避難訓練は有効であったということである。子どもたちは、保育者の指示に従った行動をとり、それぞれの保育室で、もっとも落下物が少ないと思われる場所を、あらかじめ確認し合っていた。また、訓練時に防災頭巾をかぶったことがあり、また、保育者のヘルメット姿も何度か見せていたので、乳児でもさほど違和感はなかったようだ。

　今後に向けて、検討・改善を要することとしては、以下の点があげられる。
・公共交通機関が機能しない場合を想定し、引き渡しが困難な子どもや職員のための備蓄食料や物資の準備および、地震後の公共交通機関の乱れに対応できる職員体制の構築。
・保護者に子どもの安否を伝える通信手段の確保。

【引用文献】

1）田中哲郎. 新子どもの事故防止マニュアル. 改訂第４版. 東京：診断と治療社 2007：
　71.

2）同上書 p7.

3）Margie Pedon, et al. World Report on Child Injury Prevention. WHO Unicef. 2008：
　1.

4）同上書 p10.

5）東京都中央区保健所健康推進課. 中央区における乳幼児に対する平成20・21年度子どもの
　事故サーベイランス事業報告書（概要版）. 中央区保健所 平成22年3月.

6）Haddon W: On the Escape of Tigers: an Ecologic Note. American Journal of
　Public Health. 1970：60；2229-2234. 前掲書3) pp.36-37.

7）警察庁／日本自動車連盟(JAF). チャイルドシート使用状況全国調査（2015）

8）子どもの事故防止に関する関係省庁連絡会議 子どもを乗せた「幼児用座席付き自転車の
　事故」（転倒など）に気を付けましょう
　http://www.caa.go.jp/policies/policy/consumer_safety/child/weekly_2018/pdf/
　weekly_2018_180509_0003.pdf

9）松浦 信夫他. 子どもの事故（傷害）の実態に関する調査研究―特に保育園・幼稚園にお
　ける傷害の解析― 小児保健研究 第76巻 第3号、2017（289～295）

【参考文献】

・内閣府. 教育・保育施設等における重大事故防止策を考える有識者会議年次報告 平成30年
　7月30日
　http://www8.cao.go.jp/shoushi/shinseido/outline/index.html#jiko_houkoku

・掛札逸美. 乳幼児の事故予防 保育者のためのリスク・マネジメント. ぎょうせい 2018

・田中浩二. 保育現場のリスクマネジメント. 中央法規 2018

・遠藤 登. 保育救命. メイト 2016

・厚生労働省. 保育施設における事故報告集計 平成27年2月3日

・内閣府.「教育・保育施設等における事故報告集計」の公表及び事故防止対策について 平成
　28 年4月18日

・内閣府.「平成 28 年教育・保育施設等における事故報告集計」の公表及び事故防止対策につ
　いて 平成29年5月12日

・伊東和雄ほか. 保育預かり初期のストレスとSIDS危険因子の関係について. 小児保健研究
　2006年第65巻第6号（836-839）

・小保内俊雅ほか. 保育施設内で発生した死亡事案. 日本小児科学会雑誌 2014年118巻11
　号（1628-1635）

・小保内俊雅ほか. 安全で安心な保育環境の構築に向けて. 日本小児科学会雑誌 2017年121
　巻7号（1224～1249）

・厚生労働省. 保育所における感染症対策ガイドライン（2018年改訂版）

・内閣府子ども・子育て本部. 平成 29 年教育・保育施設等における事故報告集計」の公表及び事故防止対策について 平成30年 5 月28日 http://www8.cao.go.jp/shoushi/shinseido/outline/pdf/h29-jiko_taisaku.pdf

・東社協保育士会保健部会編. 保育園の保健のしごと 改訂版. 赤ちゃんとママ社 2018

・内閣府. 教育・保育施設等における事故防止及び事故発生時の対応のためのガイドライン

・佐久医師会. 教えてドクターおうちケア 平成30年 1 月改訂 https://oshiete-dr.net/pdf/home_care2018.pdf

・内閣府. 教育・保育施設等における事故防止及び事故発生時の対応のためのガイドライン【事故防止のための取組み】～施設・事業者向け～ 平成28年 3 月

・兵庫県・公益社団法人兵庫県保育協会. 保育所におけるリスク・マネジメントヒヤリハット／傷害／発症事例報告書 平成26年 3 月

・厚生労働省. 保育所におけるアレルギー対応ガイドライン 平成23年 3 月

・厚生労働省. 保育の場において血液を介して感染する病気を防止するためのガイドライン―ウイルス性肝炎の感染予防を中心に―2014（平成26）年 3 月発行 http://www.kanen.ncgm.go.jp/content/010/hoiku.pdf

・公益財団法人 日本中毒情報センター

・環境省. 熱中症予防情報サイトhttp://www.wbgt.env.go.jp/heatillness_manual.php

・日本赤十字社. 熱中症 http://www.jrc.or.jp/activity/study/safety/fever/

・国立成育医療センター. 子どもの熱中症（熱射病）http://www.ncchd.go.jp/hospital/sickness/children/heatstroke.html

・上尾市子ども未来部保育課. 上尾市立保育所危機対応要領 資料編 平成30年 4 月改訂 https://www.city.ageo.lg.jp/uploaded/attachment/51010.pdf

・東京消防庁. STOP！子どもの「窒息・誤飲」 http://www.tfd.metro.tokyo.jp/lfe/topics/stop/02.pdf

・マイランEPD合同会社. 公式エピペン®サイト https://www.epipen.jp/

・子供を預かる施設における食物アレルギー日常生活・緊急時対応ガイドブック（平成30年 3 月改定）

・東京都. 食物アレルギー緊急時対応マニュアル 2018年 3 月http://www.fukushihoken.metro.tokyo.jp/allergy/pdf/zenbun1.pdf

・東京消防庁HP http://www.tfd.metro.tokyo.jp/camp/2017/201707/camp5.html

・消防庁・総務省. 平成30年版 救急・救助の現況 Ⅰ救急編 https://www.fdma.go.jp/publication/rescue/items/kkkg_h30_01kyukyu.pdf

・一般社団法人 日本蘇生協議会. JRC 蘇生ガイドライン 2015 オンライン版

・山中龍宏ほか. 保育現場の「深刻事故」対応ハンドブック ぎょうせい 2014

・厚生労働省 保育所におけるアレルギー対応ガイドライン（2019年版）

第7章 集団保育における健康管理

〈学習のポイント〉
①集団保育における健康管理の目的は、集団を構成する一人ひとりの健康と集団の健康の保持増進および安全の確保であることを知る（第1節）。
②保育所・幼稚園等の保健活動は、母子保健の一環であり、地域保健との連携が不可欠である。施設内では全職員が協働して保健活動にあたる。看護職、栄養士等、専門職の配置がある場合は、その専門性を生かした対応を図ることを学ぶ（第2節）。
③健康管理の主たる活動内容は、子どもの健康支援と環境・衛生・安全管理であることを知る（第2節）。
④保育における健康支援を適切に行うために、健康観察、健康診断、体調不良などへの対応、感染症対策、保健室運営などについて学ぶ（第2節）。
⑤保育環境の衛生・安全管理について、具体的な管理法を学ぶ（第3節）。

第1節 保育所・幼稚園等における 健康管理の意義・目的

　子どもが集団で生活する場における健康管理は、小児保健、母子保健の一環であり、保健活動としての重要な意義を有する。

　乳幼児期の子どもの集団生活の場は、保育所、幼稚園のほか、認定こども園、乳児院、養護施設等の児童福祉施設があげられる。施設の目的は異なるが、複数の子どもが複数の保育士等により、家庭から離れて保育され、集団で生活している状況は同じである。本章では、保育所、幼稚園における健康管理を主として取りあげるが、ほかの集団生活の場においても、健康管理の基本は同じと考える。

　集団の健康と安全は、構成する一人ひとりの健康と安全に連動するため、家庭における育児とは別の視点が必要であり、保護者、保育士等、関係機関の連携の重要性をふまえた健康管理が必要となる。

　保育所・幼稚園等の集団で生活する子どもの健康管理の目的は、主体である子どもの健康の保持増進であり、集団を構成する一人ひとりが、健やかな成長と発達を保障され、安心して生活できるようにするとともに、集団としてのよりよい生活を確立することにある。この目的のために、保育士等は、「子ども一人ひとりの健康管理」と「子ども集団の健康管理」という、人を対象とする活動と子どもが生活する環境を対象とする保健管理活動を行うのである。

　環境には、施設・設備などの物的環境とともに、子どもを直接に養育、教育する家族や保育士等、近隣の人といった人的環境も含まれる。人的環境は、物的環境と同じように重要な意義をもつので、子どもにかかわる人々は、各自の健康管理に努め、管理者は、職員の健康に十分の配慮をしなければならない。

第2節　保育所・幼稚園等における健康管理の実際

　保育所は、児童福祉法に基づく児童福祉施設であり、保育所保育指針により保育を行う施設である。保育所では、児童福祉施設最低基準により健康診断が実施されるが、「学校保健安全法に準じて行われなければならない」とされ、保育所独自の法律はない。

　幼稚園は、学校教育法に基づく教育機関であり、幼稚園教育要領による教育を行っている。健康診断などの健康管理、保健教育などは、学校保健安全法に基づいて実施される。

　近年は、保育所における地域子育て支援事業として家庭育児への支援が行われたり、幼稚園での預かり保育（託児事業）が行われたりしている。所管省庁や設置目的の違いはあるが、認定こども園[*1]（2006〈平成18〉年制定）もスタートし、就学前の子どもの保健として、この時期の子どもの健康を考える重要性が増してきている。

　保育所・幼稚園等に通う子どもたちは、一定時間の集団生活をした後、各家庭に帰って家族とともに生活している。したがって、園の健康管理は、各家庭や地域の健康問題ともかかわり、保健活動の内容は非常に広範囲のものとなる。その内容は、一人ひとりの子どもの成育歴・成長発達の状態を心身の健康状態を中心に把握し、家族の生活実態や育児観を知ることから、日々の健康状態の観察や定期的な身体計測、健康診断、発達評価、栄養状態、食生活の評価改善、こころの健康づくりなどにまでいたるものである。また、保育中の体調不良、事故への対応や災害対策、環境の安全配慮、食育を含む健康教育、子育て家庭支援事業などに加え、職員の健康管理や保健教育も重要な保健活動である。

1 保健安全計画の立案

　前述のように、保健活動は関係する分野が広く、かかわる関係者も多種、多人数であるので、保育所・幼稚園等における保健安全管理や活動を円滑にすすめるためには、園の職員には一体となっての活動が求められる。相互の協力関係を明確にして、意思の疎通を図るために、年間保健安全計画を策定し、保健安全委員会、職員会議などの場で、情報の共有や周知を図ることが重要である。

　年間保健安全計画は、看護職または保健担当者が立案し、全職員で確認し、実行できるようにする。項目の例として、各月の保健目標、保健行事日程（身体計測、安全点検、清潔検査、健康診査、歯科検診、虫卵検査（2015年度までで終了する）、視力検査、嘱託医・園医などによる講話会、避難訓練など）、健康教育・保健指導テーマ、保健だよりテーマ、職員健康診断、園行事（遠足、お泊まり保育、プール、保護者会など）が考えられる（表7-1）。また、その他とし

＊1　認定こども園では、保育所と幼稚園で行われている就学前の子どもに対する保育・教育と、保護者に対する子育て支援を総合的に行う。都道府県知事からの認定を受ける。4タイプある認定こども園のうち幼保連携型についても、認定こども園法を改正（2014年）し、同法に基づく単一の認可となり、内閣府の管轄となった。2014（平成26）年に「幼保連携型認定こども園教育・保育要領」が告示され、すべての認定こども園はこの教育・保育要領を踏まえることとなった。なお直近の改訂は2017（平成29）年告示、2018（平成30）年施行である（第1章第4節16ページ参照）。

表７－１　年間保健安全計画（例）

	目標	保健行事	健康だより	留意点	保護者へのお願い
4月	園生活に慣れる（情緒安定に気をつける）	保育説明会（健康管理）（生活のリズムと免疫力、目にやさしいTVの見方）	・生活のリズムをつけていく（食事、休養） ・環境の変化による疲れからくる疾病予防の注意 ・子どもの罹りやすい感染症 ・衣服、下着	・新入園児の既往歴、体質、偏食等の状況を把握 ・健康状況、発達の把握	・予防接種状況記入確認 ・疾病時の連絡
5月	戸外で元気に遊ぶ	蟯虫検査（トイレ指導） 手洗い指導（４・５歳児）	・安全教育（服装、はきもの、身体の清潔） ・蟯虫駆除と予防について ・交通事故防止	・清潔な環境づくりと事故防止に配慮	・蟯虫検査
6月	歯を大切にする 梅雨期を衛生に気をつけ健康に過ごす	[6/4虫歯予防デー]集会 （歯の染め出し、幼児） 心臓、ケイレン調査（新入児） プール前健診	・歯の衛生週間 ・梅雨時の健康（食中毒の予防） ・予防接種について（予防接種を受ける前後の注意） ・プール開きまでに（目、鼻、皮膚、その他疾患の治療）	・手洗いのしかた ・爪、頭髪の清潔 ・歯みがき（保育園と家庭の役割）	・心臓、ケイレン検査 ・予防接種状況記入確認 ・爪、頭髪の点検 ・歯みがき確認
7月8月	夏を元気に過ごす 暑さに負けない体を作る	視聴覚検査、調査 予防接種状況調査（新入児） [8/7 鼻の日]	・水あそびの効果と注意について（プール遊びの配慮） ・活動と休息（真夏を元気で乗りきるために） ・夏の疾病予防（夏季熱と疾患の判断） ・水分の大切さ ・虫さされに注意（汗疹の予防法） ・冷房の使用についての注意	・プールの衛生管理、水温、気温、水深、時間を確認 ・外気温の差から、体温の上昇と水分補給に配慮	・視聴覚調査（４歳児） ・予防接種状況調査（新入児）
9月	体のリズムを整える 病気やケガに気を付ける	アトピー性皮膚炎調査（新入児） [9/9 救急の日]	・夏の疲れをとる（生活のリズムを取り戻そう） ・睡眠と栄養（新鮮な野菜、果物を十分に取ろう） ・ケガの応急手当	・夏の疲れに注意し、体重減少、食欲不振、その他健康状態の把握	・アトピー性皮膚炎調査
10月	戸外遊びを積極的にする	[10/10 目の愛護デー] 歯科検診 目の体操（４歳児）	・目の愛護デー ・インフルエンザについて ・歯科健診について ・良い靴の選び方	・薄着、戸外遊びにより皮膚、粘膜を鍛錬する ・目と歯の健康に注意	・爪、頭髪の点検
11月	寒さに負けない体をつくる	歯のブラッシング指導（歯の染めだし、幼児） 手洗い指導（４・５歳児）	・かぜの予防 ・手洗いとうがいの効果 ・歯科健診結果、状況 ・薄着について	・鼻のかみ方、咳のしかた ・歯みがき再指導	・虫歯の早期治療を勧める
12月	かぜの予防に努める（手洗い、うがいを促す）	視聴覚[再]調査（４歳児）	・抵抗力を身につける ・室内遊びの注意について（環境整備） ・急病時の対処法 ・冬の事故について（やけどに注意）	・冬季下痢症とかぜの合併に注意 ・部屋の温度、換気の配慮	・視聴覚[再]調査（４歳児） ・歯みがき確認
1月	生活リズムを整える		・病気についての知識（かぜを予防するために、かぜ薬）	・集団かぜ症状の早期発見	
2月	寒さに負けず元気に遊ぶ	予防接種状況把握	・感染症疾患について ・衣服、肌着の大切さを知る ・戸外遊びの必要性について ・皮膚の清潔、ひび、しもやけの予防	・気温差、運動量に応じて衣服の調節 ・手洗い後はキチンと拭く	・予防接種状況記入確認
3月	１年間を振り返って	[3/3 耳の日] 新入園児の健康状態把握	・１年間を振り返って ・耳にちなんで ・就学前準備	・個々の発育状態、生活習慣の再確認（規則正しい睡眠・食事、排泄、薄着の習慣）	・爪、頭髪の点検

・身体測定［体重、身長測定（乳児10日、幼児20日）・頭囲、胸囲測定（７月、１月）］・健診［乳児（毎週）、幼児（毎月）］

職員	・検便（毎月）　・定期健康診断　・若年消化器健診　・成人病検診（大腸癌）・婦人科健診、歯科検診、特別健康診断（希望者）　・衛生器具等の取り扱い方の確認

出典）全国保育園保健師看護師連絡会「保育のなかの保健　保健指導シリーズNo.4」p.11、2005を一部改変

て、看護職または保健担当者の業務予定の欄があるとよい。予定通りに実行できなかった場合は、その考えられる理由と改善策を記録しておくとよい。

2 子どもの健康管理・健康支援

1）日々の健康管理

　保育は、子どもの健康状態を把握することからはじまる。健康状態の把握の実際は、日々の健康観察をはじめ、多くの健康情報を得て行うが、ここでは、健康観察について述べる。第4章で、その意義・方法などを詳しく学んだところであるが、毎日、ほぼ一斉に登所・登園する子どもの健康状態を的確に判断し、職員が情報を共有するためには工夫が必要である。

　保育中にも、いつもと違うようすに気づいたときには、必ず、保育日誌や保健日誌、チェックリストなどに記録するようにする。健康観察は、いつ、だれが、何を、どのように観察し、記録、伝達をどのように行うのか、観察結果の判断をだれが、どのように行うのか、などを職員全員で話し合って、対処できるようにする。

　保育所での健康観察の例を、表7－2、7－3に示す。

2）健康診断

　子どもの心身の状態に応じて保育するためには、日々の健康観察とともに、嘱託医・園医*2により定期的、継続的に実施される健康診断によって、子どもの

＊2　保育所・幼稚園等の健康管理業務にあたる医師を、保育所では嘱託医、幼稚園では園医と称している。それぞれ、児童福祉施設の設備および運営に関する基準、学校保健安全法の定めにより配置されている。第1章（6ページ）を参照のこと。

表7－2　健康観察のチェックポイント

項目（部位など）	チェックポイント
機嫌と元気	・何となくしょんぼりしていて活気がない。 ・ぐずる、よく泣く、まとわりついて離れない、遊ばないでゴロゴロしている、あくびが多い。 ・落ち着きがなくイライラしている。 ・応答がはっきりせず、姿勢が崩れやすい。
顔	・顔色、口唇の色、表情。
目	・充血、めやに、目をこする、まぶしそうにする、まぶたの腫れなど。
耳	・耳だれ、耳によく手を持っていく、耳下部の腫れ、湿疹や耳切れ、名前を呼んでも返事をしない、耳垢はないか。
鼻	・鼻汁の色と性状（黄色や青い鼻汁や鼻出血）、鼻づまり。
皮膚	・発疹や虫刺されはないか、皮膚の色・かさつき、湿疹、やけどや外傷の有無。不潔、ただれ、不審なやけどや外傷。
頭部	・湿疹や打撲、外傷の有無、産休明け児は大泉門の様子など。
手指の爪	・爪の色、伸びていないか、円く切ってあるか。
その他 いつもと違う症状	・咳・呼吸・喘鳴など、睡眠状態、夜泣き、下痢、便秘、排尿、食欲、体温、痛み、嘔吐、手足の動き、口腔、咽頭部、肛門、外陰部。

出典）高野陽・全国保育園保健婦看護婦連絡会編『健康保育ハンドブック』p.152、ミネルヴァ書房、1993を一部改変

健康状態、発育・発達状態を把握することが必要である。

　保育所は、児童福祉施設最低基準において、学校保健安全法に準じた健康診断の実施が義務づけられている。そのため、保育所でも幼稚園年齢の子どもに対しては、幼稚園と同じ項目での健診が原則実施されている。また、それ以下の０～２歳児では、視力検査を除いた項目での健診を実施するものと考える。検査機器を要する場合は、嘱託医に相談するとよい。保育所では、１年に２回の定期健康診断および臨時の健康診断を学校保健安全法に準じて行わなければならない。産休明けの乳児の保育も実施している保育所における嘱託医による健康診断は、乳児については毎週の実施が望ましいが、隔週か、せめて毎月１回、または、健康問題に気づいたつど、嘱託医と連携して対処するようにする。

　一方、幼稚園は、学校保健安全法による健康診断の実施が義務づけられている。健康診断についての詳細は、学校保健安全法施行規則に規定されている。定期健康診断を年に１回（毎年、６月30日までに）実施するが、感染症や食中毒の発生時には、臨時の健康診断を実施するように規定されている。

　具体的な定期健康診断の健診項目を、表７－４（248ページ）に示す。

　保育所・幼稚園等の健康管理責任者は各施設長であるが、健康診断の実施は嘱託医・園医が行う。嘱託医・園医は小児科医であることが望ましいが、内科医な

表７－３　保育所における健康観察（例）

いつ	だれが	健康チェック項目に加えて
登所時	受け入れ職員 看護職	・前日降所より当日登所までの健康状態を保護者から聞きとり、連絡帳から読みとる。保護者の気づきを大切に受けとめる ・いつもとの違いを感じる場合は入念に
保育中	担任保育士 看護職	・いつもとの違いに敏感に ・具体的に症状の変化をとらえる（たとえば、咳や体温が30分前、30分後どう変化しているかなど）
食事時	担任保育士・栄養士 調理師・看護職	・いつもと同じような食欲か、かみ方、飲みこみ方は ・食事を楽しんでいるか
歯みがき時	担任保育士・看護職	・口腔内、歯、口周囲
睡眠時	担任保育士 看護職	・寝顔、呼吸、姿勢、体動を乳児５分、１歳児10分、２歳児15分、３歳以上児30分ごとに確認 ・とくにSIDS[*3]、ALTE[*4]予防のため乳児の睡眠中は保育者が同室する
降所時	お迎え対応職員 看護職	・健康問題のあった場合は、とくに保育中の様子や経過を保護者に的確に伝え受診をすすめたり、家庭での過ごし方などをアドバイスする ・看護職がいる場合は、看護職が対応するとよい

出典）羽室俊子・荒木暁子編『実践・乳児保育』p.101、同文書院、2005を一部改変

＊３　Sudden Infant Death Syndrome（乳幼児突然死症候群）の略。それまでの健康状態や既往歴からその死亡が予測できず、しかも、死亡状況調査および解剖検査によってもその原因が同定されない。原則として、１歳未満の子どもに突然死をもたらす症候群（2005〈平成17〉年３月　厚生労働省研究班ガイドラインによる）。０歳児では入園後の１週間が起こりやすく、約１か月間はとくに注意が必要といわれている。第３章（77、78ページ）、第６章（213ページ）参照。

＊４　Apparent Life Threating Event（乳幼児突発性危急事態）の略。それまでの健康状態や既往歴からその発症が予測できず、しかも子どもが死亡するのではないかと観察者に思わせるような無呼吸・チアノーゼ・顔面蒼白・呼吸窮迫などの症状が見られ、その回復に強い刺激や蘇生処置を要したもののうちで原因が不詳なもの。SIDSの軽症例とは別。

表7－4　健康診断の項目

平成28年4月1日現在

項目	検査・診察方法			発見される疾患および異常	幼稚園	保育所および認定こども園など	
						0～2歳児	3歳以上児
保健調査	アンケート				○	◎	◎
身　長					◎	◎	◎
体　重					◎	◎	◎
栄養状態				栄養不良 肥満傾向・貧血など	◎	◎	◎
脊柱・胸郭 四肢 骨・関節				骨・関節の異常など	◎	◎	◎
視力	視力表	裸眼の者	裸眼視力	屈折異常、不同視など	◎		◎
		眼鏡等を使用している者	矯正視力		◎		◎
			裸眼視力		△		△
聴力	オージオメータ			聴力障害	◎		◎
眼の疾病 および異常				伝染性疾患、その他の外眼部疾患、眼位など	◎	◎	◎
耳鼻咽喉頭疾患				耳・鼻・副鼻腔疾患、 口腔咽頭疾患、 音声言語異常など	◎	◎	◎
皮膚疾患				伝染性皮膚疾患、湿疹など	◎	◎	◎
歯および口腔の 疾患および異常				う歯、歯周疾患、 歯列・咬合等の異常、 顎関節症症状・発生障害など	◎	◎	◎
結核	問診・学校医による診察			結核		◎	◎
	エックス線撮影						
	エックス線撮影 ツベルクリン反応検査 喀痰検査等						
	エックス線撮影 喀痰検査・聴診・打診						
心臓	臨床医学的検査 その他の検査			心臓の疾患、異常	◎	◎	◎
	心電図検査				△	△	△
尿	試験紙法		蛋白等	腎臓の疾患	◎	◎	◎
			糖	糖尿病	△	△	△
その他の疾病 および異常	臨床医学的検査 その他の検査				◎	◎	◎

注）◎ほぼ全員に実施されるもの
　　○必要時または必要者に実施されるもの
　　△検査項目から除くことができる

出典）『児童生徒等の健康診断マニュアル　平成27年度改訂』p.19、（公財）日本学校保健会、2015．8月を一部改変

ど他科医であることも多い。また、専門医として小児歯科、耳鼻科、眼科医の健診の実施もある。定期健診のみでなく、嘱託医・園医との連携で、子どもの健康の保持増進を図ることが重要である。

　健康診断の実務は、保健師、看護師、養護教諭の配置があれば、それらの職員が、専門職の配置がなければ保健担当職員が行う。円滑な実施のための手順（表7－5）を職員が共有しておく。

3）健康管理にかかわる記録とその扱い

　健康情報は、子どものすこやかな成長と生活に資するものである。施設により、収集される情報に多少の違いはあるだろうが、それらは帳簿に記録されているこ

表7－5　健康診断実施手順（例）

1. 日程確認
2. 嘱託医・園医との打ち合わせ
3. 保護者へのお知らせと事前の健康アンケート（児童生徒等の健康診断マニュアルを参照）
4. クラス担任と実施手順の打ち合わせ
5. 子どもへの事前説明と指導
6. 子どもの健康情報（保護者からの情報も含む）をまとめ、嘱託医・園医への質問を整理する
7. 必要器具の点検整備
8. 健康診断票の準備
9. 健康診断実施時の役割（子どもの世話、介助、記録）分担の確認
10. 実施
11. 実施結果を保護者・クラス担任に報告（個別の報告と全体へのお知らせ）
12. 必要に応じて専門医療機関に依頼するなどの調整を行う
13. 健康診断の結果を全職員に報告し、保育に活用して、子どもの健康増進に役立てる
14. 実施上の反省点を話し合い、次回に備える

表7－6　健康管理にかかわる記録（例）

個別健康管理記録の帳簿	・児童個別記録票 ・保育日誌 ・保健日誌 ・健康診断票（児童用・職員用） ・歯科健診票 ・身体計測値表 ・事故記録 ・ワクチン接種・感染症罹患一覧など ・健康教育記録
施設管理計画等の記録の帳簿	・安全点検記録（実施、処置） ・給食献立表（予定分、実施分） ・給食日誌 ・防災避難訓練簿（計画、実施） ・年間保健安全計画（予定分、実施分） ・保健だより・掲示物綴 ・プール日誌 ・保健室備品出納簿など

とが多い。健康情報はその性質上、成育歴、家族歴、生活状況や子どもの氏名、生年月日とともに記録されているものがほとんどである。表7−6に健康管理にかかわる記録の例をあげるが、多くは守秘義務をともなう個人情報であることに注意する。

　これらの記録の保存期間に関する基準は自治体の規則によるところもあるが、幼稚園は学校教育法施行規則にのっとり、保育所・認定こども園などはそれに準ずること、とされている。看護職、栄養士等、専門職配置の有無で、帳簿の有無、記録内容が異なるが、保健日誌、給食日誌は、保育日誌に相当するものである。学校教育法施行規則では、指導に関する記録は5年、学籍に関する記録は20年保存しなければならない、とされていることを参考に、各帳簿を検討し、文書台帳に整理しておく。

4）体調不良などへの対応

　子どもの体調不良は、保育中に生じるもの以外にも、腎疾患、心疾患、喘息等の慢性疾患、アトピー性皮膚炎、身体障害、発達障害、発育不良、各種医療ケアを要するもの[5]、外傷などもあり、その対応は、子どもの生命保持とすこやかな成長発達のために、きわめて重要である。

　健康状態の把握の方法、体調不良の子どものケアなどは第4章で、とくに感染症が疑われる場合の対応は第5章、救命救急、外傷への対応は第6章で学んでいるので、本章では、保育所・幼稚園等での対応のポイントを中心に述べる。

（1）保育中に体調不良やけがが発生した場合[6]

　まず、体調不良児を保護する。子どもの状態により、通常保育を継続しながら健康観察を行うか、感染症が疑われる場合や安静を要すると思われる場合は、別室に隔離するかどうかの判断を行う。嘱託医・園医、かかりつけ医と相談して、園でできる適切な処置を行う。症状の経過を把握し、保護者に連絡、説明する。

　けがの場合は、まず、受診の必要性の有無を判断する。受診するまでもないと判断できたときは、子どもを力づけながら、清潔に処理を行う。受診が必要と判断したときは、体調不良児の受診と同様に、保護者への連絡を必ず行う。

　保護者と連絡が取れない、連絡が取れても保護者が早退できない、状態の急変などの場合には、医師の指示を得て、受診や救急車要請が必要となる場合もある。その際の必要物品を日常からまとめておくとよい。

　保育中の体調不良やけがは、発症した子どもの安全確保、身体的な苦痛の軽減と同時に、精神的動揺や不安への配慮も忘れてはならない。ほかの子どもから離す場合には、子どもが安心できる保育士等がつき添うようにする。通常とは異なる保育体制となることもあるので、体調不良やけがをした子どものためにも、ほかの子どものためにも、全職員が基本的な対応を熟知しておく。

　体調不良やけがをした子どもの症状、経過を、保育記録、保健記録として記録する。感染症が疑われる場合は、濃厚に接触した職員や子どもについても記録し

*5　2008（平成20）年の全国保育園保健師看護師連絡会の調査によると、与薬、気道吸引、酸素吸入、浣腸、導尿、経管栄養などが看護職により行われている。その後、2014（平成26）年ころから血糖値測定、インスリン投与などの事例報告がみられている。

*6　第4章117〜129ページ、第5章192〜195ページ、第6章222〜227ページ参照。

ておく。

看護職が配置されている場合には、その専門性を活かした対応を図る。

降所・降園時には、保護者に子どもの健康状態と園での対応を説明するとともに、受診のタイミング・症状観察のポイントを伝え、受診結果の報告を依頼する。

（2）感染症が発生した場合*7

集団保育の場では、感染症は厳重な警戒を要する疾病のひとつである。

感染症が疑われる症状の子どもは、ほかの子どもと接触しないよう別室で保育する。診断が確定するまでは、ほかの体調不良児とも接触させないようにする。嘱託医・園医と相談し、保護者に受診を依頼して、その結果を報告してもらう。

感染症であると確定した場合には全職員に知らせ、ほかの子どものその時点での健康状態の把握とともに、予防接種歴、罹患歴を再確認して、すでに第5章第2節で学んだように、必要な対応ができるようにする。降所・降園時に全保護者へ感染症発生を伝え、健康観察のポイントを伝えたり、感染症罹患の可能性が疑われる場合は登所・登園前の受診を要請するなど、正確な情報提供を行い、落ち着いて対応できるように支援する。保護者や職員の健康状態の把握にも努める。

（3）慢性疾患などをもつ子どもへの対応*8

慢性疾患をもつ子どもの場合、子どもの状態にあわせての保育となるため、保護者との連絡を密に行う。また、保護者の承諾を得て、主治医からの説明を受けたり、必要な場合に連絡をとることができるようにする。疾患についてだけでなく、その子どもに想定される病状変化やそれへの対応を具体的に知っておくことが大切である。疾患による保育への制限は、運動制限、食事・水分コントロール、日光遮へいなど、内容、程度を明確にした「生活管理指導表*9」の形式で主治医の指示を受けることが望ましい。

アトピー性皮膚炎を疑われる子どもへの対応は、医師による診断と治療方針を求めるよう、保護者に助言して行う。スキンケア、除去食*10、誤食によるアナフィラキシー*11への対応などの配慮も必要であり、保護者、施設の判断のみで対応してはならない。

アナフィラキシーへの対応として、エピペン®を処方されることがある。エピペン®は、ショック状態に陥る前に自己注射を行って、ショック状態になることを防ぐ医薬品で、本人および保護者は自己注射のための教育を受ける。保育所・幼稚園等の年齢では自身による注射は不可能と考えられ、家庭では保護者が、園では保育士等、職員が緊急避難行為として実施することに違法性は問われないとされている（第6章、235ページ参照）。エピペン®は補助治療剤であり、使用後は直ちに受診が必要である。エピペン®を預かる場合、アナフィラキシーについて職員全員の理解を深め、嘱託医・園医、保護者と協議して緊急対応（嘱託医・園医との連絡、緊急搬送、エピペン®使用法など）の体制を整える必要がある。

医療的ケアを要する子どもへの対応は、受け入れを決定したときに、ほぼ受け

---

*7 第5章190〜195ページ参照。

*8 第4章145〜159ページ参照。

*9 疾患の特性や重症度によって、生活行動をどの程度行うのがよいか、たとえば、運動の種類、強度、行事参加の可否などの指示・指導を表にしたもの。具体的内容を知ることができるため、対処しやすくなる。食物アレルギーの管理指導表もつくられている。

*10 特定の食品を飲食することにより生じる食物アレルギーの治療は、原因食品を除去することが原則である。食品に対する表示は、食品衛生法施行規則により、特定原材料として表示が義務づけられている。第4章（153ページ）参照。

*11 原因物質（抗原）が体内に入ると数分のうちに低血圧・呼吸困難・じんま疹などの症状が出る即時型アレルギー。重篤なものはアナフィラキシーショックといい、死にいたることがある。第4章（153ページ）、第6章（233ページ）参照。

入れ体制が整っている必要がある。主治医、嘱託医・園医、看護職との十分な協議、医療機関との連携、個別の保育計画、保護者との連携が必要である。医療行為となるケアは、看護職未配置では実施できないなどの困難をどのように解決していけるか、自治体の支援体制を求めるなど、保護者と協働しながら理解を得るようにする。

（４）身体障害、発達障害をもつ子どもへの対応

　療育機関と並行して保育を行う場合が多いが、療育機関や保護者と十分な連携を取り、保育中の行動のようすや変化、健康状態をよく観察する。障害の種類、程度により特有の観察点があり、個別にチェックポイントを整理して表にしておく。その情報を療育機関や保護者と共有して子どもの生活を支援することが大切である。また、保育所・幼稚園等においても、療育課題に留意した保育が行われることが望ましい。

　障害をもつ子どもが、保育所・幼稚園等でほかの子どもたちと交流しながら生活することは、障害をもつ子どもにも、もたない子どもにも貴重な経験となる。子どもの状態に即した設備、人員配置などの配慮で、交流がスムーズに図れるようにする。現在は、保育所や幼稚園で受け入れる障害をもつ子どもは、一般的に障害の程度が中程度で、適切な支援により通常保育を楽しめる子どもを対象としているが、将来的には、障害をもつ多くの子どもの保育が地域で行えるように検討する必要がある。

５）保育の場での医薬品について

　子どもの体調不良時に、医薬品を用いることは多い。

　基本的に、医薬品は治療のために用いるので医療行為となり、通常の保育とは相容れない。

　保育所・幼稚園等における与薬については、誤与薬などの安全管理上の問題もあり、その是非やあり方について議論されてきている。

　現在、厚生労働省や日本保育保健協議会では、「保育所における与薬は、医療行為ではなく、児童福祉法に準拠して、保護者からの委託を受けて、保護者に代わって行う養育行為であるととらえるのが適当であり、保護者からの依頼文書を受けて、医師の指示通りに内服させる行為である」という見解を示している。

　健康を回復しつつある時期や慢性疾患、皮膚科疾患、耳鼻科疾患、眼科疾患、アレルギー疾患などで、保育時間中に医薬品を継続的に用いながらの登所・登園が可能な子どももいるが、アナフィラキシーに対応する緊急薬（エピペン®など）、溶連菌感染症の治療薬（抗菌剤）を除けば、ほとんどの医薬品は、保育時間中に用いなくても済むように処方することができる。保護者が子どもを受診させるときに、とくに、保育所・幼稚園等に通所・通園していることを医師に告げ、医薬品の処方を保育所・幼稚園等では不要となるように依頼してもらうとよい。どうしても日中に必要として医師が処方した医薬品については、与薬依頼票、指示書

などの提出を受けて、確実に与薬する。

　以下に、保育所で与薬を行う際の留意点を示す。

①保護者に与薬依頼票を記入してもらう（処方した医師名あるいは病医院名、医薬品の種類、内服方法が記載できる様式が望ましい。自治体等で定められた書式があれば、それを用いる）。

②医薬品と与薬依頼票は、登所時に保護者から職員に必ず手渡してもらう。預かった職員は、医薬品への記名と依頼内容を確認し、子どもの手の届かない定められたところに保管する。

③保育所での与薬は、医師に処方された医薬品のみとする。市販薬は預からない。

④医薬品は、その日の分だけを預かるようにする。

⑤与薬予定ノートなどを作り、何時に、だれに、だれが与薬したかを記録しておく。

⑥与薬をするときには、複数の保育士等で確認を行い、重複与薬、人違い、量の間違い、与薬忘れ等がないようにする。

⑦看護師等*12がいない保育所では、原則として座薬は預からない*13。

⑧看護職がいても、担任保育士等が与薬することもあり、与薬についてのルールを周知させる。

⑨与薬後の子どもの健康観察を行い、降所・降園時に必ず保護者に伝える。与薬時刻と健康状態を連絡ノートに記入する。

　医薬品には内服薬のほかに、外用薬、座薬、点眼薬、点鼻薬・吸入薬などがあるが、いずれも保育所・幼稚園等で看護職以外の職員が行うには条件があることを知っておくのがよい（医政発第0726005号平成17年7月26日）（医薬品の飲ませ方、塗布法などについては、第4章129～133ページを参照）。

6）保健室と備品

（1）保健室・医務室

　保健室は、保健活動のために設置される部屋である。保育所では児童福祉施設最低基準に「医務室」として規定されているが、学校保健安全法における「保健室」と同じ役割をもつと考えてよい。健康診断、身体計測、健康相談、保健指導、救急処置、体調不良の子どもの安静・休養、健康教育の企画・教材製作、保健関連資料の作成・保管、記録・情報の整理・保管、応急処置用の薬品器材などの常備・保管、保健活動のための器材や保護者から預かる薬品の保管などを行うセンターである。

　近年、とくに保育所には多様なニーズのひとつとして、体調不良の子どもが安静に過ごせる環境が求められるようになっている。本来であれば、保健室として独立した部屋があることが望ましいが、事務室の一角などを使用する場合には、カーテン、パーテーション、ブラインドなどで仕切り、安静に過ごせるように配

*12　看護師等とは、保健師・助産師・看護師および准看護師をいう。

*13　保育所保育指針解説書では、「座薬を使用する場合には、かかりつけ医の具体的な指示書に基づき、慎重に取り扱う必要があります」とされている。

慮する。いずれも、必ず職員が子どものようすを見守り、子どもがひとりで不安にならないように配慮する必要がある。

（2）保健室の設備

保健室の設備は、部屋の形態にもよるが、子どもが安心して来室し、気持ちよく過ごせるように整備しておく。ベッド、寝具、専用棚（薬品棚でもよい）、冷凍冷蔵庫、手洗い設備（湯、冷水）、専用トイレ、子ども用テーブル・いす、事務用机・いす、専用玩具・絵本類、体重計、身長計などが配備されているとよい。ディスポーザブル機器[14]の利用が多くなり、消毒器具がなくても済むようになったが、基本的消毒法として煮沸消毒はできるようにしておきたい。

（3）保健室に備える薬品・衛生材料など[15]

子どもの体調不良、事故・災害は予測できずに発生するので、日ごろからどのように対応するかをあらかじめ検討し、保育士等のだれもが知っておくようにすべきである。看護職が配置されている場合は、その専門性を活かした対応ができるようにする。

保育の場で行うべき対応は、受診の要・不要の判断と受診までの応急手当である。具体的には、受診が必要でないすり傷の手当て[16]、骨折部の副木による安静固定、発熱時受診前の水分補給やクーリング[17]や保温などである。素人判断で内服薬を用いたり、抗生剤入り、ステロイド入りの外用薬を用いたりしてはならない。治療薬の使用は、内服薬も外用薬も医師の診断と指示が必要な医療行為で

[14] 使い捨て機器のこと。医療用のものは、消毒・滅菌されており、感染防止、業務合理化など利点が多いが、廃棄処理の問題がある。

[15] 第6章 220ページ参照。

[16] 傷口は使い捨て手袋を着用し、流水で十分に洗い、清潔なガーゼで水分を取り、傷の状態を見る。出血が多い、傷が深い場合は圧迫止血しながら受診する。薬品による消毒は、園では行わない。

[17] 冷水、氷、薬液などを水枕、氷のう、湿布に用いて、体外より冷却すること。

表7－7　園で常備する医薬品など

常備薬	外用薬	痒み止め / 皮膚の保護 / 打撲・噛みつきの腫れ / 痛みの緩和 → 嘱託医・園医と相談して購入 抜けた歯の保護的保存、洗眼：生理的食塩水
	内服薬	・原則的には常備しない ・宿泊保育、園外保育時の携行医薬品も嘱託医・園医と相談して準備する ・内服薬は必ず医師の指示を受けて用いる（例：乗り物酔い防止薬、鎮痛解熱薬など）
	消毒薬	・次亜塩素酸ナトリウム液　・消毒用エタノール　・逆性石けん液 　（用途、使用法は第5章コラム5－7を参照）
衛生材料・器具	衛生材料	・滅菌ガーゼ（大・小）　・伸縮包帯　・三角巾　・絆創膏　・脱脂綿 ・カット綿　・綿棒　・綿球　・使い捨て手袋　・マスク　・使い捨て袖つきエプロン
	器具	・使い捨て舌圧子　・ピンセット　・ハサミ　・副木　・ペンライト　・氷枕　・湯たんぽ　・体温計　・爪切り　・毛抜き　・虫めがね　・万能つぼ（または、蓋つきシャーレ） ・洗眼器　・体重計　・身長計　・メジャー　・ライター　・洗面器　・尿器　・便器 ・コップ　・バット　・蓋つきバケツ　・ビニール袋　・タオル　・ティッシュペーパー ・汚物缶　・ランドルト環単独視標　・アイマスク　・オーディオメーター
	その他	・救急カバン（緊急避難用、お散歩用）

ある。保育所・幼稚園等が常備する医薬品（表７－７）は、嘱託医・園医と相談して決める。

　常備する医薬品、衛生材料、保護者から預かる医薬品などは、専用棚など所定の場所に、子どもが触れないように、清潔に保管する。

　医薬品、衛生材料には使用期限がある。定期的に点検し、廃棄・補充して、正しく使えるようにしておく。

第３節　健康で安全な環境の整備

❶環境および衛生管理

　保育所・幼稚園等は、子どもと職員が生活する場である。その環境条件は、健康と安全に多大な影響を与える。

　保育所の環境および衛生管理ならびに安全管理に関しては、保育所保育指針、児童福祉施設最低基準に、幼稚園に関しては学校保健安全法に、その重要性と注意点および事後措置を行うべきことが示されている。

　日常的な注意、点検とともに定期的、計画的に点検を行って、健康で安全な環境の整備に努めることが重要である。環境条件の維持水準などは、学校環境衛生基準を参考にマニュアルを作成し、職員に周知徹底する（第３章 43～46ページ、第６章210～213ページを参照）。

　配慮すべき項目として、施設室内の温度・湿度、明るさ、空気清浄度、紫外線量、光化学スモッグ量、飲料水などの水質、施設室内・遊具・玩具の安全・清潔などがあげられる。

１）安全点検

　施設室内の温度・湿度、明るさ、換気などは日々の点検項目であり、保育日誌、保健日誌に点検時刻とともに記録する。施設の安全点検は全職員のもち回りとして定期的に実施し、事後措置による完了までを職員会議などで報告し、全職員に周知する。

（１）施設安全点検チェックリストの作成

　施設の全区域について担当者を決め、受けもち区域のどこを、何を、どうしたら安全に維持できるかを書き出してもらい、全職員で点検事項を決める。保育室、調理室、事務室などは担当者を決めやすいが、園庭、玄関、ロビー、トイレ、ホール、廊下、階段などの分担も明確にする。こうすることで、全員の環境安全に対する意識を高めることができる。

　「安全点検チェックリスト」の例を表７－８（256ページ）として示す。

（２）SIDS予防のための睡眠チェックリスト

　SIDS予防のための「睡眠中の観察チェックリスト」の例を、表７－９（256

表7−8　安全点検チェックリスト（例）

2009年1月16日金曜日　13時			点検者：○○、△△　　　　園長印㊞
点検項目		**チェック結果**	**事後措置と気づき**
玄関	ドアロックの作動	正常	
	指挟み防止具	ゆるみかけ	ドライバーで締め直す
	整理整頓	○	
	傘立ての固定	○	
	天井の電球や蛍光灯のゆるみ	ナシ	
ロビー	手すりや棚の木部のササクレ	ナシ	
	ベビーベッドの留め具のゆるみ	ナシ	
	ウォールポケットの吊り金具	○	
	おむつ交換台の清潔	○	
	天井の電球や蛍光灯のゆるみ	ナシ	
廊下	床・巾木のササクレ	ナシ	
	壁画の固定	○	
	天井電球のゆるみ	ナシ	
保育室	すべり台留め金具	○	
	机・いす	藤がほどけたいす	木工用ボンドで修理
	玩具の清潔・整理	○	
	手洗いシンクの清潔	○	
	蛇口の清潔	○	
	床の清潔	○	
	タオルかけの安全	○	
	加湿器の清潔（毎朝）	○	石灰様沈殿物について除去法をメーカーに聞くこと
	空気清浄機フィルター（1／週）	○	
	ドアの指挟み防止具	○	
	金魚の水槽の水かえ	○	藻がつくので、冬でも隔週にするか
	天井の電球や蛍光灯のゆるみ	ナシ	
	教材の整理	○	
	教材棚の蝶つがい	ゆるみかけ	締め直す
	:	:	:
	:	:	:

表7−9　1歳児の睡眠中の観察チェックリスト（例）

年　　月　　日（　　曜日）　　　　時　　室温：　　　　　　湿度：									
観察時間	9:00	9:10	9:20	9:30	9:40	9:50	10:00	10:10	10:20
観察者／園児名	T	T	T	Y	Y	A	A	A	A
○○○○	上	上	横／咳	横／咳	横				
△△△△			下→上	下→上	上／咳	上	横		
×××××						上	上	上	上

【観察項目】
睡眠中の姿勢：上向き、横向き、うつぶせ（下）、向きの変化は→で示す。
呼吸の状態：静かなリズム、苦しそうな感じ、など
顔色
気づいたようす：かぜ気味、咳、鼻閉、熱っぽい、など

ページ）として示す。なお、表7−9では観察時間を10分おきに示しているが、常に気を配ることが大切で、10分おきに観察すればよい、というものではないことを知っておこう。0歳児は5分ごと、1歳児は10分、2歳児は15分、3歳以上児は30分ごとに睡眠時チェックを行うよう勧めている自治体もある。

2）生活環境の衛生管理

子どもが生活する環境を、健康で安全な状態に維持することは、子どもの生命の保持とすこやかで安全な生活のために重要なことである。

保育所・幼稚園等、乳幼児を集団で保育する場では、子どもや職員が触れるものを清潔に保ち、身体に取り込むものは保健的で、安全でなければならない。

保育所等の構造設備の一般原則および衛生管理については、児童福祉施設最低基準 第5条、第10条に規定されているが、幼稚園と同様に学校保健安全法 第6条により、環境衛生検査をはじめ、施設殺菌の安全面の点検を毎年定期的に行い、その結果に基づき、必要に応じた事後措置を行う。その際の基準は学校環境衛生基準（文部科学省告示第60条、平成21年4月1日施行）による（第3章の「第1節　子どもの生活環境」の「**3**室内の清潔と消毒」、45ページを参照）。

（1）園舎内の衛生管理

①保育室・事務室

保育室（プレイルーム、食堂、寝室など）は、活動に十分な広さをもち、明るく、照明も適切であること、温度、湿度、空気清浄度などに配慮が必要である。学校環境衛生基準によると、学校室内の照度基準は200ルクス以上、作業面上は300ルクス以上とされている。至適温度は、17℃以上28℃以下とされているが、乳幼児には冬季20℃前後、夏季26〜28℃、湿度は50〜60％であることが望ましい。空気清浄度の指標であるCO_2量や塵埃の飛散数を減らし、悪臭の発生をおさえる。

騒音は、55デシベル以下が望ましいとされている。子どもの歓声や行事の折の太鼓やスピーカーの音量などについて、近隣との良好な日常関係や事前の挨拶で騒音のトラブルが回避できることも多いと知っておこう。また、保育士等は子どもに呼びかけるときの声量の調節にこころすべきである。静粛を求めるときに、大きな声で求めるよりも、快い鈴を鳴らすという約束をしておくなどの工夫をするのもよい。

空気清浄機、加湿器、冷暖房機、換気扇、扇風機などの機器を利用している場合の維持管理としては、頻繁に水拭きや清掃を行う。

②トイレ

トイレの清潔維持は、消化器感染症発生の有無にかかわらず、感染症発生予防を前提に行う。

塩素系消毒剤を使用するので、使い捨て手袋を使用し、手あれを防ぐ。

便器、便座、水洗レバー（金属部分は、塩素系消毒剤稀釈液で拭いたあと、再

度水拭きする）、ドアノブ、汚物処理槽、床を１日２回以上、汚した場合はその都度、水拭き後、塩素系消毒剤稀釈液で洗浄または拭いて消毒する。

　塩素系消毒剤は指示通りに稀釈する。清掃には、トイレ専用のぞうきん、たわし、モップを用い、使用したあとは別のバケツに入れ、まとめて消毒後、乾燥させる。

　トイレ用サンダル、スリッパは、毎日、汚物用流しで塩素系消毒剤稀釈液で洗うか拭き、よく乾燥させて清潔に保つ。汚した場合は、塩素系消毒剤稀釈液に10分浸けた後、水洗いして乾燥させる。

　トイレには、おまる、嘔吐時の対応バケツ、保護者にも見てもらうためのおむつの保管バケツなどを、保管することがある。これらは、消毒剤などとともに、子どもには触れることができない場所に保管する。おまるの清潔管理は十分に行うことがむずかしいので、できるだけ、子ども用の水洗トイレを使用することが望ましい。

　トイレ使用後の手洗い場は専用とする。子どもの使用後は水が跳ねて床がぬれ、すべりやすくなることもある。すぐに拭いて乾燥させ、清潔と安全に配慮する。

　手拭きはペーパータオル、または個人用手拭き（ポケットに所持させる）を用い、タオルの共用はさける。

（２）園舎外の衛生管理

①プール

　夏期のプール遊びを安全に行うために、定められたプールの水の水質基準、施設基準、維持管理基準を遵守する。

　保育所・幼稚園等のプールの水質基準は「学校環境衛生基準」による（表７－10）。

　保育所・幼稚園等では、プール使用の５〜15分前に塩素系消毒剤を投入し、遊離残留塩素濃度が0.4〜1.0mg/ℓになっていることを確かめる。プール遊びを

表7－10　学校プールの水質基準

	検査項目	基　準	測定頻度／使用期間中
水質	(1) 遊離残留塩素	0.4mg/ℓ 以上であること。また、1.0mg/ℓ 以下であることが望ましい。	毎日午前中1回、午後2回以上／
	(2) pH値	5.8以上8.6以下であること。	毎月1回／
	(3) 大腸菌	検出されないこと。	毎月1回／
	(4) 一般細菌	1mℓ 中200コロニー以下であること。	毎月1回／
	(5) 有機物等	過マンガン酸カリウム消費量として12mg/ℓ 以下であること。	毎月1回／
	(6) 濁度	2度以下であること。	毎月1回／
	(7) 総トリハロメタン	0.2mg/ℓ 以下であることが望ましい。	1回以上／

※上記のほかに「循環ろ過装置の処理水」の規定もあるが、保育所・幼稚園等のプールは小規模のため、ここでは省いた。

　出典）「学校環境衛生基準」　文部科学省、2018（平成30）年３月30日改正より

はじめて1週間くらいは頻回（10〜15分おき）に遊離残留塩素濃度を測定し、子どもの人数、天候などの影響も受ける濃度低下の目安をつかむとよい。クラスごとにプールに入る場合は、入る前に測定し、0.4mg/ℓより下がっていたら塩素系消毒剤を追加する。

　プール管理日誌を作成し、クラスごとにプール使用時の天候、外気温、水温、水の深さ、塩素系消毒剤投入量、遊離残留塩素濃度、子どもの使用時間、クラス別人数、気づいたこと、などを記録する。記録することで、安全確認と次回塩素系消毒剤投入時間や量の目安を知ることができる。

　使用するたびに水を全部取り替えられる小規模のプールであっても、水質管理は厳重に行う。毎日の水替えができないプールは、水質管理を行いながら、少なくとも5回に1回は水替えし、清掃する。

②**砂場**

　砂場の砂は、週に1回は30cm以上の深さまで掘り起こし、日光の紫外線にあて、乾燥させることで消毒が期待できる。夜間は犬、猫などの糞尿で汚されることがないようにネットやシートをかける。ネットやシートは砂の表面に触れない高さに張力をもたせてかけるとよい。糞尿の汚染があったときには、汚物を除去後、十分な量の熱湯をかけ、消毒する。

　砂場の掘り起こしは、危険物の発見、除去にもつながり、安全管理ともなる。

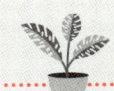

コラム7-1 ペットには、人に有害な病原体がついていることがある

　保育所・幼稚園等で生き物を飼うことは、子どもたちに命あるものを尊ぶ気持ちを育むうえで非常に重要な機会となる。しかし、その一方で、動物には人に害を与える病原体が潜んでいることも認識しておく必要がある。以下に主な動物由来の感染症を示す。

動物種	主な感染症
犬	パスツレラ症、皮膚糸状菌症、エキノコックス症、ブルセラ症
猫	回虫症、パスツレラ症、猫ひっかき病、トキソプラズマ症
ハムスター	レプトスピラ症、野兎病、腎症候性出血熱
小鳥	オウム病
爬虫類	サルモネラ症

　このような感染症を予防するためには以下の事柄を徹底することが重要である。
①ペットの身の回りを清潔にし、糞尿は速やかに処理する。
②ペットと触れ合った後は必ず手を洗う。
③子どもたちにペットから移る病気があることを理解させ、かまれたり、ひっかかれたりしないようにする。
④えさの口移し、食器類の共用は避け、節度ある触れ合いを心がける。

参考）「保育施設における感染症対応マニュアル（第2版）」茨城県保健予防課健康危機管理対策室、2017
　　（平成29）年3月

定期的に実施し、実施日時、異物・汚物の有無、実施者を記録しておく。

③動植物

　園庭、園舎内でのペット飼育や植物の栽培・観賞は、子どもの情緒・心の成長発達に大きな、よい影響を与えるものである。その一方、ペットがアレルゲンや動物由来の感染症の発生などの健康被害をもたらすことがあり、感染症対応の問診項目にはペットなどの有無が含まれていることを知っておく必要がある。また植物は、それ自体が有害であるほか、毒蛾の食性植物であることもある。このようなことから、飼育・栽培する際は、動植物の特性や飼育・栽培方法について、獣医師などの専門家の指導を必ず受ける必要がある。動植物の健康管理を定期的に行い、どうすれば危険なく飼育・栽培できるかを子どもたちに教えながら、交流を楽しめるように配慮する。ペットの生命や健康を守る責任は、飼い主にあることも、子どもたちに伝えよう。

④大気汚染など

　一個人、一施設ではコントロールできないのが大気汚染や有害紫外線である。

　大気汚染による光化学スモッグの情報は、オキシダント濃度を基準に発令される（表７−11）。自治体による情報サービス（ファックス送信、防災放送など）に注意する。情報発令の際は、子どもは屋内で遊ばせる。すぐに屋内に入れない場合は、日陰など、少しでも涼しいところで静かに過ごさせる。目がチカチカする、咽頭痛を訴えるなどの症状に対しては、洗眼、うがい、安静で経過をみるが、症状の出た子どもがいることを保健所に報告する。

　学校環境衛生基準では、オキシダント濃度は１時間値が0.06ppm以下であることが望ましい、としている。

　波長の短い紫外線の毒性による皮膚ガンの発生がおそれられ、母子健康手帳から日光浴の文字が削除された（1997〈平成９〉年）。しかし、人は生涯を通して太陽を避けて生活することはできない。紫外線の多い時間帯での戸外活動は、つばの広い帽子や長袖・長ズボンなどの着用で日光をさえぎる、必要なら日焼け

表７−11　光化学スモッグ注意報などの発令基準

光化学スモッグ 予報	光化学スモッグ注意報以上の発令が予想されるとき
光化学スモッグ 学校情報	オキシダント濃度が0.10ppm以上になり、継続すると認められるとき、児童生徒の健康被害を未然に防ぐため、学校に提供する情報
光化学スモッグ 注意報	オキシダント濃度が0.12ppm以上になり、継続すると認められるとき
光化学スモッグ 警報	オキシダント濃度が0.24ppm以上になり、継続すると認められるとき

※注）オキシダント濃度が発令基準以下となったときは、１ランク下、または、注意報以下となったときに解除される。
出典）東京都環境局環境改善部大気保全課資料より　2017.7.14

止めを使用するなどの対策で、日光に慣れることも必要である。基準はないが、過剰におそれて戸外遊びの楽しみを奪わないように注意したい（第3章第4節（86ページ）を参照）。近年では、日光不足が原因のひとつと考えられる、くる病の発生が心配されている（86ページ＊24参照）。

黄砂、PM2.5、放射能汚染などへの対応は自治体や管轄の保健センターの情報や指示に注意して、保護者と連携し、子どもに必要以上の不安を与えないようにする。

戸外遊びや外出先より帰った後の手洗い、うがいは、感染症予防にも通じる健康生活の基本ととらえよう。

（3）その他の衛生管理

①上下水道

飲料水の管理は、「水質」と「施設・設備」のふたつがある。水質については、水道水を利用している場合は年に1回、井戸水などを利用しているところでは規定の回数の検査が必要＊18である。施設・設備についても年1回、専門業者に定期点検と清掃を依頼する。

下水道には、生活排水、水洗トイレの汚水、雨水などが流れ込む。下水道を伝って鼠（ねずみ）が侵入したり、害虫が発生することもある。専門業者と相談して、定期的に清掃管理を行い、悪臭、配管づまりなどの発生を予防する。

浄化槽は定期点検と消毒剤の補充を行い、年に1回は専門業者による清掃を行う。

＊18　飲用井戸等衛生対策要領（厚生労働省、2004〈平成16〉年）の規定により検査を行うこととなっている。

②廃棄物

廃棄物は、自治体による分別収集法に従って分別し、指定日に出す。

保育所・幼稚園等の廃棄物には、衛生上の注意を要するものがある。紙おむつ、おしりを清拭するのに使用した布やティッシュなど、また下痢や嘔吐の処理に使用した資材、鼻汁・血液のついたティッシュなどである。これらの感染源ともなり得る廃棄物の処理は、発生時点ですぐにビニール袋に入れ、袋の口を厳重に縛（しば）り、密封する。廃棄するまで子どもが絶対に触れない場所に保管する。

調理室から出る廃棄物は、生ゴミや残飯が主である。ペダル式の蓋つき容器を用いて、よく水気をきってから保管する。

ゴミ箱、ポリバケツなどの廃棄物保管容器は、収集後、必ず洗浄、乾燥させる。悪臭、汚液などは、洗浄後、塩素系消毒剤で消毒すると除去される。保管場所の清潔管理にも留意する。

2 災害対策

火災、地震、海岸に近い所では津波などの災害、事故の発生は予測が困難である。子どもの安全を守るために避難訓練を計画的にくり返し実施して、災害時に速やかに行動できるようにしておくことが重要である。

表7−12 アレルギーカード（例）

アレルギーカード

氏名：＿＿＿＿＿＿＿＿＿＿＿＿＿　　生年月日：　　　年　　　月　　　日

| 食品名 ＿＿＿＿＿＿ |にアレルギーがあります。

＿＿＿＿＿＿＿＿＿＿＿が含まれるものを食べさせないでください。

（飲ませない，触れさせない）

非常時連絡先：　○　○　○　保育園

Tel　　　：　△△△ - ○○○ - XXXXX

①災害時の役割分担を決めておく。施設長のもとに通報連絡係、避難誘導係、初期消火係、救護係、物品持ち出し係などを決める。個別の配慮が必要な障害をもつ子どもには、災害時の担当者をあらかじめ決めて、配慮事項を明文化し、職員で情報共有しておく。担当者が休暇等で不在の場合は、施設長の指示に従う。

②災害時にはボランティアなどの支援を受けることがある。食物アレルギーのある子どもにはアレルギーカードを作成し、着衣に安全ピンなどで留め、利用するとよい（表7−12）。

③非常持ち出し物品を備蓄する。地震のような広範囲の災害を想定して、ミルク（乳児用液体ミルクなど）、水、非常食（離乳食から成人常食まで）、おむつ、タオル、哺乳ビン、紙皿、紙コップ、救急箱、ラップ、ポリ袋、簡易トイレ、カセットこんろなどを3日分くらい用意する。食物アレルギーのある子どもの食品の用意に留意する。食品、救急用品は、賞味期限、使用期限のチェックを1年に1回は行う。大きな荷物となるので、リュックサック等に収め、持ち出しやすい場所に保管する。持ち出しバッグには、忘れずに玩具やレジャーシート、保温シートも入れておく。

④避難訓練は条件をさまざまに変えて行う。具体的には、曜日、時間、災害の種類（火事、地震、津波など）、火事の火元などを変え、ときには、突然の避難訓練として行い、どんな災害にも落ち着いた対応が取れるようにする。保育士等をはじめ、職員が落ち着いて行動することで、子どもを無用の不安にさらさずにすむはずである。

⑤避難訓練の終了後は、できるだけ直ちに反省会を行う。改善すべき点を記録し、より安全度の高い行動が取れるようにする。

⑥不審者への対応としては、「不審者を入れない」ための対策と、「不審者侵入

時」の両方の対策を立てておく[19]。

【「不審者を入れない」ために】

・出入口の施錠

・送迎者がいつもと違うときは、身分証明書などにより確認する

・カメラ付インターホンの設置

・防犯訓練のときなどに専門家の指導を受ける

【「不審者侵入時」のために】

・直ちに、慌てず110番する

・館内放送での避難の呼びかけをする。子どもの混乱を防ぐため、あらかじめ職員間で暗号ことばを決めておく

・催涙スプレーやさすまた[20]、モップなどは、侵入者がひるむあいだに子どもを守るために使用する

災害後のPTSD[21]予防のために、できるだけ災害直後に、職員も、怖かったことをことばに出して語り合う時間をもつことが重要である。

❸ 人的環境としての職員の保健安全管理

子どものすこやかな成長発達を支援する保育士等は、自分の健康を自ら管理し、適切な健康習慣をもって生活し、保育士等としての職務にあたるべきことはいうまでもない。

保育所・幼稚園等には、感染を受けやすく、重症化しやすい乳幼児が集団で生活している。そこで働く職員は、小さい子どもを抱いたり、中腰で対応したりすることが多く、言語表現の不十分な子どもの感情を推察して対応することも多い。また、近年は、保護者への子育て支援など、援助活動などが求められており、これらの仕事の特性から、保育士等に起こりやすい心身の健康問題への配慮が必要である。

保育所・幼稚園等の職員の保健安全管理は、基本的には学校保健安全法と労働安全衛生関連法規に基づいて、施設の設置者の責任で行われる。健康診断は定期的（6月30日まで）に行うほか、感染症や食中毒の発生時など、必要に応じて臨時に行うこととされ、検査項目や方法も法令で定められている。

集団保育における保健安全管理の中で、感染症の危機管理は重要であり、当然、職員も対象である。法令による健康診断のほかに、保育の場に職員が感染症をもち込んだり、運んだりしないために、少なくとも学校感染症の罹患歴、ワクチン接種歴を確認し、未罹患、未接種者、不明者には抗体検査やワクチン接種をすすめ、接種済みを確認する（第5章188ページ参照）。

調理、調乳、食事介助を行う職員は、毎月、検便による細菌検査を実施する。これらは、年間保健安全計画に取り入れて、確実に実施するようにする。

*19 不審者侵入対応マニュアルの作成が必要である。災害対策マニュアルのひとつであり、危機管理体制の整備として全職員が情報を共有し、近隣や警察、自治体保育課との連携・通報・訓練も重要となる。

*20 さすまた（刺股）とは、長柄の先にU字型の金具をつけた道具のこと。U字型の金具の部分を侵入者の首や上体にかけて取り押さえるように使う防御具ではあるが、修錬を積んでいない者がひとりで使用すると対応しきれず、危険である。

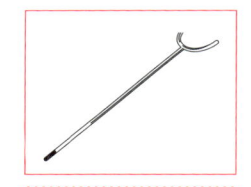

*21 Post Traumatic Stress Disorder（心的外傷後ストレス障害）の略。精神的に耐えがたい苦痛に遭遇したことが、後々まで尾を引いて、普段と異なるこころの状態や変化を引き起こす。子どもの場合、不安感、無感動、浅眠（せんみん）、食欲低下、過食、夜尿、甘え、おびえなどの症状を起こしやすい。ことばで表現しづらい低年齢児でも、その発達段階に応じて異常事態を不安に感じている。安心感を取り戻すために、抱きしめる、手を握るなどのスキンシップや受容的対応が、子どものPTSD対応やPTSD予防には重要である。

保育士等に発生しがちな腰痛症、頸肩腕症候群などは、腰への負担の少ない姿勢や生活を健康習慣としたり、頸肩部に無理な力がかからないよう不自然な姿勢で固定しない、休憩時に腰痛体操や首や肩の体操をするなど、予防につとめる。

　援助職でもある保育士等は、人間関係でのストレスも多く、精神的な問題も起こりやすい。自ら気づいていても、相談や受診行動のとれない場合もある。そのため、日常のちょっとした心身の健康不調でも、気軽に相談できる職場づくりが必要である。職員の健康安全管理、健康教育について嘱託医・園医に相談するほかに、看護職、心理職等の配置がある場合には、その専門性を生かした対応を図ることができる（「第9章保育士等を目指す学生としての自己管理」を参照）。

＜実習のための課題＞

1．子ども集団の健康維持にはどのような配慮が必要だと思いますか。できるだけ多くの項目をあげてみましょう。

2．子どもが体調不良のときは保護者が世話をすべきという意見がありますが、「そう思う」「そう思わない」の2群にわかれて討論してみましょう。

3．保育室の環境安全点検の項目をあげてみましょう。また、各項目について、なぜ、どのように、どのくらいの頻度で行うのか、事後処理はどうしたらよいか考えてみましょう。

4．保育中に体調不良になった子どもが水痘にかかったようです。あなたが担任保育士等としてするべきことはどのようなことでしょう。

5．散歩時と園外宿泊保育（2泊3日）時の救急バッグを準備する際の注意点をあげてみましょう。

※以下は、学外実習の現場で、体験してみましょう。
6．実習先の年間保健安全計画を持ち寄って、比較してみましょう。

7．登所・登園時の健康観察をしてみましょう。やりにくかったり、できなかったりしたことがあれば、どうしたらよかったのかを考えてみましょう。

8．身体計測をしてみましょう。また、その結果をどのように保護者に伝えたらよいか考えてみましょう。

9．0歳児の睡眠に付き添い、注意点を中心に、記録しながら観察してみましょう。

【参考文献】

・厚生労働省．保育所保育指針．2018.
・文部科学省．幼稚園教育要領．2018.
・厚生労働省．児童福祉施設の設備及び運営に関する基準．2011.
・遠藤郁夫監修．一般社団法人日本保育保健協議会編．保育保健2016．東京：日本小児医事出版社　2016.
・羽室俊子，荒木暁子編著．実践・乳児保育．東京：同文書院　2005.
・兼松百合子，遠藤巴子編著．小児保健実習．第6版．東京：同文書院　2008.
・高野陽，中原俊隆編．医師，看護職のための乳幼児保健マニュアル－地域・保育所・幼稚園の子どもの健康を目指して．東京：文光堂　2007.
・日本学校保健会編．児童生徒等の健康診断マニュアル．平成27年度改訂．2015.
・高野陽，西村重稀編著．体調のよくない子どもの保育．京都：北大路書房　2009.
・文部科学省．学校保健安全法．2008.
・厚生労働省雇用均等・児童家庭局母子保健課監修．日本児童福祉協会編．児童福祉施設における保健衛生マニュアル．東京：児童育成協会児童給食事業部　2002.
・全国保育園保健師看護師連絡会編．新 保育の中の保健．改訂版．東京：全国保育園保健師看護師連絡会　2015.
・日本保育保健協議会編．2013 保育保健における感染症の手引き．東京：日本保育園保健協議会　2013.
・日本保育保健協議会編．保育園におけるアレルギー対応の手引2011．東京：日本保育園保健協議会　2011.
・茨城県保健予防課危機管理対策室．保育施設における感染症対応マニュアル．2012.
・東社協保育士会保健部会．今日から役立つ保育園の保健のしごと　改訂版．東京：赤ちゃんとママ社　2018.
・文部科学省．学校の危機管理マニュアル作成の手引き．2018.

第8章 集団保育における健康教育

〈学習のポイント〉

①健康教育の目的は、健康に生きるための生活行動を自ら考え、実践する習慣を身につけることである。本章では、集団保育の場のメリットを生かした健康教育の実際を学ぶ（第1節）。

②健康教育は、保育・食育と協働し、子どもの発達の特性や過程に即して計画的に行われるべきであり、その具体的な方法を考え、学ぶ（第2節）。

③乳幼児期の健康教育の課題は、基本的生活習慣の確立を主とするが、幼児期には自らの心身の健康維持・増進を学ぶ課題を加え、援助する必要性のあることを学ぶ（第2節）。

④「保健だより」は、子どもの健康を保護者とともに考える情報紙であり、健康教育を通じて行われる子育て支援のひとつとして発行する。読みやすく、役に立つ紙面作りについて学ぶ（第3節）。

⑤看護職、栄養士等が配置されている場合は、その専門性を生かした健康教育の実際を学ぶ（第3節）。

第1節　保育所・幼稚園等における健康教育

■1 保育所・幼稚園等における健康教育の目的

　健康教育の目的は、「健康にとって好ましい行動をとれるようにする」ことである。

　保育所保育指針、幼稚園教育要領、幼保連携型認定こども園教育・保育要領では、子どもが施設における生活の全体を通じ、さまざまな体験を積み重ねる中で、自らのからだや健康に関心をもち、健康で安全な生活をつくり出す力を養うために必要な習慣や態度を身につけることを健康教育のねらいとしている。

　2018（平成30）年4月施行の3つの指針・要領では、近年の低年齢児保育への要望の高まりに対応するため、0歳代、1歳以上3歳未満、3歳以上と3つの年齢層に区分し、乳幼児保育の一層の充実を目指している。そこで健康教育計画も指導項目ごとに、乳児期（0歳代）、1歳以上3歳未満、3歳以上と、子どもの発達段階に沿って具体的にねらい、方法、評価など考慮したものであることが望まれる（268ページ、表8-1参照）。

　乳児の健康生活は、はじめは保護・養育されるという受け身的なものであるが、成長発達するに従い、徐々に、基本的生活習慣をはじめとする健康行動を継続し、教えられていくうちに、幼児は自らも「健康にとって好ましい」と理解して、行動できるようになっていく。

　乳幼児期の健康教育の課題は、主として、いわゆる基本的生活習慣を健康行動

表8－1　健康教育の内容

「保育所保育指針　第2章　保育の内容」より

乳児
①保育士等の愛情豊かな受容の下で、生理的・心理的欲求を満たし、心地よく生活をする。
②一人一人の発育に応じて、はう、立つ、歩くなど、十分に体を動かす。
③個人差に応じて授乳を行い、離乳を進めていく中で、様々な食品に少しずつ慣れ、食べることを楽しむ。
④一人一人の生活のリズムに応じて、安全な環境の下で十分に午睡をする。
⑤おむつ交換や衣服の着脱などを通じて、清潔になることの心地よさを感じる。

1歳以上3歳未満児
①保育士等の愛情豊かな受容の下で、安定感をもって生活をする。
②食事や午睡、遊びと休息など、保育所における生活のリズムが形成される。
③走る、跳ぶ、登る、押す、ひっぱるなど全身を使う遊びを楽しむ。
④様々な食品や調理形態に慣れ、ゆったりとした雰囲気の中で食事や間食を楽しむ。
⑤身の回りを清潔に保つ心地よさを感じ、その習慣が少しずつ身に付く。
⑥保育士等の助けを借りながら、衣類の着脱を自分でしようとする。
⑦便器での排泄に慣れ、自分で排泄ができるようになる。

3歳以上児
①保育士等や友達と触れ合い、安定感をもって行動する。
②いろいろな遊びの中で十分に体を動かす。
③進んで戸外で遊ぶ。
④様々な活動に親しみ、楽しんで取り組む。
⑤保育士等や友達と食べることを楽しみ、食べ物への興味や関心をもつ。
⑥健康な生活のリズムを身に付ける。
⑦身の回りを清潔にし、衣服の着脱、食事、排泄などの生活に必要な活動を自分でする。
⑧保育所における生活の仕方を知り、自分たちで生活の場を整えながら見通しをもって行動する。
⑨自分の健康に関心をもち、病気の予防などに必要な活動を進んで行う。
⑩危険な場所、危険な遊び方、災害時などの行動の仕方が分かり、安全に気を付けて行動する。

として習慣化することである。多様化している家庭環境の中で、入所・入園までに身についた生活習慣には、好ましいとはいえないものや獲得できていないものもある。このような場合は、身についていない行動を習慣化できるように適切に教育すべきである。集団生活は、基本的にプログラムに沿って営まれるうえ、異年齢児との交流もあって、模倣や学習が促されやすく、意図的な教育の効果をあげやすいという利点がある。また、必要に応じて個別指導の方法も取り入れるとよい。

2 保育所・幼稚園等における健康教育の内容

　2018（平成30）年施行の保育所保育指針では，幼稚園教育要領，幼保連携型認定こども園教育・保育要領とともに，その構成，内容は共有すべき事項の整合性を図ったものとなっている。具体的には，子どもの生きる力の基礎を育むために3つの「育みたい資質・能力」および10の「幼児期の終わりまでに育ってほしい姿」を明示し，内容，配慮事項を共通した形で示している。

保育所保育指針の「保育の内容」は，子どもの発達段階に応じて乳児，満１歳以上３歳未満児，３歳以上児に区分されている（表８−１）。乳児期は，健康なこころとからだを育て，自ら健康で安全な生活をつくり出す基礎を培う，また１歳からは健康なこころとからだを育て，自ら健康で安全な生活をつくり出す力を養う，としている。

保育がそのまま健康教育となるとの考えのもと，それぞれの施設での生活全体を通して計画的，総合的に実施されることが重要である。

３ 健康教育の実施にあたって

１）年間健康教育計画の作成

健康教育は保育の内容であり、子どもの年齢や発達段階にあわせた内容や方法で、計画的に行う（270ページ、表８−２）。

保育所・幼稚園等における健康教育は、保育士、幼稚園教諭だけでなく、看護職、栄養士とともに行うが、嘱託医・園医、歯科医、歯科衛生士、保健所・保健センター職員、消防士、警察官などに協力要請をするのもよい。年間計画が立てられていると、施設内の職員の分担がしやすく、協力も得やすい。とくに、看護職が配置されている場合は、その専門性を生かし、保健計画と保育の計画との協働により、健康教育を行う（271ページ、表８−３）。

乳幼児期の子どもへの健康教育は、保護者との連携が必須である。家庭に向けての年間計画や保健だよりの提供は、家族の健康行動にもよい影響を与えることができる。

２）年齢をふまえる

子どもの理解力、行動力は、年齢による差や個人差が大きい。０歳児、１歳児には継続した養育行動の積み重ねに意義があり、今後の健康行動の教育に結びつくが、２歳ごろからは理解力が増して、集中できる時間や教材などへの配慮により、個別および集団での教育、指導ができるようになる。

３）テーマを明確にする

テーマを決め、ポイントをおさえる。健康行動は互いに関連し合うことが多く、話題が拡散してポイントが不明瞭になりがちである。そうなると、子どもには理解しにくくなり、混乱を招くので、注意する。

４）子どもの興味を捉える

健康教育のテーマは、必ずしも子どもにとってとっつきやすいものではない。しかし、どの子どもも、自分のからだについての興味は強くもっている。

自分のからだに関心をもち、心身の健康を大切にすることから、友だちのからだや気持ちを思いやり、自分や友だちの体調不良をおとなに伝える、危険予測・回避などの健康行動の獲得へとつながっていくのである。自分のからだに起こることと捉えさせ、興味が持続できるような媒体（教材）を用い、年齢にあわせた

表8-2 年間健康教育計画（例）

保健指導の年間計画　　　　　　　　　　　　　　　　　　　東京私立保育園看護師 西川光子氏実践例

月	指導	内容	使用するもの	保護者への伝達
5月	排泄について	・正しいマナー ・トイレットペーパーの使い方、ふき方 ・スリッパの揃え方 ・周りを汚さない	視覚的なもの 写真　画	生活リズムと排便 排泄発達について くり返し教えること
6月 (12)	歯みがき	・虫歯の予防について ・歯ブラシの使い方、持ち方 ・おやつの食べ方	紙芝居 人形劇 カラーテスター	夜の歯みがきをしっかりすること 歯ブラシの選び方とみがき残しの点検
7月	視力について	・前髪を切る ・目の動き ・目を守るための約束	ランドルト氏環[*1] あわせ絵 絵本	行動や表情に注意する 正しい姿勢で見る（本、テレビ） テレビ、ゲーム等をする時間と物の位置（距離）
10月	手洗い	・どんなときに洗うのか ・どうして洗うのか ・正しい手の洗い方	視覚的なもの 写真　画 タオル（白）	手を洗う習慣をつける 見本を示す 洗い方を見せて正しく洗うことを教え、理解させる
11月	うがい	・口の中（喉）にいる細菌について ・どのようにガラガラするか ・一緒に行い、見本を示す	同じ	風邪の予防にうがいを励行する 一緒に行い、ようすを見せる
12月	薄着について	・外でいっぱい遊ぶことにより体が温かくなる ・自分で調節する	目安になる衣類を絵に描き、貼る	子どもがこまめに着脱できる衣服について おとなの手で乾布摩擦をする。入浴後に冷水を利用（冷たいタオルを使用、膝下より水をかける）
1月	ぎょう虫について[*2]	・ぎょう虫はどのようにして入るか ・ぎょう虫の予防 ・ぎょう虫の害	写真　画 紙芝居	検査に対して、正しく採取すること 検査のみに頼らず、日常の子どものようすを見る 感染予防のポイントを知らせる
2月	姿勢について	・よい姿勢を自分から心掛ける（テレビを見るとき、いすに座るとき） ・丈夫な骨と強い筋肉をつけよう	写真　画 絵本	おとなが手本になるため、生活態度に注意する 外で遊ばせ歩かせる 心に不安をもたせないことが大切
配慮点	1. 保育園生活の中で、生活習慣が身につくようにその都度確認する。 2. 個別の点検と、受動・能動を見分け、的確な指導をする。 3. 指導計画については保育士と確認し合い、子どもにあった内容を検討する。			

時間、方法などを配慮することで、健康教育をよりよい効果をあげるものにできる。

5）正確な情報を伝える

　健康教育の情報は、正確であることが当然である。科学的に根拠のある情報を、子どもが受け入れやすいように伝える工夫が必要である。それには、子どもの感情に訴える、情緒的な働きかけが有効である。

　情報は、専門書・誌や関連学会、研修セミナーなどに参加したり、新聞、イン

表8－3　健康教育の連携の例

東京私立保育園看護師　西川光子氏実践例

	保健	保育	子ども	保護者	教材
清潔	年齢にあった指導を全体に行う	継続させる	うがい、手洗いなどを実行する	継続できる配慮	絵を見て自覚できるもの ポスター
歯みがき	全体に意識づけとともに、各年齢別に指導する	継続させると個々的な点検をする	みがき方 歯ブラシの使い方	みがき方の指導	模型 絵本 紙芝居 ポスター
ぎょう虫	年齢にあった指導（ぎょう虫症の話）	手洗い、爪切りの点検	手洗い、爪切りする 臀部をさわらないようにする	子どものようすを見る （清潔、爪かみ）	紙芝居 ペープサート
視力	個別検査をする	日常のようすを観察する	物を見るときの態度 視聴時間を決める	子どものようすを見る	絵本 見て自覚できるもの
姿勢	身体のチェック テーブルといすの高さ	日常の観察	背筋を伸ばして座る習慣	本、テレビを見ている場面に配慮する	変化を見てわかるもの
排泄	年齢発達にあった指導	個々の観察と援助	約束ごとをする	個別指導	絵を見てわかるもの
体づくり	基本的なものを知らせ、個々にあっているか把握する	継続させる	遊びの中での実行 （活動）	継続させる	噛みになるもの 見て自覚するもの

ターネットで検索することでも得られるが、必ずしも正しいとはいいきれない。身近な情報は、自治体から提供を受けたり、施設側から問い合わせたりして、積極的に収集するとよい。

6）教材や方法を選ぶ

子どもの年齢、集団の人数、テーマ、時間、実施者（保育士、幼稚園教諭か、看護職か、栄養士など）の人数などを参考にしながら、教材や方法を選ぶ。教材は、子どもの気持ちや意識を集中させることにも役立つものである。子どもを対象とするときに使える教材例を示す（表8－4）。

テーマにより、①複数の教材を組み合わせる、②歯切れよく話す、③ポイントとなることばをくり返す、④クイズ形式にして子どもも参加させるなど、子どもが互換で感じ取られるように工夫する。

教材は自作にこだわらず、施設にあるものや既製のものも利用するとよい。ほかのクラスや他施設との教材の共用で、より変化に富む健康教育が期待できる。

7）タイムリーであること

健康教育はプログラムに沿って組織的に実施することを基本にしながら、テーマによっては、タイムリーであることで、より効果を得やすいことがある。

たとえば、3月3日・耳の日、6月4日・虫歯予防デー、10月10日・目の愛

*1　ランドルト環ともいう。視力検査の標準視標。調整された環の切れ目を5m離れたところから識別できるかどうかで視力を測り、判定する。3歳には検査に対応できるようになるが、子どもの検査にはハーツ字法を用い、距離を3mとすることもできる。保育所・幼稚園等で実施できるのはスクリーニングであり、低視力が疑われる場合は、眼科検査受診をすすめる。

*2　全国児の虫歯検査は2016（平成28）年以降、廃止されているが、過去にぎょう虫陽性者のあった園では識別の判断で検査を実施し、健康教育のテーマともする。

271

表8－4　健康教育に用いられる教材			
・紙芝居	・人形劇	・パネルシアター	・エプロンシアター
・フリップ	・ペープサート	・指人形	・ぬいぐるみ
・絵本	・模型	・写真	・子どもの描画
・ビデオ	・お話	・実物	・実験
・スゴロク	・カルタ	・ゲーム	・寸劇
・替え歌			など

護デーなどにあわせて行ったり、友だちがけがをした、病気で休んだなどの折に、お見舞いの気持ちの表現と同時に予防や手当て、自分に起こったら、などについて話すと、子どもは真剣に考えようとする。インフルエンザの流行前、食中毒シーズンを捉えての手洗い指導なども、実際に発症者が身近にいる場合は、より強く印象づけられるものである。

　注意しなくてはならないのは、子どもを不安にさせたり、恐怖心をもたせたりしないようにすることである。

8）健康教育実施後の評価

　健康教育の実施の前後で、子どもの健康行動によい変化が認められることが望ましいが、目に見える変化がすぐには起こらないことが多い。保育士等は、子どもたちの中に見られる小さな変化を感じ取って、「それでいい」「少しずつでいい」と認め、励ますことが大事である。

　指導した側の評価も必要である。子どもに受け入れられたか、教材は適切であったか、集中させることができたか、など、指導方法についての反省と、子どもの行動に変化を起こすことができたか、などを振り返り、改善点を記録して、次に備えるようにする。

第2節　保育所・幼稚園等における　　　　健康教育の実際

　乳幼児期の子どもの健康教育は、子どもの成長発達支援であり、日常生活の養護と自立支援ともいえる。そのため、本書でこれまでに学んできたことを基本に、保育と保健を一体として考えた健康教育を実施することが望ましい。

　本章第1節で、健康教育の内容を保育所保育指針から学んだ。本節では、その内容の具体的な教育法（指導）について述べる。

■基本的生活習慣

1）生活リズムを身につけることの重要性

　乳幼児が健康に過ごすための基本は、生活リズムの確立である。日中、集団生活をする場合には、集団の生活プログラムと家庭の生活時間との調整が必要となる子どもも多い。24時間の生活が健康的であるためには保護者との連携が必要であり、子どもの教育と同時に、保護者への教育が不可欠となる。保護者会、保健だより、園だよりなどで、以下のことをくり返し取り上げ、困難な保護者への個別指導はその保護者とともに考え、支援する姿勢で行う。

・生活リズム（規則的な生活）の確立の重要性…早寝、早起き、休息について
・朝食を大切に
・おとなと子どもの生活の違い

　0、1、2歳児の生活は、保護者の生活リズムから大きく影響を受ける。一方、3歳ごろからは、引き続き、家庭において保護者の生活リズムの影響を受けながらも、保育所・幼稚園等で、年長児やほかの子どもの行動を見たり、保育士等からアドバイスを受けたりすることによって、新たな生活リズムを身につけるようになる。そしてそれを、自分でできたことへの達成感や、保育士等に認められるうれしさなどを経験することで、よりよく定着していきやすくなる。そのため、子どもたちに対して、保育所・幼稚園等において生活リズム確立のための健康教育を行うことは、効果が期待できるものといえる（274ページ、図8－1参照）。

　この問題は、単に保護者と保育所・幼稚園等だけで解決できるものではない。家庭における子どもの基本的生活習慣の乱れを正そうと、2006（平成18）年「早寝早起き朝ごはん」全国協議会が発足し、国家的プロジェクトとしても取り組まれている。

2）食育

　健康なからだ、健康な生活の基本としての「食を営む力」を育てる教育を食育という。「保育所における食育に関する指針（2004年3月）」において、保育所は、「楽しく食べる子ども」、すなわち、①おなかがすくリズムのもてる子ども、②食べたいもの、好きなものが増える子ども、③一緒に食べたい人がいる子ども、④食事づくり、準備にかかわる子ども、⑤食べ物を話題にする子ども、を目指して食育を行うものとした。これは、食の観点からみる保育目標ともいえる。特別なイベントを行うのではなく、日常の食事や生活の中で、子どもが自分から食べることへの興味や関心、感謝のこころをもち、食を楽しみ、食を通じて人と親しくかかわり、いのちを大切に、食と健康について学ぶ力を育てるよう、保育計画の中に位置づける。栄養士、調理員、看護職、保育士等の連携で、家庭、地域の協力も得ての実践が望まれる。

　保育所における食育について、保育所保育指針は、「第3章　健康及び安全」の「2　食育の推進」の項で食育を実施する際の留意事項として、上記のことを

教材	紙芝居 『元気なからだ　5つの約束』　12画面 全国保育園保健師看護師連絡会　発行
対象年齢	おおよそ3歳以上
目的	元気な子どもになるために、1日の中のことがらを「5つの約束」という形で説明し、子どもに自分の生活はどうなのかを考えさせ、気づかせる
内容	「5つの約束」のポイント ①「早寝」のポイントは、帰宅後、夜のテレビやビデオを控えること ②「早起き」では、日の光を浴びること、顔を水で洗うこと ③「食事」では、とくに朝食が1日の元気につながること ④「便をよくみる」ことで、自分の体調がわかること ⑤「遊び」では、①から④までが整うと、元気で楽しく遊べること

・演じ方の工夫で、2歳児からでも楽しめる。
・3〜5歳児の合同クラスでも、年齢別クラスでも行える。
・子どもに問いかけ、見終わったら話し合うのもよい。

図8-1　生活リズムの確立のために

述べている。

　幼稚園における食育について、幼稚園教育要領は、「第2章　ねらい及び内容」の中で、「健康な心と体を育てるためには食育を通じた望ましい食習慣の形成が大切であることを踏まえ、幼児の食生活の実情に配慮し、和やかな雰囲気の中で教師や他の幼児と食べる喜びや楽しさを味わったり、様々な食べ物への興味や関心をもったりするなどし、進んで食べようとする気持ちが育つようにする」としている。

　保育所・幼稚園等における食育の計画を作成するにあたり、参考となるのは、「保育所における食育の計画づくりガイド（2007年11月）」である。

　また厚生労働省では2016（平成28）年に「『第3次食育推進基本計画』に基づく保育所における食育の推進について」を通達している。そこでは「多様な暮らしに対応した食育」「食の循環や環境を意識した食育」「食文化の継承に向けた食育」への取り組みの推進が推奨されている。

　大きな広がりをもつ食育の一部であるが、以下に食を楽しむ子どもを目指す指導項目を示す。
・生活リズムの基本である望ましい食習慣
・食行動の自立…手づかみ食べ、スプーン・フォーク・はし・ストロー・コップ
　　　　　　　　が使えるようになる
・マナーを知って食事を楽しむ
・昼食時（給食提供や弁当持参の場合でも）を食育のよい機会と捉え、友だちと一緒に食事をする楽しさを体験する

3）衣服の着脱と調節（「第2章第3節4．生活行動の発達」31ページ参照）

（1）衣服の選択

　衣服は、着脱しやすいもので前後がはっきり区別できるもの、3歳前までは前あきかかぶりの服が自立に向かいやすい。また、遊具にひっかかる事故を避けたいので、ひもやフードのないものを選ぶなどの配慮をする。

（2）衣服の着脱

　保育士等がすべてのケアをする乳児にも、着脱のときには、たとえば、「いま袖に腕を通しているね」などのことばをかけて動作を意識させていると、1歳前後には、自分でもしてみようという気持ちと動作が出てくる。着脱の行動発達は、着行動より脱行動のほうが少し早いが、個人差もあるので、さりげない援助で見守る。

　着脱は、保育所では登所・降所時のコートや上衣の着脱、昼寝のときにパジャマに着替える、食事や遊びで汚して着替えるなど、1対1で対応する機会が多い。一方、幼稚園では、登園・降園時のコートや上衣のほか、園によっては、体育着に着替える機会などにひとりで着脱の経験をする。一人ひとりのペースと、自分でやる意志を尊重する工夫を大切にする。

　ボタン、ファスナー、ひもを扱う玩具や着せかえ人形などの遊びで楽しみながら、着脱の経験をさせるのもよい。

（3）衣服の調節

　4歳ごろになると、着替える理由や薄着がよい理由など、健康生活での必要性と結びつけて考えられるようになる。季節や気象変化にあわせた衣服調節について、考え合い、話し合うことで、自分から行動できるようにしていく。

・保護者には、子どもが自分で衣服調節できるように、着脱しやすい衣服の準備を依頼する

・子どもとともに保護者にも、夏は帽子、秋は薄着の習慣、冬は厚着にしすぎないよう手袋、マフラー、帽子、ジャケットの活用の仕方などを提案する

など、季節にあわせた健康教育が必要である。

4）清潔にすること

（1）手洗い

　手洗いについての具体的な指導例は、事例8－1を参照のこと。

事例8-1　手洗い指導

指導例…東京私立保育園看護師　須藤佐知子氏の実践例

○0歳児：洗面所に担任保育士が誘導し、ひとりずつ手を洗います。「おてて を洗いましょう　きれいにしましょう♪」と歌を歌ったり、「おててをきれいにしようね」と話しながら、楽しく子どもの手を洗います。個人用タオルで手を拭きます。

○1歳児：「お食事の前に手を洗いに行こうね」と、保育士が洗面所に誘います。水道の前では、われ先にと手を洗おうとすることもあるので、次のお友だちには「順番こね、待っててね。次に洗おうね」と、待つことも教えます。保育士と一緒に手を洗います。「おててきれいになったね。気持ちいいね。さっぱりしたね」など、ことばをかけることで、手を洗うことは、手がきれいになって気持ちがいいことを教えていきます。

○2歳児：手洗い習慣の紙芝居やパネルシアターを用いて、手洗いはどのようなときに必要なのか、子どもたちに問いかけながら話をしていきます。具体的な手の洗い方（手の甲・指のあいだ・手首など）も教えていきます。「まねっこしてね～。できるかな～？」という問いに、「できる～できる～。こう？　みてみて！」と、反応する子どもたち。子どもの自分でやりたい、自分で洗いたいという気持ちを大切にしながら、保育士は子どもの手洗いを援助し、見守ります。ときには、5歳児のお兄さん、お姉さんにアシスタントとして手伝いをお願いしています。手洗いの見本を見せてもらい、洗面所で2歳児さんと一緒に手を洗ってもらいます。5歳児さんが、小さいお友だちに優しく、ゆっくりと教えている姿はとても微笑<ruby>笑<rt>ほほえ</rt></ruby>ましく、彼ら（5歳児）の自信にも繋がるようです。

○3歳児：水道の水の量も意識させる声かけをします。「手を洗うときのお水はどのくらいがいいかな？」と水道の水を出して教えます。「これくらいの水の量ならいいね」と子どもたちに見せて一緒に確認し、たとえば、おはし・鉛筆の太さぐらいとわかりやすいことばにおきかえて教えます。手の洗い方もまだまだ個人差があります。じょうずに洗える子、さっと水に手をつけて終わりの子など、さまざまです。担任保育士とともに、子どもたちの手洗いを見守りながら声かけをします。手の洗い方のポスターなどを用

いて手洗い方法をくり返し教えます。また、保健だよりを用いて、手洗い指導のようすを保護者にお知らせし、家庭でも手洗いの習慣がつくようにしています。

○4歳児：当園では4歳児からハンカチを使用します。ハンカチをズボンのポケットに入れるか、ポケットがなければズボンにゴム紐を縫いつけてもらうなどしてハンカチをかけるところをつくってもらいます。「爪が伸びていないかな？」と爪切りの必要性も話します。ときどき手洗いを忘れたり、さっと洗って終わりのお友だちもいるので、手洗いの声かけや見守りも、適宜、行います。紙芝居やパネルシアターなども利用し、手洗いの必要性を教えます。

○5歳児：3、4歳児と同様に指導します。どのようなときに手洗いが必要なのかはよく理解していますが、さらに1歩進んで、「かぜ・ぎょう虫検査・うんち」などの話もしながら、手洗いの必要性を教えています。手洗いの洗い残しが分かる専用クリームとブラックライト*3を用いて、手洗いがどの程度できているかの確認もしています。子ども自身の目で洗い残しがわかるので、自分の手の洗い残しに驚きつつ、再度、ていねいに手を洗い、ブラックライトに手をかざして汚れが落ちたか、どこが汚れているのかを確認し、頑張って何度も手を洗っています。お友だち同士で、洗面所で手洗いの歌を歌いながら手を洗う姿も見られます。クラス全体への指導の時間も必要ですが、4、5人くらいの少人数で、個別に、ていねいに指導する時間があると、子どもたちの手洗いの習得状況も把握できますし、子どもたちからの思わぬ質問なども飛び出し、その質問にすぐに対応することにより、子どものこころにも残りやすい、いきた指導ができると思います。

*3 ブラックライト（black light）は、わずかに目に見える長波長の紫外線を放射するライトで、蛍光料にあてると、その部分が白く光ってみえる。このことを利用して、蛍光料入りのクリームとセットにした手洗い指導用品もある。

冬季は、カゼやウイルス性胃腸炎、インフルエンザなどの感染症の流行が多く、水道水も冷たく、手洗いがおろそかになるので、手洗いの必要性を話す時間をもつようにしています。

0、1歳児は、担任保育士がケアしながら指導しています。

2歳児以上を対象に、看護師が保育補佐としてクラスに入る機会を捉えて、紙芝居、パネルシアターを使って指導すると、新鮮で、印象に残るようです。また、手洗い場面の見守りを看護師が行うと、普段はいい加減になりがちな手洗いも、ていねいにできるようになるようです。

（2）歯みがき

歯みがきについての具体的な指導例は、事例8-2を参照のこと。

事例8-2　歯みがき指導

指導例…東京私立保育園看護師　中村淑子氏の実践例

＜家庭指導として＞…保健だより、保護者会などで
【0歳児クラス】
＊歯の大切さ、よく噛むことの大切さについて
  ・よい歯で、よく噛むことは、消化吸収を助け、健全な成長につながること。
  ・よく噛むことは、弱アルカリ性の唾液の分泌を促し、虫歯菌がつくる酸の働きを弱めてくれること。唾液には消化酵素のアミラーゼ、殺菌作用のあるリゾチームが含まれていること。
  ・よく噛むことは、口のまわりの筋肉を鍛え、あごを発達さえ、歯列不正や不正咬合の予防にもつながること。
＊なぜ虫歯ができるのか
  ・歯の表面に定着したミュータンス菌が、ショ糖を利用して粘着性グルカンという物質をつくり、これにいろいろな細菌がついて歯垢（プラーク）になる。プラークの中の細菌が糖を利用して産生した酸が、歯の表面を脱灰して虫歯となる。
  ・その子のもつ歯の質や唾液の分泌量も影響するが、ショ糖を控えること。母子感染を防ぐために赤ちゃん専用のスプーンにする。哺乳ビンをくわえたまま寝てしまうと虫歯になりやすく、とくに中身（ジュースや乳酸飲料など）に注意。上の前歯は唾液の自浄作用が少ないこともあり、哺乳ビン虫歯になりやすい。
＊歯みがきのすすめかた
  ・口の中は敏感。7か月ぐらいまでに口の中に何かが入っても嫌がらないよう、ママの指などで練習し、慣れてきたら赤ちゃん用歯ブラシを使う。歯ブラシを嫌がらないように少しずつ時間を延ばし、口の中で動かすことに慣れていく。スキンシップをしながら、楽しく習慣化することを目標にする。
  ・嫌がる子には理由があるので、押さえたり、無理強いせずに、段階を踏んで楽しい雰囲気ですすめること。

【1歳児クラス】

＊この時期のおやつは補食であり、時間を決めて食べること

＊野菜の食物繊維が、歯をきれいにする（茹でたキャベツの葉脈、人参、セロリなどスティック野菜のすすめ）

＊食後にお茶を飲み、できる子はぶくぶくうがいをしていく

【2歳児クラス】

＊虫歯が増える時期なので要注意（ショ糖を控えたおやつ、時間を決めることなど）

＊歯みがきの習慣づけと、おとなの仕上げみがきを大切に

＊虫歯になった場合は、早めに治療する

【3歳児クラス】

＊奥歯に虫歯ができやすいので、仕上げみがきを大切に

＊虫歯がある場合は、生活習慣の見直しを

　・歯みがきをしているか。

　・食事やおやつの時間は決めているか。

　・甘い飲み物やお菓子をだらだら食べさせていないか。

　・食べたあとに水分を摂ったり、口をゆすいだりさせているか。

　・何でもよく噛んで食べるようにさせているか。

【4、5歳児クラス】

＊6歳臼歯を虫歯にしないように

＊食後の歯みがきの習慣づけ（仕上げみがきは、まだ必要な時期）

【そのほか全体に】

＊歯ブラシの選び方や管理のしかた

＊フッ素[4]やキシリトール[5]などについて

＜子どもたちに向けて＞

【0歳児クラス】

＊食後にお茶を飲む

【1、2歳児クラス】

＊食後にお茶を飲む、ぶくぶくうがいをする

【3、4、5歳児クラス】

歯みがき習慣開始と継続のきっかけとして、歯みがき指導をする

＊パネルシアターや絵本、歯の模型など、子どもたちが見て、理解できるものを活用する

＊歯医者や歯科衛生士などの専門家に指導してもらう

＊染め出し[6]など、興味のわくものも導入

[4] 正しくはフッ化物といい、歯の質を硬くする性質が虫歯予防に利用される。歯みがき剤や洗口液に入っているもの。歯科医師による歯面塗布、上水道添加などの利用法があるが、歯みがきや規則正しい生活などの健康習慣とあわせた実行が重要である。

[5] 自然界に存在する糖アルコール。ショ糖（砂糖）のように甘いが、ミュータンスレンサ球菌（虫歯の原因菌）の栄養にならず、消耗させるので、虫歯予防に利用できる。フッ化物塗布や健康的な生活習慣を維持することとの併用が大切である。

[6] 虫歯の原因菌ミュータンスレンサ球菌の作る歯垢（プラーク）を色素で染めること。プラークを見える化することで、歯みがき効果がわかる。

歯みがきだけでなく、予防という観点からの指導

*おやつについて
　・おやつの回数や時間を決めて、水分補給は麦茶などで対応する。
　・おやつは甘いものというイメージがあるが、おやつも食事の一部、という食育がショ糖制限につながる。
*歯ブラシの管理
　・歯ブラシの洗い方や片づけ方を伝え、歯ブラシと歯ブラシをくっつけないように指導する。そのほか、早めの治療の大切さや、歯ブラシによるケガへの注意なども指導する。

（3）うがい

　うがいには、虫歯予防や口内清掃のためのブクブクうがいと、のどの清掃や乾燥を防ぐため、外から帰ったらするガラガラうがいがある。この違いが分かって、使い分けができるようになるのは４、５歳であるが、それ以前から、おとなが一緒にやって見せることがとても大切である。子どもは、おとながどのようなときに、どのような行動をするのかを見ていて、まねるようになるからである。

　０、１歳児は口に含んだ水を飲んでしまうが、それでよい。

　２歳ごろから、口に含んだ水を吐き出したり、飲んでしまってから口をあけたりする。食後にブクブクうがいをして見せ、やってみようと促し、練習する。

　３歳ごろからガラガラうがいができるようになってくる。ブクブクうがいとガラガラうがいの違いを意識できるようなことばかけをする。

　うがいで吐き出す水で周辺や床を汚さないように、汚したときは保育士等に知らせ、みんなが使う場所の清潔保持に注意するように教える。

　保護者には、保健だよりで子どもの姿を知らせ、家庭でもガラガラうがい、ブクブクうがいを親子一緒にしてみるようすすめる。

（4）身だしなみ

①整髪

　登所・登園前に髪にくしを入れて整えることは、髪の少ない乳児は別として、保護者の習慣にしてほしいと、健康だよりなどで伝える。

　１歳ごろには、くしを渡すと、おとなの動作をまねる。

　２歳ごろにはくしを通せるようになるが、鏡を見て整えられるようになるのは４、５歳になる。女児の中には髪が長い子どももいるが、幼児には、その長い髪を自分で編んだり、まとめ髪にすることはむずかしい。髪の結い方があまりに手が込んでいたり、華美に過ぎていたりするのは、集団生活においてはあまり好ましいとはいえないが、保護者が登所・登園する前に子どもの髪を結うことはスキンシップともなり、楽しみである場合もある。プール遊びのときの対応などは悩

ましい部分でもあるが、整髪という観点から受け入れよう。

　前髪が目にかかったり、首の後ろ側にできている湿疹を刺激して痒みを増すなど、健康に影響する場合は、保護者に配慮してもらう。

②**爪切り**

　乳児の爪は１週間に２回くらい、幼児の爪は１週間に１回、保護者に切ってもらうようにする。伸びたままだと、自分や友だちを傷つけてしまうことがあること、曜日を決めると忘れにくいことを保護者に、幼児には本人にも伝える。

　清潔チェック^{＊7}のときに、子どもに、「自分から『爪切って』と、お母さんにお願いしていいんだよ」と教えよう。

　就学前ごろになって、自分で爪を切りたいと言い出したら、切り方を教えていくとよいが、深爪しないように、子どもまかせにしないように保護者に伝える。

（5）トイレの使い方とプライベートゾーン

　排尿便を予告して、自分でパンツやズボンを脱ぎ、ひとりでトイレに行き、排泄するようになるのは３、４歳ごろである。このころは、クラス全員に一斉に話をしても、おおよその理解は得られる。しかし、トイレ習慣の獲得には個人差があるので、個別に見て、指導の必要な子どもに配慮する（282ページ、図８－２）。以下に、その際のポイントをあげる。

・洋式トイレでは、トイレの便座には落ち着いて座ること。ふざけない。
・失敗したり、汚したりしたときは、保育士等や保護者に知らせる。
・トイレットペーパーの適量。
・排泄後の拭き方。

　　【女児の場合】排尿後はトイレットペーパーでおさえるように拭き、こすって拭かないようにすること、また、排便後は、便が陰部についてしまわないように前から後ろに向けて拭くことを、理由とともに指導する。

　　【男児の場合】立ち便器を使用する際は、ペニスを支えて尿が便器の外に出ないようにすること、ペニスを軽く振れば尿は切れて、トイレットペーパーで拭かなくてよいことを教える。

・使用後は十分水を流し、次に使う人が気持ちよく使えるようにすることを教える。
・感染性胃腸炎の予防のためには、排便後、おしりを拭いたあとは、何にも触らないで、すぐ手を洗うのが望ましい。トイレットペーパーを５～６枚重ねてもウイルスや細菌は染み通って、手につくからである。
・ただし、トイレの個室内には手洗い設備のない保育所、幼稚園等がほとんどであり、おしりを拭いたあと、水を流したり、衣服を整える前に手を洗うことはできない場合が多い。そこで、とくに軟便や下痢便の場合は保育士等や保護者に言って拭いてもらう（使い捨て手袋使用）、お尻を拭いたあとはすぐアルコール綿などで手指消毒をしてから水を流したり、衣服を整えたりしてから個室

＊7　清潔検査、爪切り検査、ハンカチ検査などということばが使われることも多い。やり方、頻度やチェックの内容によりいろいろあるが、親子双方にとって振り返りの機会ともなるため、行われている園が多い。

第222号
発行日　2012年6月1日
発行者　〇〇保育園

保健だより

季節の変わり目とはいえ、大雨が降ったり雷が鳴ったり、ときに日中の気温が急に上昇したりと不順な天候が続いています。こんなときには体調を崩しやすいもの。おとなも子どもも日々の体調管理を大切にしましょう。
さて、本日の保健だよりはトイレの使い方についてのお知らせです。

トイレの使い方

0歳児：おむつです。布おむつで登園し、布おむつで帰ります。

1歳児：おむつです。0歳児に同じ。トイレでおしっこ、少しずつ上手になっています。しばらくすると、パンツで過ごす子どももでてきます。

2歳児：おむつとパンツです。今年の夏には、みんなトイレでおしっこをするでしょう。男の子は立っておしっこします。女の子は、トイレットペーパーを使いましょう。

3歳児：パンツです。立って脱ぎ着しましょう。男の子は、おしっこの後はオチンチンを振って水滴を落とします。女の子は、トイレットペーパーをじょうずに使います。ウンチを拭く練習がはじまっています。
以上、お家でも習慣づけてください。

《4歳児・5歳児》

トイレ、乾式になりました。以前のトイレドアー、指をはさんでしまった子どもが2人いました。改修できました。さて、乾式化にともない、子どもたちのトイレの使い方を見にいきました。"おやまあ　困った"

①ハンカチを持たずにトイレへ。手、パッパッパ。これでおしまい。エッ！
②エッエッ？　手を洗わずにおしまい！　ビックリ！
③男の子、パンツもズボンも足首まで下げておしっこ。おしっこしたらそのまんま。つまり、オチンチンの先からおしっこが、ポトポトポト。おやまあ！
④女の子、トイレットペーパー、たたまないの？　おしっこ、手に付いちゃうよっ！
⑤ウンチ、流し忘れはだあ～れ？　ウンチ、上手に拭けるかなあ～。

ゆりさんとひまわりさんは、お家でトイレの使い方の練習をしてください。ご面倒でも、もう一度お子さんと一緒にトイレに行ってみてください。"オシッコ・ウンチ、自分できれいに始末できる"は、4歳児までの間に身につける"大切なしつけ"です。＝宜しくお願いします＝

__ハンカチ__　ポケットへ。ズボンの上部にハンカチ掛け用の平ゴムをつける。安全ピンで留める。
〔かぎ付き安全ピン：〇〇が持っています。お声を掛けて下さい。〕

図8－2　保護者とともに子どもの健康教育を行うための保健だより

を出るようにするなど、現実的な二次感染予防策を考慮したうえで指導する。
・便が固すぎたときや下痢などのときは、流す前に保育士等や保護者に言って、便を見てもらうようにすることを教える。
・就学前には、パンツやズボンを膝までおろした状態で排泄できる練習をさせる。また、洋式トイレに慣れている子どもには、必要に応じて和式トイレの使い方

も教える。

・パンツで覆われている部分はプライベートゾーンともいわれ、大切で、清潔にしておくところなので、汚い手では触らない。ほかの人に触らせないし、ほかの人のを触ってはいけない。痛かったり、痒かったり、ほかの人が触ったときは、すぐに保育士等や保護者に言うように指導する。

2 からだ

1）からだの各部分の名称と働き

　子どもが自分のからだに強い関心を示すことは当然であり、よいことである。単に興味の対象物ではなく、生きているかけがえのない自分であり、友だちであり、家族や先生であると認識できることが重要である。からだについて正しく部位を指さしし、その名称がわかり、言う（たとえば、かかとを指さしして「かかと」、膝を指さしして「ひざ」と言う）ことができ、その部位の機能が理解できると、健康に関心をもち、健康習慣を獲得しやすい。そして、保護者や保育士等など、身近なおとなや友だちに、からだの不調やけがの部位を伝えられるようにもなり、からだを大事にするこころが育つ（表8-5）。

表8-5　からだの各部名称と機能を教える（例）

目的	からだの部分の名称と機能を知り、からだを大切にする気持ちを育てる
教材	子どものからだの等身大の絵、前身と背面
対象	2〜5歳
方法	・ホールに子どもを集めての集団指導 ・子どもに質問しながら、部位の名称や機能を答えさせる ・低年齢では答えられない部位もあるため、反復して、みんなで答えるように声かけして誘う ・4〜5歳児には、外からは見えない内臓や運動器についても学べるように教材を準備する
時間	15分
内容	「今日は、からだの名前と働きのお勉強をしましょう」 「1歳さんはどこが痛くても、全部、『ポンポンイタイ』って言ってしまうけど、2歳さんはどうかな。ちゃんと覚えようね。」 「（絵を見て指さししながら）上から言ってみましょう」 「（頭を指して）ここは何というのかな」 「顔にあるものは？」 「からだにある、これは？　ここは？」 「（手足について）ここは何と言うのかな？」 ※子どもとやりとりしながら、「頭は、大切な脳を、硬い骨が守っている」「おなかには内臓がたくさんあり、なぐったりけったりしてはいけない」「爪は短く切っておかないとケガのもと」などと話す。
まとめ	「からだっておもしろい、って思った人いますか？」 「大切にしようね」 「この次は、『ごはんを食べるとどうなるの？』の紙芝居をします」

2）体調不良を伝える

　保育所・幼稚園等に通所・通園している子どもの健康状態は、家庭では保護者により、保育所・幼稚園等では保育士等に見守られている。体調不良は、保護者、保育士等により発見され、対応される。低年齢児であればそれが当然のことであるが、2歳児、3歳児であっても、自分の体調不良を感じていてもおとなに訴えず、機嫌が悪かったり、動きがにぶかったりという形で不調を示すという子どもがいる。これには、体調不良を感じても認識できない場合や、友だちと一緒に遊びを楽しみたい気持ちが強い場合、集団生活でみんなにあわせることに慣れていて体調不良を言い出せない場合などが考えられる。原則は、子どもの体調不良は保育士等が気づくことであるが、子ども自身が体調不良をおとなに伝えてもいいことだと知っておくことは、重要なことである。それでも実際には、ぼんやりする、泣く、不機嫌などの症状で体調不良を表現する場合も多く、保育士等は訴えがなくても気づいて、対応するべきであることはいうまでもない。一方で、2歳半から3歳ごろには、自分から「お熱みたい」「おなか痛いの」「具合が悪いみたい」と訴える子どももいる。咽頭痛も頭痛も、腹痛として訴えることがあるが、体調不良をきちんと伝えることを知ると、4歳児、5歳児になると、痛み、痒みがある場合には、その部位や状態を、ことばや指さしで訴えられるようになる。

　自分のからだに関心をもち、健康に過ごすためにおとなに援助を求めるという健康行動として指導する（表8−6）。

表8−6　体調不良を伝える（例）

場面	朝の集会
対象	集会のため、全園児（0〜5歳）
方法	園長による講話
時間	5分
内容	「おはようございます」 「みんな、元気ですか」 「そう、よかった。うれしいわ」 「昨日、おやつのときに、リス組（2歳児クラス）のタクちゃんがおなかが痛くなっちゃいました。すぐにお医者さんに診ていただいて、もう、痛くはないそうですが、『今日はお休みします』ってお母さんから電話がありました」 「ところでね、みんなはおなかが痛くなったら、どうしますか」 「泣いちゃう？　ええ、泣いてもいいのよ」 「おなかが痛いよー、って言う？　そうね。そう言えば、お友だちにも先生にも、おうちでだったら、お父さんやお母さんにもわかるわね」 「ガマンする？　えー！　具合が悪いときは、ガマンしないで、おとなに助けてって言わなきゃ。何だか変だけどよくわからないときも、そう言ってください」 「保育園では、サチ先生が助けてくれます」 「具合が悪いことが早くわかったら、早くお医者さんに行けるし、早くよくなります。具合が悪いときは、先生やお父さん、お母さんに言いましょう」

3）けがや事故を伝える

子どものけがや事故は、成長発達の過程において避けられないものでもある。予防するために安全管理、安全教育を実施するが、体調不良をおとなに訴えるのと同じように、けがや事故もおとなに訴えることを知らせる。

自分に生じたとき、友だちに生じたときに、そばにおとながいない場合は、だれかにおとなに伝えてもらう、おとなを呼びに行くなど、具体的に教える。

保育所・幼稚園等で起こるケガや事故による手当てや対応について子どもに知らせることは、けがや事故に遭遇したときの不安や緊張をゆるめるプレパレーション*8ともなる健康教育である。

けがや事故が発生した際に、その場で、けがへの対応を子どもたちに見せながら説明すると、その行為を子どもたちのこころに強く印象づけることができる。しかし、けがや事故に対する日常的な健康教育が大切であり、できるだけ計画的、組織的に、たとえば、「鼻血が出たとき」「目にゴミが入ったとき」「やけどをしたとき」などの題材を取り上げて、特別のプログラムを組んで健康教育を実施するとよい。

どのような場面においても、保育所・幼稚園等では保育士等が、家庭では保護者がていねいに手当を行うので、けがや事故が発生しても心配ないことを子どもたちに伝え、安心させる。

4）避難・防災訓練とヘルメット

集団保育における避難・防災訓練は、定期的に行われる安全教育のひとつでもある。火災を想定して実施されるほか、地震による家具や家屋の倒壊などを想定する場合もある。その際、頭部を守るために用いるのは、防火用頭巾ではなく、ヘルメットである。自転車に子どもを乗せるときのヘルメット装着が義務化されて（2008〈平成20〉年6月　改正道路交通法）、ヘルメットへの抵抗感は少なくなっているが、子どもはヘルメット*9をかぶる理由を知ることで、受け入れが、より容易になる。

防災用ヘルメットは、主として落下物によるけがから頭を守り、自転車用ヘルメットは、主として転倒時に多い側頭部強打によるけがから頭を守るためにつくられている。使用目的が異なるので、互換性がないことを、子どもだけでなく職員や保護者に教える。

からだの部位の名称と機能を教えるときに、脳は頭骨（とうこつ）で守られているが、衝突や落下などによる衝撃には弱いので、友だちの頭をたたかない、高いところに登るときには十分に気をつける、などの注意を行う。あわせて、地震のときは落下物などによる被害を防災頭巾では防ぐことができないので、ヘルメットをかぶり、頭骨の骨折を防ぐのだと説明するとよい（286ページ、図8－3）。

5）より健康になるからだづくり

からだを動かす外遊びや運動は、子どもがよろこびをもって行う活動であり、

*8　プレパレーション（preparation）は、「準備」という意味であるが、小児看護領域では、入院生活や病気、処置などについての正しい知識を事前に子どもにやさしく教えることをいう。それにより、子どもの心理的混乱、緊張、不安を和らげ、病気や困難に立ち向かおうとする力を引き出す。子どもは自分のがんばりを実感し、自己効力感を高める。プレパレーションの目的は、健全なこころの発達を支援することである。

*9　子ども用防災ヘルメットは、厚生労働省の「保護帽の規格」に適合した合格品の「労・検ラベル」を、自転車用同乗幼児向けヘルメットは、（財）製品安全協会の安全基準をクリアした「SGマーク」を選択の目安とするとよい。

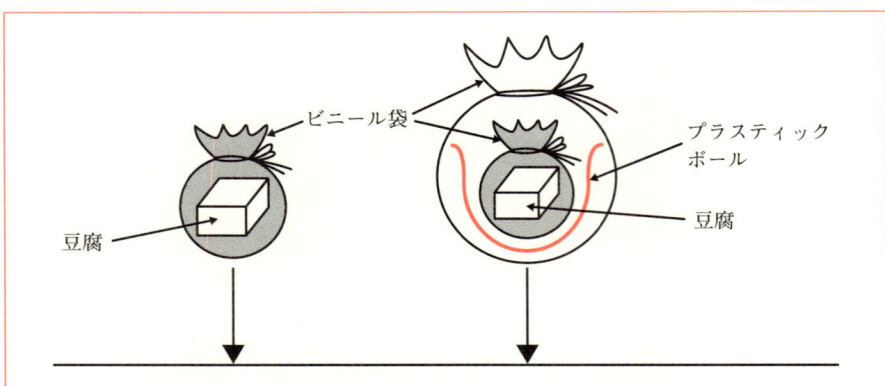

①ビニール袋に同じ大きさの豆腐（一丁を半分ずつにしてもよい）を入れ、口をしばった
　ものを2個作る。
②1個は頭骨に見立てたプラスティックボールに入れて、もう1枚ビニール袋で包み、口
　をしばる。
③60〜70cmの高さから落として、それぞれの豆腐がどのようになったかをみる。

図8-3　脳を守る頭の骨

健康に結びつく生活行動として重要な活動である。

　からだを動かすことの意義を知り、環境を整え、成長発達の段階に応じた運動を健康教育プログラムに取り上げることは、その重要性を、子ども、保護者、保育士等に意識づけすることになる。

　運動は重力の刺激を受けて、神経、筋肉、骨の巧みなシステムが連動することによって成立する。運動の生理的意義は、①その運動にかかわる筋肉の収縮により血流を増し、代謝を高め、筋肉を太く、強くする、②運動は筋肉の骨への付着部（腱）の収縮により骨膜を刺激して骨形成と発達を促し、骨を太く、長くする、③運動は常に大脳皮質の活動と連動している、④運動から得るよろこびは、自律神経やホルモンの働きを強め、循環器系、消化器系、呼吸器系に大きなよい影響を与える、などである。

　これらの意義をもつ運動を、すべての筋肉がバランスよく使われるように一定の規則にしたがってプログラム化されたものが体操である。

　体操は、①運動能力を発達させ、正しい姿勢をつくる、②運動能力を向上させ、持久力、機敏性、巧妙性を増進する、③全身の生理的機能を向上させ、心臓、肺など内臓の諸器官の働きを活発にする。精神面でも、明朗快活で積極性を増すことができる。

　このような意義に着目した「赤ちゃん体操」や「幼児体操」が開発されている。からだが柔軟な乳幼児期から、より健康なからだづくりを目指す体操を健康教育のひとつとして行うことは、有意義であり、継続することが望ましい。

　体操というと、子どもにやらせる、させる、強制する、主体的でないなどと感じ、自由にからだを使って遊ばせる戸外の環境と時間と仲間を与えればよい、と

いう意見がある。しかし現実には、子どもの遊びは屋内で、あまり筋力を使わない、仲間との交流も少ないものが多くなっており、全身で遊びきる経験は少なくなっている。

　保育計画、保健計画の中に健康のための体操を取り入れることは、健康の基本を確保することである。

3 こころ

1）健康教育としての子どものこころのケア

　第2章で学んだように、子どもはからだの健康状態が安定していることと、安心感に支えられていることにより、健やかに成長発達する。年齢が低いほど、こころとからだをわけて考えることはできない。

　出生の瞬間から、かかわるおとなの養育に支えられて、からだが成長し、運動能力を獲得し、精神機能が発達するのである。低年齢児の健やかなこころを育てる健康教育は、子どもにかかわるおとなにこそ必要といえよう。

　子どもは幼年期において「ほかの人のこころの動きを類推したり、ほかの人は自分とは違う信念をもっているということを理解したりする」機能が発達する。この機能は、自分とほかの人との関係を健やかに保ち、発展させるのに欠かせないものである。子どものこのような機能の成長発達を促すために、たとえば、まず、保育士等や保護者には、子どもが安心して自ら「してみたい」と思う気持ちや意欲を高めるような援助とともに、子どもが自分で考えて行動する楽しさを体験できるような保育、養育が望まれる。そのような活動の中で、子どもは、自分の行動や思いなどを保育士等や保護者など、自分を取り巻くおとなたちに受け入れられ、認められる経験を重ねることにより、安心感や自信を得ていくようになる。それがあってはじめて、子どもは自分以外の人やものに興味を示すようになり、自分と他者との思いや感じ方の違いなどを知るようになるのである。

　保育の日常では、大歓声をあげたり、深い満足感を覚えたり、泣いている友人を見て自分も悲しくなるなど、子どもたちにとってこころが揺れ動くことがたくさんある。偶然のぶつかり、かみつき、ケンカ、横入りなどでくやしさを知り、抱っこされている友人を見てうらやみ、体調不良でケアされている友人をつらいだろうと思ったり、早退できていいなあと思ったりする体験を重ねる。これらの体験の多くは、子どもたちにとって、ほかの子どもたちとのかかわりや、健康を考える大切な教育の機会にもなっていると思われる。しかし、同じ状況を体験しても、自分が感じたのとは違う感じや思いをもつ友人やおとながいることを知り、それを認めて受け入れることも大切だと知るのは、ある程度の年齢にならないとむずかしい。年長児になると、このようなことを意図したクラスでの話し合いが有用である。

表8—7　「いやなこと」の伝え方（例）
「こんなときは、『いや』とはっきり言っていいんだよ」
①知らないおとなから、「お母さんのところに行こう」「いいところに行こう」「お菓子を買ってあげる」などと声をかけられたり、車に無理に乗せられそうになったとき。 ②知らないおとなから、「着替えをしよう」と、服や下着を脱がされそうになったとき。 ③公園などでトイレを聞かれ、案内するように頼まれたとき。 ④友だちだと思っていた子に、意地悪（いやな気持ちになることばや、つねる、ひっぱるなどの暴力）をされたとき。 ⑤プライベートゾーンを触られそうになったとき。 ⑥「いや」と言うのに、しつこくいやなことをされそうになったとき。
「こんなことがあったら、必ず、おとな（保護者、保育士等）に知らせてね」 「お友だちに『いや』と言われるようなことをしてはいけません」

2）いやなことの伝え方（虐待、いじめなど）

　子どもを取り巻く環境は、いつも好ましい状況ばかりではない。これは、対人関係についても例外ではない。低年齢であればある程、嫌悪感を泣いて表し、察したおとなが対応すれば受け止められたと学び、気づかれなければ子どもの感情は受け止められずに、無視されて過ごすことになる。2歳近くから、「いや」と拒否することを、態度だけでなく、ことばで言って示すことをともに覚え、2歳代は、「いや」「だめ」の最盛期となる。この時期に自己主張やがまんを学ぶのであるが、善悪の判断はできず、それは、おとなや年長児にゆだねられている。拒否してもよいこと、拒否すべきことがあるという認識もない。拒否を反抗と捉えられ、おとなからくり返し叱られると、どんなことでも拒否してはいけないと思いこむ子どもも出てくる。

　虐待、性犯罪、いじめなどは、子どものようすから保育者等や保護者などのおとなが気づき、発見されなければならないが、3～4歳ごろからは、子どもが嫌なことは「いや」と訴えてよいことも、教えるべきである（表8－7）。

　保護者による虐待は、子どもから保育者等に伝えられることは、ほぼあり得ない。被虐待児は、「自分が悪い子だから、親が叱るのだ」と保護者をかばい、「いや」とも言わないことを知っておいて、早期に対応しなければならない。

　保護者などによる虐待に気づいたり、疑われるような場合には、保育者は自分だけで解決しようとするのではなく、施設長や主任に伝える。そしてすみやかに自治体の福祉事務所・児童相談所などに通告し、適切な対応を図るようにする。虐待の通報、通告は児童福祉法第25条により国民の義務とされ、たとえ通告が誤っていても罪に問われることはない。

3）いのちを大切にすること

　いのちの大切さを子どもに教えることの重要性は、だれもが認めている。乳幼児期の子どもには、知識や情報を教えるというよりは、生活のあらゆる場面を、いのちを大切にすることにつなげて、実感できる経験を重ねることを大事に考えたい。

　保育所保育指針や幼稚園教育要領に示される「保育の内容」は、子どもが主体的に生きる力をもつことを目指している。「生きる力」「いのち」のような抽象的な概念を教えることが目的ではなく、「生きる力」「いのち」を大切に思うこころをもつことが目的である。保育の中に無数にある機会を活用してさまざまな感情に働きかけると、子どもは受け入れやすい（事例8−3）。

> **事例8−3　子どもの感情への働きかけ**
>
> 1. 子ども「昨日、おじいちゃんの70歳のお祝いをしたんだ」
>   保育士「まあ、おめでとう。おじいちゃん、喜んだでしょう」
>   子ども「うれしくて、腰の痛いのが治りそうだって」
>   保育士「若いころは、おじいちゃん、どんなお仕事をしていらっしゃったの？」
>   子ども「ず〜っと電車の運転手だったんだって。僕もなりたいな」
>   保育士「どうしたらなれるのか、聞いてみたら？　Aちゃんのおじいちゃん、すごいね」
> 2. 園庭の椿の根元にウサギのミミのお墓をつくった。
>   年長クラスの一人ひとりの子どもがお別れを言った。
>   保育士「ミミとは、もう一緒に遊ぶことはできません。でも、天のお星さまになって、『かわいがってくれてありがとう、忘れないよ』って、みんなを見ていてくれると思います。みんなもミミとの楽しかったことを覚えておいてあげてね」

　健康教育のテーマとして「いのち」について企画する場合、日々の保育の中だけで十分だと考える職員もいる一方で、看護職などの配置のある園では、健康教育のひとつとして取り上げ、その専門職の視点での協力が得られるなど、考え方や情況はまちまちである。そのため、職員間でよく話し合い、連携する必要がある。

4）挨拶（コミュニケーション）

　保育所・幼稚園等では、朝の挨拶から帰りの挨拶まで、挨拶する機会が頻繁にある。食事の前後、散歩の前後、昼寝の前後の挨拶、感謝、謝罪などのことばが自然に口にされている。そのため挨拶は、健康教育として特別にプログラムを設

	表8－8　挨拶（例）	
目的	挨拶が、人との関係を親密にすることを知る	
対象	5歳児	
方法	保育士等と子どもの話し合い	
教材	なし	
場所	保育室	
時間	10〜15分	
保育士 子ども 保育士	「きょうは、挨拶するときの気持ちをみんなで考えてみましょう」 ※時間があるときは、挨拶のことばを言わせる 「1日中、ご挨拶しているみたいだね」 「朝、お友だちと会ったら？」	
子ども 保育士 子ども	「『おはよう』って言うよ」 「どんな気持ちで言うのかな」 「・・・・・・」 「元気？　私は元気だよって」 「『言いなさい』って言われるから」 「何となく」	
保育士	「いろいろな気持ちがあるのね。では、『おはよう』って挨拶されたら、何と答えるの？」	
子ども 保育士 子ども	「『おはよう』って言う」 「それは、どんな気持ちで言うの？」 「あのね、『今日もよろしく』って気持ち」 「『僕も、元気だよ』って」 「『今日も一緒に遊ぼうね』って」 「『やーやー』とか『おうっ』って返事する」	
保育士	「『おはよう』の気持ちって、たくさんあるのね。『お・は・よ・う』って（指を折りながら）、たった4文字だけど、気持ちが伝わってうれしくなれます。もうじきお昼ご飯。どんな気持ちで『いただきます』を言いましょうか？」	

定しなくても、子どもたちは生活習慣として身につけていくことが可能である。たとえば、園における集団生活の中において、独自の挨拶のしかたを工夫することで、集団独自のコミュニケーションが取れ、一人ひとりが集団に帰属しているという共通意識をもつことができ、気持ちが安定する。このように、集団の中で保育士等やほかの子どもたちの姿を見習って覚えることで、挨拶は、きちんと身についていく。

　しかし、「挨拶には、人とよりよい関係を築くための重要な役割がある」ということを子どもがしっかりと理解できるようにするためには、健康教育プログラムのひとつとして取り上げることも効果的であるため、短時間でもそのための時間をもちたいものである（表8－8）。

第3節　家庭における子育て支援としての健康教育

　子どもの生活は、家庭を基盤として地域社会を通じ、次第に広がりをもつ。保育所保育指針、幼稚園教育要領、幼保連携型認定こども園教育・保育要領にもあるように、保育所・幼稚園等における適切な保育、教育は、保護者との信頼関係のもとに連携して行われる。健康教育も、保護者との連携が重要である。

　子どもの健康管理や健康教育が、保育所・幼稚園等ではどのように行われているのか、家庭ではどのように対応しているのかなどの情報交換は、子どもに、より適切な健康管理、健康教育を行うのに役立ち、それは、保護者への子育て支援ともなる。

　保育所・幼稚園等からの情報提供ツールとしては、「園だより」「クラスだより」「給食だより」のほかに「保健だより」がつくられ、保護者に配布されている。

■1 子育て支援としての「保健だより」

1）「保健だより」の作成の目的

　「保健だより」は、子どもが心身ともに健康で、生き生きと過ごすために、保育所・幼稚園等が行う健康管理や健康教育の紹介、保健情報の提供など、保護者への報告、連絡、協力依頼などを目的として作成されている。保護者に向けての健康教育、子育て支援ともなり、通所・通園児家庭だけでなく、地域の子育て家庭支援にも活用される。

　これまでは、保健情報を「園だより」の一部として提供する園が多かったようであるが、看護職が配置されている園では、ほぼ全園で「保健だより」を独立させて発行するようになっている。これは、専門職が収集し、発信する情報の量・質が増大した結果であり、「保健だより」の役割を充実させるうえで、適切なことといえるだろう。

2）「保健だより」の作成にあたって

　「保健だより」は、月に1回の定期発行が一般的である。しかし、感染症発生の場合など、緊急の情報提供や他児への感染予防、家庭看護に備えるなど、臨時に発行することもある。

　「保健だより」は、全保護者に向けて配布するものであるが、読まれなければ、その目的を達することができない。そのため、読みやすくする工夫が必要である。

（1）読みたくなる紙面づくり

　文字ばかりで、内容が多すぎると敬遠される。緊急の場合は文字だけでもやむを得ないが、できるだけイラストを入れ、タイトルを工夫し、興味をもってもらう。たとえば、用紙の色を変える、色インクを使う、手書き文字、パソコンの文字、縦書き、横書き、紙の大きさ、文字の大きさ、行数、字数などに配慮する。

綴じて保存することを考えて、用紙の向き、記事の配列にも注意する。

　専門用語や複雑で高度な内容はわかりやすいことばに置き換えるなど、親子間で話題にできるくらいの読みやすい紙面づくりをめざす。看護職のつくる「保健だより」は、文字が多く、ことばがむずかしいといわれる。読みやすい「保健だより」となっているかを園内でチェックし合うなど、職員間で協力し合うとよい。

（2）保護者が知りたいことに応える

　保育所・幼稚園等からの報告、依頼、啓発事項であっても一方通行ではなく、保護者が「知りたかった」ことを、「知ってよかった」と思えるよう表現を工夫する。子ども、保護者とのQ＆Aや保護者の体験発表コーナーをつくるのもよい。

（3）「保健だより」は健康教育活動のひとつ

　前述したように、「保健だより」は、保護者や家庭に向けての健康教育活動のひとつである。そのため「保健だより」の作成にあたっては、健康教育を実施する際のポイントを再確認するとよい。以下に、そのポイントを示す。

①「知らせたい」「伝えたい」ことのポイント、テーマをメインに、はっきり強調する。

②保護者に正しい情報を提供するために、常に、自己啓発、研修を怠らない。

③多くの医学・保健情報が世の中に流れているが、必ずしも子どもや人々の健康に有益な情報ばかりとはいえないのが実情である。そのため、情報を提供する際には、内容をしっかり吟味し、子どもと家族、私たちの健康を守るのに役に立つ「保健だより」の発行に努める。

（4）「保健だより」のテーマ

　「保健だより」のテーマの年間計画例を、表8－9に示す。また、実際に、ある保育所で配布された「保健だより」を図8－4、8－5（294ページ）として例示する。

表8－9　「保健だより」テーマ年間計画（例）

月	テーマ
4	・年間保健行事予定　　・よい生活習慣を身につけよう
5	・感染症と予防接種　　・ぎょう虫って？ [*10]　　・水分補給
6	・梅雨時の保健（食中毒、カビ）　　・6月4日　むし歯予防デー（歯みがき）
7	・夏の保健（熱中症、プール遊び）　　・虫さされと虫よけ薬
8	・トビヒとスキンケア　　・8月7日　鼻の日（鼻のかみ方）
9	・夏バテ、夏かぜ　　・9月9日　救急の日（応急手当）
10	・薄着の練習　　・10月10日　目の愛護デー（子どもの視力）
11	・冬に向かっての保健（インフルエンザと咳エチケット）　　・子どもの靴
12	・滲出性中耳炎　　・年末年始を健やかに　　・やけど
1	・冬のかぜ、下痢　　・暖房と換気
2	・事故予防　　・テレビの見方・見せ方
3	・1年間のみんなの健康　　・3月3日　耳の日（耳の話と耳掃除）

*10　地域の実情に応じて対応。表8－2の脚注＊2のぎょう虫検査についての記述（271ページ）を参照。

保健だより

第227号
発行日 2018年9月1日
発行者 ○○保育園

今年は記録的な猛暑でした。少し気温が下がって涼しくなったかと思うと暑さがぶり返す日もあるため、少し自律神経が狂いやすくなっています。夏の疲れと急な気温の変化が重なってゆかぜをひきやすい、この9月です。

夏の疲れに負けないために

《生活リズムを整えよう！》

まず、朝、早く起きる！
→胃が動き、目覚める！
→朝ご飯がおいしく食べられる
→腸が動いて便が出る
→食事時間、睡眠時間を規則正しくすることが大切

早寝早起きをしながら、生活のリズムをつくる。

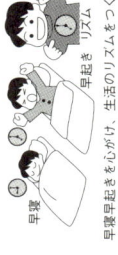

《お腹の調子を整えよう》

夏の間、ついつい冷たい物を取りすぎてしまって胃腸が弱っていることがあります。また、夏かぜの影響もあり、軟便が続いたり、食欲がなくなったりしている子どもも多いようです。胃腸の調子をとりもどすために、

・暑い日でも暖かいものを食べることで体の中からあたためましょう。
・お腹をあたたかくしましょう
・2日以上下痢が続くときは早めに受診をしましょう

《良質のタンパク質、ビタミンB群をしっかりとるようにしましょう！》

夏の間、暑さによるストレスで、体内ではタンパク質の消費量が高まっているのに、食事のあっさりした献立に偏りがちで、タンパク質の摂取量が少なくなっていませんか？

魚・豚肉
旬の野菜（さつまいも・里芋・じゃがいも・かぼちゃ……）

離乳食の献立表9月号より

《気温の変化に気をつける》

夜、突然気温が下がって寝冷えをしやすいです。足元にうすい布団や毛布を1枚用意しておき、寒さを感じたらすぐに掛けられるようにしましょう。ベストはお勧めです。胸、お腹を冷やさないためにもよいです。

朝方急に冷えると、喘息体質のお子さんは、咳が出やすくなりますので要注意です。

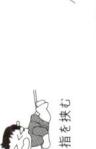
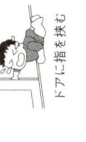

《おふろでリラックス》

体の緊張をときリラックス
足のマッサージをすると、足の裏は血管や末梢神経が集中しているところなので、マッサージをすることにより、血行がよくなり、あたたまります。

38～40℃のぬるめのお風呂にはいる

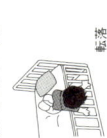

足首の運動　足指の運動
*足の裏全体を手の指で押してマッサージ

子どもの周りに危険がいっぱい！

転落
つかまりだち、伝い歩きのころの転落・転倒　歯、あごをぶつける

タバコ、ボタン電池の誤飲

すりきず・きりきず
水道の水で、きず口をよく洗い流す。血が止まらないときは、清潔なハンカチなどをあてて、上から強くおさえる。

ねんざ・つきゆび
痛みがおさまるまで、水をいれた水につけて、じゅうぶん冷やす。

やけど
水道の水で30分ぐらい冷やす。

《9月の予定》
全園健診：9月6日（水）
0歳児：9月20日（水）
《水痘は、もうすこしの間、潜伏期間中です。発熱、発疹にご注意ください。
夏風邪（軟便～下痢）にも気をつけましょう。》

図8-4　保健だより-1

293

保健だより

第226号
発行日　2018年7月1日
発行者　○○保育園

熱中症を予防しましょう！

　熱中症の主な原因は、暑熱ストレスによって体温が過剰に上昇することによるものです。おとなは、暑熱ストレスに対して発汗を促進することで体温の過度の上昇を防いでいます。しかし、幼い子どもは、発汗機能が未発達であり、皮膚の血管拡張により熱を放出しようとします。そのため乳幼児は、体温を上手く調節することができにくく、おとなより熱中症になりやすいのです。

　室内の冷房は外の暑熱ストレスを軽減させるのには効果があります。しかし、冷房の効いた室内と屋外を出入りする場合、温度差が大きすぎると自律神経系の失調のため、かえって熱中症になりやすくなります。冷房の温度は28℃程度に設定をしましょう。でも猛暑日（35℃以上）には外遊びを控え、28℃くらいの屋内で過ごしましょう。

熱中症の予防ポイント

◎こまめに水分補給をしましょう。
◎服装は、吸水性・速乾性のある素材を、
　選ぶようにこころがけましょう。
◎外へ出るときは、帽子をかぶりましょう。
◎外遊びのときは、ときどき涼しいところで
　休みましょう。

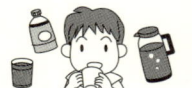

こまめに水分補給
しましょう。

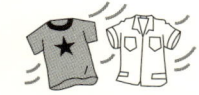

服装は、吸水・速乾性の
ある素材をこころがけ、
軽装にしましょう。

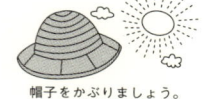

帽子をかぶりましょう。

もし、熱中症が疑われたら

◎風通しのよい涼しい所に寝かせ、衣服をゆるめます。
◎首の後ろやわきの下などを、ぬれたタオルやアイスノン
　などで冷やします。
◎イオン飲料などを飲ませましょう。
◎ぐったりして意識がないときには、救急車を呼びます。
◎救急車が来るまで、首の後ろ・わきの下・ももの付け根を
　アイスノンや氷などで冷やし続けましょう。

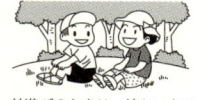

外遊びのときは、涼しいとこ
ろでときどき休みましょう。

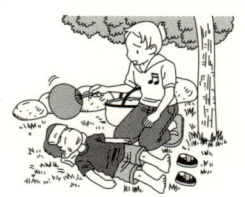

7月保健行事予定

5日	乳児検診 （0歳児）
24日	身体測定 （全園児）
26日	乳児検診 （0歳児）

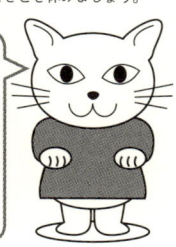

図8－5　保健だより－2

②保護者会での子育て支援としての健康教育

保育所・幼稚園等では、保護者との連携のために保護者会を開催している。保護者会は、施設からの情報提供の場であると同時に、保護者からの質問や意見を聞く場でもある。また、保護者同士をつなぐ場ともなる。保護者の知りたい情報は、子どもの健康にかかわる情報、保育所・幼稚園等での子どもの健康や保健についての最新情報、ほかの家庭や保護者の対応などである。そのため、保護者会の開催に際しては、気軽に発言できる話題やテーマの設定、雰囲気作りを工夫する。同じような課題であっても、家庭の条件によって対応が異なることがあることや、その許容範囲はどれくらいなのかなどを知って、話し合いの中から保護者自身が納得することにより、家庭における健康行動が変わることがある。

一方で、保育士等にとっても、保護者会での話し合いにより、各家庭の健康に対する価値観や健康習慣を知ることができたり、行動変容が困難な理由が判明したりすることがある。理想論を押しつけるのが健康教育ではない。家庭の状況や保護者の考えを理解して、それでは、その中で何ができるだろうか、どうしたらよいだろうかと保護者が考え、行動できるように支援する必要がある。

保護者会でもつことができるのは、限られた短い時間での話し合いである。そのため、保育所・幼稚園等からの知識情報の提供は「保健だより」を利用し、保護者会では、保護者同士、また、保護者と職員の交流の時間を大切にし、お互いに伝え合うことを重視したい。また、保育時間において「手洗いのしかた」「生活リズムの大切さ」など、子どもに対する健康教育を行った際に活用した紙芝居などを、保護者に見てもらうといった企画を計画してもよい。

③地域子育て支援事業での健康教育

近年、保育所・幼稚園等の施設や機能には、地域子育て支援のセンター的な役割が期待されている。具体的には、保育所機能の開放（一時保育など）や、健康教育を含む、保育全般についての相談・援助、保護者同士の交流の場の提供と促進、情報の提供などである。

乳幼児を養育（子育て）する際の基本となる視点は、健康保育（乳幼児の心身の健康と安全を図る保育）であり、健康教育である。保育所等で行われている地域における子育て支援事業のすべてが、健康保育を基本とした、「すこやかに育ち、育てる」ための支援となる。そのため、各施設で行い、培ってきた保育・教育活動を、無理なく取り組める形で地域の子育て支援事業においても実践し、通常の保育と同様に、その後、振り返りなどの評価を行い、改善点があれば見直して、次に備えていくことが求められる。

対象は、日々通所・通園する子どもや保護者ではないが、同年代の子どもをもつ保護者のニーズには共通点も多い。通所・通園児や保護者の例を、プライバシーに配慮しながら導入の課題にすると、親近感がわく。

保護者が相談したい健康問題について来所、電話する場合や、一時保育などの登降所・園時の応答は個別対応の支援であるが、子育て講演会、園解放でのひろば参加、離乳食作りのようなグループ活動の場合には、集団対応での支援活動となる。

　地域子育て支援事業における健康教育は、その対象が子どもか保護者か、または、同年齢層の子どもを育てている保護者か、子どもの年齢を問わない保護者か、子どもと保護者が一緒なのか、別なのか、といった条件がわかると、テーマや方

保健だより

第228号
発行日　2012年9月15日
発行者　○○保育園

感染症情報

溶連菌感染症　2歳児　1名（○月○日）
「こどもクリニック通信No.4　溶連菌感染症ってなに？」をご参照ください。

　朝晩、涼しくなり、過ごしやすくなりましたが、日中はおひさまが出るとまだまだ暑いですね。気温の変化のためか、1歳児、2歳児、3歳児クラスに38度から39度の高熱でお休みのお子さんが増えています。いずれも「インフルエンザ」ではなく（検査の結果）、「夏風邪」や「のどが赤い」等の診断を受けています。「熱は下がりましたが、また上がるかもしれないので」と、翌日はお休みをされ、ご自宅で1日ようすを見てくださっています。
　秋から冬にかけて、お子さんが発熱する機会が多くなります。高い熱が出た翌日は、おうちでゆっくり過ごせるといいですね。

予防接種

ワクチンの接種や接種回数が変わりました。
　今回からポリオは、不活化ワクチンになりました。生ワクチンを1回だけ済ませている場合は、はじめて接種する場合と同じように、単独不活化ポリオワクチンを受けます。11月からは、不活化ポリオと三種混合（ジフテリア・百日咳・破傷風）が合わされた四種混合ワクチンがはじまります。
　たった2か月の差ですが、感染予防のためにも、早く免疫をつけてあげたいですね。

＊5歳児さん「MR（麻疹・風疹）ワクチン2期」はお済みでしょうか？
23名中5名のお子さんしか済んでいないようです。
秋から冬のインフルエンザ流行を考えると、
就学前に済ませるには、今の時期がお勧めです。

受けそびれている予防接種は
ありませんか？
母子健康手帳をご確認ください。

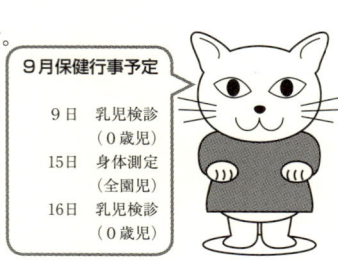

9月保健行事予定

9日　乳児検診
　　　（0歳児）
15日　身体測定
　　　（全園児）
16日　乳児検診
　　　（0歳児）

図8－6　保健だより－3

法を選択しやすい。

　たとえば、「予防接種を受けましょう」というテーマで考えてみると、10人くらいの保護者に紙芝居をするのは集団対応であり、続けて一人ひとりの質問を受けるのは個別対応である。紙芝居は保育士等が、質問を受けるのは看護職が、というように役割を分担してもよい。最後に、参加しての感想（予防接種を受けようと思ったか、など）と要望を聞き、園が作成した「保健だより」（予防接種についての記事のある号）を配布する（図8－6参照）。

　地域子育て支援事業の健康教育も、保護者が子どもを健康に育てるための支援として捉えることが重要である。

＜実習のための課題＞

1．基本的生活習慣の中のひとつを選び、０歳児、１歳以上３歳未満児、３歳以上児にあわせた健康教育をしてみましょう。

2．健康教育の前後で、子どもの健康行動の変化の有無を確かめるための評価法を考えてみましょう。

3．健康教育のテーマをひとつ選び、教材を集めてみましょう。どのような教材があるでしょうか。集めた教材の中からひとつを選ぶとしたらどれか、また、その理由も考えてみましょう。

4．以下のようなテーマで、３歳から５歳の子どもに理解できるような手当の説明を100字程度にまとめ、紙芝居にしてみましょう。
　　・ころんですり傷から血が出てきたとき　　　・目にゴミが入ったとき
　　・ガラスや包丁で深く切って、血がでたとき　・耳に虫が入ったとき
　　・鼻血が出たとき　　　　　　　　　　　　　・トゲが刺さったとき
　　・頭をぶつけてこぶができたとき　　　　　　・ドアに指をはさんだとき
　　・ころんで歯が折れてしまったとき　　　　　・やけどをしたとき

5．テーマを決めて「保健だより」をつくってみましょう。

6．保護者会で「早寝・早起き・朝ごはん」のテーマで健康教育を行うことになりました。その企画書をつくってみましょう。

【参考文献】

・厚生労働省. 保育所保育指針. 2018.

・文部科学省. 幼稚園教育要領. 2018.

・内閣府・文部科学省・厚生労働省. 幼保連携型認定こども園教育・保育要領. 2018

・保育所における食育のあり方に関する研究班. 平成15年度 児童環境づくり等総合調査研究事業「保育所における食育に関する指針」. 2004.

・髙橋孝雄, 加藤則子編. 乳幼児の食育. 東京：日本小児保健協会 2007.

・全国保育園保健師看護師連絡会編. すぐ使える健康教育. 東京：全国保育園保健師看護師連絡会 2005.

・全国保育園保健師看護師連絡会編. 園児の健康教育. 改訂版. 東京：全国保育園保健師看護師連絡会 2006.

・全国保育園保健師看護師連絡会編. 保健だより実例集4. 東京：全国保育園保健師看護師連絡会 2013.

・全国保育園保健師看護師連絡会編. 保育のなかの事故. 東京：全国保育園保健師看護師連絡会 2008.

・全国保育園保健師看護師連絡会編. 保育のなかの健康教育. 東京：全国保育園保健師看護師連絡会 2018.

・Meg Hichling. 三輪妙子訳. メグさんの性教育読本. 兵庫：ビデオドック 1999.

・J. W. アスティントン, 松村暢隆訳. 子供はどのように心を発見するか. 東京：新曜社 1995.

・岩田統一. 〈わたし〉の発達. 京都：ミネルヴァ書房 2001.

・高口保明. 赤ちゃん体操. 東京：立風書房 1975.

・乳幼児体操研究会. 乳幼児体操. 東京：全国母子健康センター連合会 1982.

・東京都福祉保健局. 家庭や施設における二次感染予防ガイドブック. 2006.

・東社協保育士会保健部会. 今日から役立つ保育園の保健のしごと 改訂版. 東京：赤ちゃんとママ社 2018.

第9章 保育士等を目指す学生としての自己管理

〈学習のポイント〉

①保育所保育指針、幼稚園教育要領、幼保連携型認定こども園教育・保育要領で保育士等に求められているものを理解しよう（第1節）。

②健康と安全という視点から捉えた子どもの一般的特性を再確認しよう（第1節）。

③自分自身の基本的生活習慣をはじめ、生活習慣の振り返りの必要性を理解し、適切な生活習慣を定着させよう（第1節・第2節・第3節）。

④よい姿勢の重要性を理解し、よい姿勢で生活できるようになろう（第3節）。

保育士等を目指すものとして、自己管理力を身につけることは重要である。

保育所保育指針第5章「1　職員の資質向上に関する基本的事項（1）保育所職員に求められる専門性」では、「子どもの最善の利益を考慮し、人権に配慮した保育を行うためには、職員一人一人の倫理観、人間性並びに保育所職員としての職務及び責任の理解と自覚が基盤となる。各職員は、自己評価に基づく課題等を踏まえ、それぞれの職務内容に応じた専門性を高めるため、必要な知識及び技術の修得、維持及び向上に努めなければならない」とある。

第1節　保育士等を目指す学生として求められるもの

1 保育の対象と保育の場

1）保育の対象

保育の対象である子どもたちの健康を支援する立場から捉えた子どもの特性は、次のようにあげることができる。

①日々、成長発達している。

②健康・不健康にかかわらず、保育者による適切な保育が必要である（この場合の「保育者」には、広い意味で「保護者」も含まれる）。

③免疫獲得の途上[*1]であるため、感染症にかかりやすい。

④病気になったときには、おとなより進行が速い。悪化も回復も速い。

⑤自分のからだの具合を的確に伝える力が弱い。

⑥人的・物的環境の影響を、強く、大きく受けやすい。

⑦おとなへの信頼の気持ちが育ちつつある時期である。

以上のことは、月齢・年齢が低ければ低いほど、その傾向が強いといえる。この特性を中心に、育児・保育環境を考慮しながら、健康に関する子ども一人ひと

*1　詳しくは、第2章「第2節 生理的機能の発達」の「免疫」部分（28ページ）を参照。

りの課題をクリアできるように支援を行うのである。

２）保育の場

　保育所等の児童福祉施設や幼稚園等の保育の場は、子どもの生活の場そのものである。その生活における乳幼児の行動獲得様式を考えるとき、身近にいる人たちのまねや、励まし、指導が大きく働くことは、すでに学んだところである。そこは，人的環境である実習生および保育士等の日常生活の有様が、強く反映するところである。

▣2 青年期における生活習慣の振り返りの意義

　青年期の生活習慣がその人の生涯に与える影響は大きく、青年期は生活習慣を見直すチャンスともいえる時期である。保育士等を目指す者には、自身がこの時期にあること、さらに対象が前述した特性をもつ子どもであることを意識して生活習慣を見直し、適切な生活リズム、保育士等としての体力を身につけるような努力が求められる。

１）生活習慣となっている動作・所作・行為・行動

　生活習慣上の動作・所作・行為・行動として次のような事項をあげることができる。

（１）基本的生活動作

　基本的動作としては、歩く・座る・立つ・持つ・運ぶ・置く・しぼる・つぐ（注ぐ）・折る・切る・貼る・縫う・編む・つまむ・はさむ・回す（ねじる・ひねる）・ちぎる・こする・打つ（たたく）・ふる・巻く・けずる・引っ張る・まるめる・背負う・ひろう・しゃがむ・抱く・なでる・触れる、などがある。

（２）摂食に関すること

　摂食に関する基本的な事項としては、手・食具・食器の使い方と食べ物を口に入れた後の動作があるが、大切なことは、食文化を背景にマナーが大きく関与することに留意することである。

　手の使い方は、手でむく・ちぎる・つかむ・つまむ・口に運ぶなど、食具（はし・スプーン・ナイフ・フォークなど）の使い方は、持つ・切る・切り分ける・刺す・のせる・はさむ・押さえる・口へ運ぶなど、食器（ご飯茶碗・汁椀・皿類・どんぶり類・カップ類・コップ類）の使い方は、持つ・置く・口に運ぶなど、飲食物を口に取り込むことに関する動作は、口に入れる・吸う・すする・かじる・噛む・飲み込む、などがある。

（３）社会生活に関すること

　社会生活上の基本的な事項として、ノックのしかた・戸やドアの開閉・挨拶のしかた・返事のしかた・人との接し方・紹介のしかた・感謝とお詫びのしかた・席のすすめ方・スリッパのすすめ方・物品の受け渡し方・お茶やコーヒーなどのいれ方とすすめ方・咳、くしゃみ、あくびのしかた・電話のかけ方・質問のしか

た・トイレの使い方・車中でのエチケット・交通ルール、などがある。

（４）環境および衛生管理に関すること

　環境および衛生管理のための基本的な事項としては、室内外をほうきで掃く、室内に掃除機をかける、床を拭く・ゴミの処理・戸棚の整理・机を拭く・窓ガラスを拭く・洗濯機を使っての洗濯、手洗いによる洗濯・アイロンかけ・花の水切り、花を生ける、花を飾る・食卓の準備・食器洗い・小動物の世話、などがある。

（５）自分自身の身支度などに関すること

　自分自身の身支度に関する基本的な事項としては、持ち物の始末・こぼしたり落としたりしたときの始末・手を洗う・髪をとかす・鼻をかむ・耳掃除・うがい・歯みがき・爪切り・衣服の着脱（スナップ・ホック・ファスナー・ボタンかけ、蝶結びなどを含む）・衣服のたたみ方・衣服のブラシかけ・靴の履き方・靴の手入れ、などがある。そのほか、睡眠のための準備や片づけ、などがある。

２）青年期における生活習慣

　子どもにとって人的環境である実習生および保育士等として、謙虚にその生活習慣となっている動作・所作・行為・行動などを振り返り、必要があれば訂正・修正を含め、身につけていくことは必須である。習慣となっている日常生活動作などをより正しくすることは、自分自身および対象となる子どもを健康に、あるいは、からだの形態的異常の予防、早期発見、早期の矯正の道に導くことができる。また、適切な生活習慣を身につけることは、その生涯にわたる生きる力の大切な部分を身につけることにもつながる。すなわち、学び得た養護・教育に、自信をもって展開できる大きな力を生み出すことができるといえる。

　「睡眠」「食事」「運動」「清潔」「排泄」などの基本的な生活習慣は、すべて密接に結びついている。したがって、とりあえずひとつだけ実行というわけにはいかない。生活習慣全体を見直すことが大切である。

３ 自分自身の体調を第三者に伝える

　実習生や保育士等は、対象とするのが病気にかかりやすい子どもであることから、自身も感染症などにもかかりやすい。

　保育士等を目指すものとして、少なくとも実習１週間前くらいから自分自身の体温測定および健康観察をし、「健康調査票」などに記録することを習慣化しておきたい。女性の場合には、日ごろより基礎体温をつけておくことが望まれる。

　自分の体調を第三者に的確に伝えることができるようになることは、社会人としての常識であり、実習生としても必須のことである。

　このように健康に留意していても、出席・出勤したくても休まなければならないこともある。休む勇気が必要なときもある。その場合、実習先・勤務先・所属校に、的確に自分の体調について伝えることが求められる。

　その際のポイントは、自分の体調を具体的に表現することである。子どもの保

健関連科目の「健康観察」などを通してすでに学んできたことを参考に、まず、体調不良のはじまり、現在の症状と主な症状（主訴）を書き出してみることである。そのうえで、どこが、いつから、どのようであったかということを整理し、その後については時間にそって整理しておく。病院を受診した場合には、診断結果を含めて的確に伝えられるように、メモをしてから電話などで簡潔に連絡する。

　排泄物を含め、症状は私たちのからだの中から送られるサインである。そのサインをしっかりキャッチすることができるかどうかは、日常的に何気なくしている行為、行動、考え方で決まる。普段から排泄物を観察する習慣をつけ、異常を察知できるようにすることが大切である。この習慣が、自分自身の健康管理のみならず、保育士等としての子どもたちの健康管理にも反映されていくのである。

第2節　生活習慣の振り返りの実際

　生活習慣となっている動作・所作・行為・行動の基本となるものは姿勢である。よい姿勢によって健康は維持増進されるが、長時間・長期間の悪い姿勢によって病気を引き起こしたり、病気の要因になったりする場合もある。ここでは、立つ、座る、歩く、持ち上げるという、保育中によく見られる「姿勢」の実際を考える。加えて、姿勢に強く関係し、普段見過ごされがちな「靴の選び方・履き方」「爪の切り方」の実際についても考える。

1 姿勢

　私たちは日常生活の中で、何気なく自然に姿勢を保ちながら動いているようにみえるかもしれない。しかし、実は、適切な姿勢によって、時間的にも、エネルギー的にもむだのない動きをしているのである。これは、意識する・しないにかかわらず、これまでの日常生活の中での体験・経験によってむだな動きを把握できた結果であり、適切な姿勢により「最小のエネルギーで最大の効果を生み出す」ことを身につけてきたのである。反面、その生活の中で、姿勢が長時間・長期間、適切に保たれない場合には、脊柱の曲がり、痛みやしびれ、こりなどという症状が出てくる場合がある。また、社会生活を円滑にするために重要な役割を果たす挨拶、感謝、お詫び、お願いなどの表現としてのお辞儀も十分にできないということになる。

　保育士等の仕事は、「立つ」「座る」「歩く」「持つ」「抱く」「持ち上げる（抱き上げる）・下ろす」などの動作の連続である。よい姿勢の獲得のため、ここでは「立つ」ことをもとにして、「座る」「歩く」「持ち上げる」という姿勢について考える。

1）よい姿勢 ― 立つ ―

「立つ」という姿勢は、活動上、意味のある姿勢で、重力に逆らう筋肉の働き
と多くの筋群の緊張が必要となる姿勢である。したがって、からだを休ませるこ
とには適していない。体重を支える面積が足の裏だけに集中してもっとも小さく
なるので、ほかの姿勢よりも疲れやすいのである。さらに、からだのバランスが
悪い立ち方の場合は、バランスを補正するために筋肉がその分だけ働かなければ
ならない。だからこそ、基本となるよい姿勢を保って立つことができることの意
味は大きい。

よい立ち姿勢とは、耳、肩、腰、膝、踝（くるぶし）を結んだ線が図9－1のように一直線
になり、かつ、その線が地面に対して垂直になるように立つと左右どちらにも傾
かない姿勢を保つことができる。このよい姿勢を意識しながら立つと、腰に負担
がかからない。

2）よい姿勢 ― いすに座る ―

人間の基本的姿勢は、「立つ」姿勢である。このことは、よい座り方にもあて
はまる。よい座り方は、まず、しっかりと背中を伸
ばすことである。このとき、座ることによって、骨
盤が倒れない（ゆがまない）ようにすることが大切
である。膝を直角に曲げて足の裏を床にしっかりと
つけ、太ももの後ろやお尻に負担がかからないよう
にする（図9－2・左図）。長時間腰掛けるときは、
上半身を支え、腰への負担を軽くし、背中の筋肉を
休めるため、背もたれや肘（ひじ）かけを利用するとよい。
さらに、ときどきストレッチをして、筋肉の血流を
促すのもよい。肘かけの位置は腕を肩からまっすぐ
に下ろし、肘を90度くらいに曲げ、肘から先が水
平になるくらいの姿勢を保てる高さにあると疲れに
くいといわれている。机を使用した場合の机上の腕
の位置も同じである（図9－2・右図）。

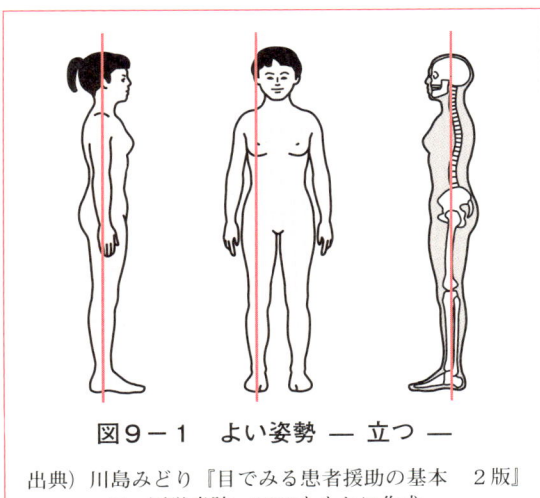

図9－1　よい姿勢 ― 立つ ―

出典）川島みどり『目でみる患者援助の基本　2版』
p.83、医学書院、1985をもとに作成

3）よい姿勢 ― 歩き方 ―

立ったときと同じくよい姿勢を保つ。
足が地面に着くときと離れるときには、
膝をしっかりと伸ばす。頭が上に引き
上げられるような気持ちで歩く（図9
－3）。このようにして歩くことによ
って、よい姿勢での歩行ができたとい
うことだけではなく、美しく歩くこと
ができたということにもなる。

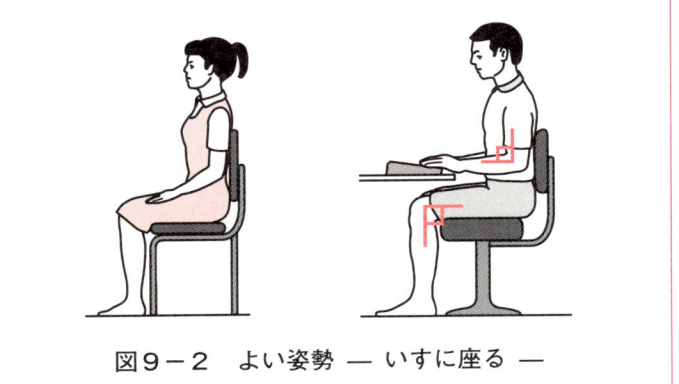

図9－2　よい姿勢 ― いすに座る ―

4）よい姿勢 ― 重いものを持ち上げる ―

　子どもを抱き上げたり、重いものを持ち上げたりすることは、保育士等にとって、日常的であり、しかも、ひんぱんに行われる動作である。

　まず、両足を肩幅くらいに開き、さらに軽く前後に開く。からだに負担をかけないように、対象となるもの（子ども）を自分のからだの正面に引き寄せる。

　図9－4の「○」図のように膝を十分に曲げ、膝と腰を伸ばす力を使って持ち上げる（抱き上げる）。このとき、対象となるもの（子ども）にからだを近づけるか密着させる。図9－4の「×」図のように腕の力だけで持ち上げないようにする。

　筋力がなかったり、筋力が落ちたりすると姿勢が悪くなり、さまざまな動作に影響を与える。電車やバスに乗車中は立つ、駅まで歩く、エレベーターやエスカレーターの使用は控え、できるだけ階段を使うようにする、など普段から筋力ア

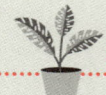

コラム9-1 「影響力大（だい）なり」

　保育実習事前指導の時間です。今日は、長い間、園長としてご活躍の先生に「保育実習に向けての実習生のあり方」についてお話をうかがうのです。

　園長先生が学生たちの前に立たれました。笑顔ではないけれど、柔和（にゅうわ）な、温かい感じの先生です。背筋がしっかりと伸び、凛（りん）とした雰囲気がありました。まもなく実習という保育学生たちは、ある種の緊張感の中にありました。そんな学生たちを前に、園長先生が優しく、柔らかな声で話しはじめました。声は、決して大きくはないのです。むしろ小さいのです。しかし、よく通る声です。

　いくつかの事例をあげながら、保育実習生としての態度・姿勢についてお話くださいました。その中で、あるエピソードを通して、このようなお話をしてくださいました。

　『入園式でのできごとです。私は、子どもたちがどんな表情を見せてくれるか、わくわくしながら新入園児の入場を待っていました。さあ、いよいよ新入園児の入場です。まず、1クラス目です。先生は背筋を伸ばし、両手をミギ、ヒダリ、ミギ、ヒダリと振って、園児を先導してきます。続いて、緊張で怒ったようなお顔になっている子、照れくさがっている子、嬉しくてたまらないといった子、何となく落ち着かない子などなど、たくさんの表情を見せながらミギ、ヒダリ、ミギ、ヒダリと手を振っての入場です。

　さて、次のクラスはどんな子どもたちが、どんなようすをみせてくれるかしら…と、待っていました。実は、私にはちょっと心配なことがありました。次に登場するクラスのベテランの先生が、このところ大変な腰痛で苦しんでいたのです。入場です。ああ、やはり。先生はさりげなく痛い腰をかばうように両手を後ろに組み、腰を支えるようにしての入場です。ありがとう、痛さをこらえて頑張ってくださっている先生に感謝でした。次の瞬間、私は、「あっ」と声をあげそうになりました。なんと、続く子どもが、担任の先生と同じなのです。両手を後ろに組んでの登場なのです。しかも、意気揚々と。その次の子もその次の子も…。本当に見事に続いたのです。よくも悪くも先生の影響力大（だい）なりですね。「真似（まね）る」「学（まな）ぶ」「学ぶ」ですね。』

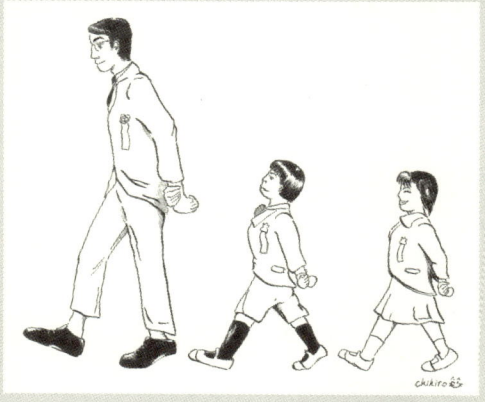

イラスト　志村千尋

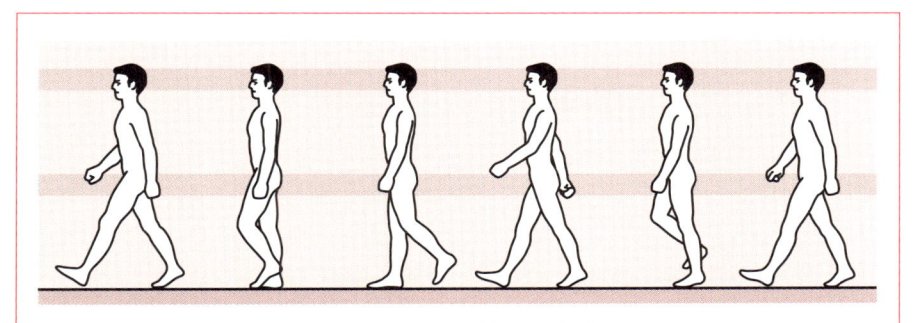

図9－3　よい姿勢 ― 歩く ―

出典）薄井坦子『ナースが視る人体』p.104、講談社、1987を改変

ップのための適度な運
動を心がけたい。

2 靴の選び方

　靴を選ぶときには、
自分の左右それぞれの
足にあったサイズの靴
を選ぶことが大切であ
る。先の細い靴や、紐
やベルトを使った靴、
女性の場合にはパンプ
ス（ハイヒール）など、

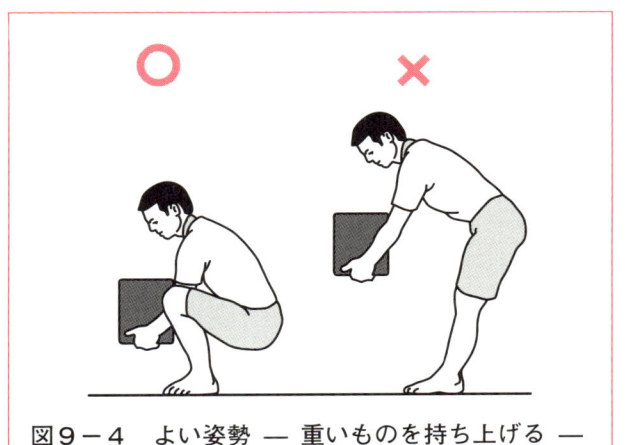

図9－4　よい姿勢 ― 重いものを持ち上げる ―

出典）薄井坦子『ナースが視る人体』p.108、講談社、1987
を改変

さまざまな靴が出回っている。これらについても、サイズがあわなかったり、紐
やベルトが適切に使われなかったりすることが、足のトラブルに繋がりやすくな
る。いかに足に負担がかかっているかということである（図9－5、306ページ）。
不適切な靴を長期間履くことは、外反母趾・水虫・偏平足・ウオノメ・タコ・巻
き爪・陥入爪[*2]・深爪など、足に異常を生じやすいうえに、からだ全体に悪い影
響を与えることもある。

　購入時には左右とも履いて、サイズ、履き心地、指が自由に動かせるくらい、
つま先に5～10mmの余裕があるか、紐の結びの状態、ベルトの状態などを確認
する。

　保育の場では、安全のためにかかとの低い滑りにくいものを使用し、靴のサン
ダル履き[*3]をしない。またサンダルは使用しない。かかとはもちろんのこと、足
全体を覆い、履き心地がよく、疲れにくい靴を使用することが望ましい。

［*2］足の爪の端が皮膚
に食い込んだ状態をいう。
深爪や、足が強く圧迫さ
れるような靴を履き続け
たことによって起こるこ
とが多い。放っておくと、
爪が食い込んだ部分が痛
くなったり、傷ついて化
膿したりする。

［*3］靴を、かかとを踏
んだ状態で履くこと。

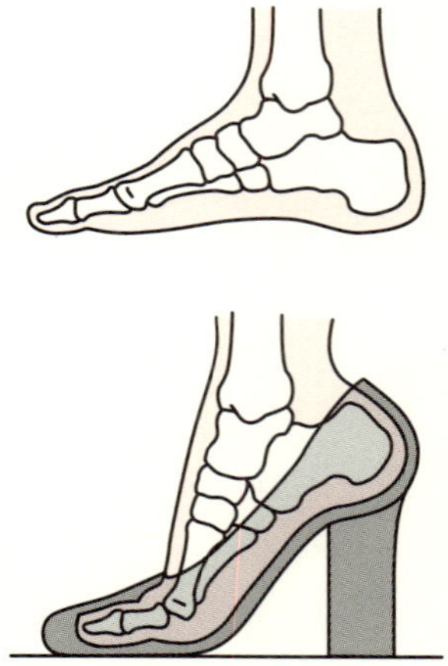

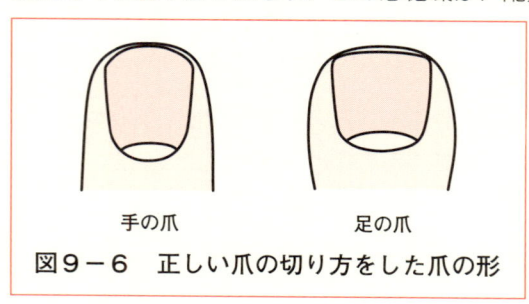

図9-5　ハイヒールを履いた足

出典）薄井坦子『ナースが視る人体』p.108、講談社、1987を改変

3 爪の切り方

1）爪の役割

　爪は、外的刺激から指先を保護している。爪が健康であることによって、指先に力を入れて物をつまんだり、持ったりすることができ、足に力を入れて歩くことができる。甘皮は、新しく爪となる爪半月を保護している。したがって、これを取り去ってしまうと爪に凹凸ができたり、ささくれになったり、炎症を起こしたりする場合もある。

　爪は健康であれば、1日あたり約0.1mmずつ伸びる。また、ケラチンというたんぱく質でつくられているので、栄養状態や血液循環、新陳代謝の影響を受けることになる。さらに、爪はからだの末端にあることから栄養補給が十分に行われにくいため、からだの状態が反映しやすいということである。

2）爪の切り方

　手足の爪は、入浴後などの軟らかくなったときに、1本の爪を数回に分けて切ることが望ましい。爪を切った後は必ずヤスリをかけ、爪の断端を滑らかにしておくことにより、皮膚などを傷つける危険性が少なくなる。ヤスリは二枚爪防止のため、必ず同一方向にかけるようにする。

　まず、手の爪の場合、指の先端に沿って平行になるように切る。このとき、爪の角を落とさない。その後、爪のカーブに沿ってヤスリをかける（図9-6・左図）。

　足の爪は、爪が引っかからない程度の長さに、まっすぐに切る。そのあと、爪に沿ってヤスリをかける（図9-6・右図）。爪の角を切り落としすぎると、露出した皮膚部分が徐々に盛り上がり、後から伸びてくる爪によって刺激されて痛みが出てくる場合がある。この痛みのために、また爪の角を切り落とすという悪循環をくり返すようになり、この悪循環が、陥入爪や巻き爪の大きな原因となる。

　足の爪に異常が生じた場合、よい姿勢を保つことはむずかしくなる。

手の爪　　　足の爪

図9-6　正しい爪の切り方をした爪の形

4 その他

　筋力が落ちると姿勢が悪くなる。その対策として、適度な運

コラム9-2 爪の保湿

　保育の現場では、子どもを対象とする職業という特性から、手洗いの回数が多くなるため、皮膚と同じように爪も乾燥してくる。乾燥するということは、爪が硬くもろくなって、傷つきやすくなるということである。

　さらに、爪の乾燥は、二枚爪などのトラブルを引き起こすことがある。爪をそのような状態のままにしておくと、子どもと触れ合ったときに、あやまって子どもを傷つける恐れもあるため、ケアが必要となる。

　ケアの方法として、手洗いのあとは、面倒くさがらずに、保湿剤を塗るようにするとよい。その際には、爪面や爪の周囲、指先をマッサージするようにして塗る。

　また入浴時には、手足の指・爪、指と指のあいだをとくに意識して洗い、前述した方法と同様、保湿剤を塗るようにするとよい。

動を行うとよい。運動によってからだの隅々の血液の流れがよくなり、全身の血液循環もよくなる。その結果、心臓や肺の働きが高められ、筋力を維持することができる。そのため、学生時代からの運動の習慣化が望まれるところである。とはいえ、新たに何か特別な運動をしなければいけないということではなく、日常生活の中の何気ないことを運動として習慣化することで、筋力の低下を防ぐことができる。たとえば、できるだけエレベーターやエスカレーターなどを使わない、駅から自宅までは歩く、一駅前で降車して歩くなど、自力で歩くことである。電車やバスの中では立つようにし、周囲の迷惑にならないよう安全を心がけながら、立っているときは爪先立ちをするのもよい。また、台所に立つときや歯をみがくときなども、「…をしながら」という形で、筋力が落ちないような運動を取り入れることができる。

　筋力の問題のみならず、運動にはさまざまな効果がある。精神的にも、生活習慣病予防の面からも、生活の中に積極的に運動を取り入れたいものである。

第3節　保育現場における保育士等の健康問題

　保育士等を目指す学生として、保育現場における保育士等が起こしやすい健康問題について知っておくことは大きな意義がある。

　保育時間の長時間化、低年齢児保育の増加、特別の配慮・対応を要する子どもおよび保護者の増加、就労時間の多様化（早番、遅番、休日出勤など）、保育士等自身の健康度の弱体化、保育士等自身の生活体験・経験の減少化等により、保育士等の心身の負担は大きくなってきている。

　日本保育協会発行の「平成14年度改正保育制度施行の実態および保育所の運営管理に関する調査報告書」によると、「保育の長期化、配慮を必要とする子ど

もや保護者の増加等により、保育士の負担は心身共に重くなってきている」といわれているとして、日本保育協会は、全国調査[2]を実施した。その中の保育士の健康障害についての調査報告では、症状として、「腰痛」「頸肩腕症候群」「精神的症状」が上位3項目にあげられている。ここでは、姿勢との関係がうかがえる「腰痛」「頸肩腕症候群」と、精神的症状の中から「自律神経失調症」について考える。

■1 腰痛

　腰痛の原因はさまざまである。婦人科系の病気、運動器（筋肉・骨など）系の病気や内臓の病気、からだの冷えによる血液循環の悪化、精神的ストレス、姿勢に癖がある、反復運動（子どもを抱き上げるなど）や激しい運動・労働による筋肉の疲労などである。

　同上調査研究報告書によると、「最近の保育士の傾向として、身長が高くなっていること、生育環境で腰を鍛える機会が少なくなっていること、体験不足も手伝って不用意に急激な行動をとるなど身体の準備性への配慮が不足していることなど保育士自身の要因も大きくなっている」[2]と、その要因について分析している。

　保育の仕事は腰に負担をかけていることが多い。腰痛予防のためには、普段から、姿勢の悪さなどの生活習慣の見直し、改善を図ることが大切である。また、腰痛が起こったら、早めに原因に対処することが大切である。婦人科系の病気、運動器（筋肉・骨など）系の病気、内臓の病気や原因がわからず、だんだん痛みが強くなるときには受診をする。からだの冷えによる血液循環の悪化の場合は、下半身を冷やさないように、腰やおなかが出ない服装、靴下やスパッツをはく、ぬるめのお湯にゆっくり入浴する、足湯をする、冷たい飲食物をとり過ぎないなどの工夫をする。姿勢に癖がある、反復運動（子どもを抱き上げるなど）などによる筋肉の疲労の場合は、腰への負担を意識し、姿勢に気をつけ、ストレッチなどでからだをほぐし、ぬるめのお湯にゆっくり入浴する。精神的ストレスが原因の場合は、公私の切り替えを明確にし、自分がリラックスできる趣味などをもつようにしたい。

■2 頸肩腕症候群

　頸肩腕症候群とは、頭痛や首（頸部）から肩、腕や指、背中にかけての痛み、しびれやこり感などの症状が現れる状態の総称である。原因がわかっているものとわかっていないものがある。

　原因がわかっているものとしては、頸椎椎間板ヘルニア、変形性頸椎症などがある。頸椎椎間板ヘルニアは手がしびれることを主な症状とし、手や指を使う細かい仕事がしづらくなったり、歩きづらくなって、階段の上り下りには手すりが

必要になったりもする。変形性頸椎症は、首から肩、手や指の痛みやこりを主な
症状とし、頭を後ろにそらすと手や指の痛みやこりといった症状が強くなること
が多い。これらの場合は、早期に整形外科を受診する。

　原因がわかっていないもののひとつとして、パソコン症候群（OA病、VDT症
候群）がある。これにはパソコンのみならず、日常的なスマートフォン・携帯電
話・ポータブルゲームなどによるものも含まれる。首に力がはいる、無理に首を
曲げるなど、パソコン操作時のような同じ姿勢での作業が長時間続くことにより
症状が出やすくなり、悪化もしやすい。首（頸部）は本来、よい姿勢で効率よく
頭を支え、腕を吊り下げている。普段からよい姿勢を保つことができるように注
意し、操作中はこまめな休憩やまばたき、ストレッチを取り入れることが必要で
ある。

3 自律神経失調症

　自律神経失調症の原因の多くはストレスである。

　自律神経は、私たちの意思によってコントロールができない、相反する役割を
もつ交感神経と副交感神経からなる。この2つの神経は、こころとからだがスム
ーズにうまく動くようにバランスを取り合っている。何らかの原因によってこの
バランスが崩れると、さまざまな症状が起きてくる。たとえば、からだのだる
さ・頭痛・耳鳴り・肩こり・腰痛・食欲不振・下痢・ゆううつ感などである。

　私たちは、常に、心身ともに健康が保たれているわけではない。日々、さまざ
まな悩みを抱えながら生活している。その悩みのもととなるものが「ストレッサ
ー」、つまり「ストレス」をかける原因となるものである。この原因によって心
身が健康な状態からズレを生じ、心身に何らかの症状を起こしてくる。

　しかし、ストレスがすべて悪いわけではない。その人にとっての適度なストレ
スが適度な緊張感をもたらし、よい方向に働くこともある。また、個人の性格や
考え方によってストレスの感じ方は違ってくるものである。ある人には強いと感
じるストレスでも、別の人にはそうでもないことがある。大切なことは、自分の
ストレス状態を知り、ストレスを発散させたり、よい方向に働かせたりできる力
をもつことである。

　日常生活には、大別して「食事」「睡眠」「労働または学習」「休養」「運動」の
5つの要素がある。これらの日常の生活習慣や生活リズムのゆがみからも、さま
ざまなストレスが生まれてくる。その際の生活改善のポイントは、

①不規則な生活習慣を正す：徹夜、過労、過食、過剰なダイエットなど、自律神
　経のバランスを乱す不規則な生活習慣を改める。

②からだが発するサインを無視しない：痛みや空腹、疲労感など、からだが発す
　るサインを重視し、からだの感覚を失わないようにする。

③感情を素直に表す：怒り、喜び、悲しみなどの感情を自然に表し、不自然な精

神エネルギーを蓄積させないようにする。

④休養を十分にとる：生活に変化を取り入れるなど、休養を十分にとってリラクゼーションを図る。単なる休息ではなく、エネルギーを養う休養を心がける。

⑤困難な状況で助け合う：自分が困っている時には助けを求める。また困っている相手を発見した時には、手を差しのべる。

「休養」の「養」には、人間らしい情操を磨く、豊かな人間関係をつくる、積極的に体力・気力を養う、などの意味が含まれる。「休養」によって自分らしさを取り戻し、自己表現のために充電することは非常に重要だといえる[3]。

個人の生活習慣や考え方は、変えようと思ってもすぐに変わるものではない。「こういう考え方もあるのだ」と、視野を広げたり、物事を見る角度を変えたり、

＜実習のための課題＞

1. 器官系ごとに色分けして臓器を下図に書き入れてみましょう。

    循環器：心臓

    呼吸器：気管　気管支　肺

    消化器：食道　胃　小腸　大腸　肛門　肝臓　膵臓

    泌尿器：腎臓　尿管　膀胱　尿道

    生殖器：精巣　精管　前立腺　陰茎

    　　　　卵巣　卵管　子宮　膣

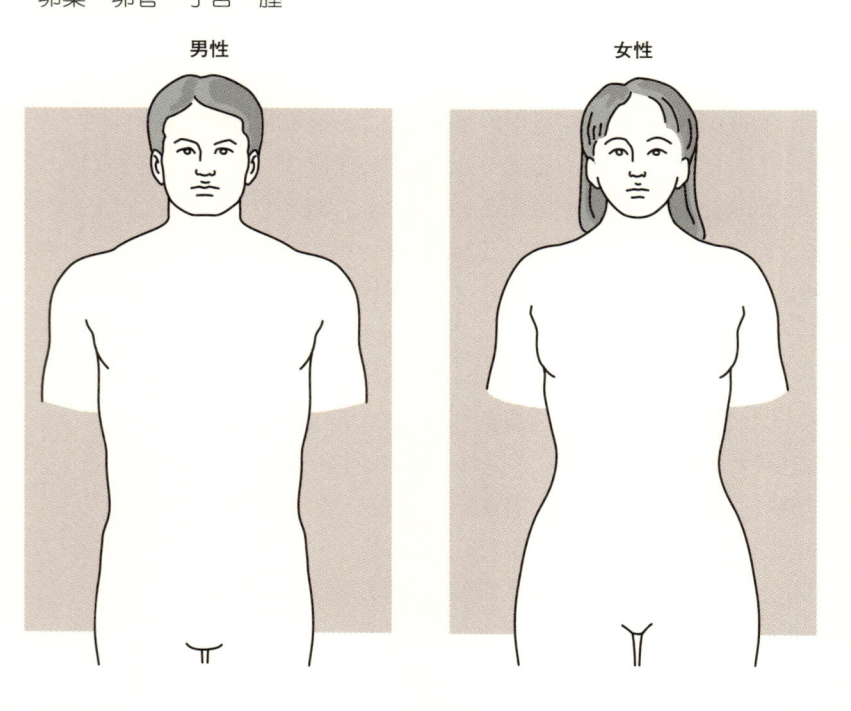

男性　　　　　　　　　　　女性

開き直ることも必要なときもある。このような中で、これまで問題だと思ってきたことが、どうでもいいことに思えてきたりすることがある。

　ストレスは、じょうずに乗り越えられれば、自分の能力やスキルを高めるきっかけにもなる。すべて避けるのではなく、じょうずにつき合っていきたいものである[4]。

【引用文献】

1）厚生労働省編. 保育所保育指針解説. 平成30年3月. 東京：フレーベル館　2018.

2）日本保育協会. 改正保育制度施行の実態及び保育所の運営管理に関する調査研究報告書
　（平成14年度）. 2003：5.
　http://www.nippo.or.jp/cyosa/hei14/03/03_pr.htm

3）村上正人，則岡孝子. 自律神経失調症を治す本. 最新版. 東京：主婦と生活社　2006.

2．青年期の生活習慣が生涯に与える影響は大きいが、その影響とはどのようなことか考えてみましょう。

3．自分自身の基本的日常生活習慣に関する課題、改善策を整理しましょう。

4．自分自身の姿勢についてチェックしたこと、課題、改善策を整理しましょう。

5．自分の外靴が適切であるかチェックし、靴、歩き方の課題、改善策を整理しましょう。

6．次の時刻・時間帯を色分けして表に記入し、あなたの生活リズムを確認し、課題・改善策を整理しましょう。

起床・就床・朝食・昼食・夕食・学習・アルバイト・家事・手伝い 通学通勤・休憩・自由・その他			
	平日	休日	その他
00：00			
02：00			
04：00			
06：00			
08：00			
10：00			
12：00			
14：00			
16：00			
18：00			
20：00			
22：00			
24：00			

4）折津政江ほか. ストレス耐性度チェックリストの検討（第2報）. 心身医. 1999：39
　　（8）：596-602.

【参考文献】

・聖徳大学短期大学部保育科女性健康支援部会. 私のこと. 千葉：聖徳大学短期大学部　2008.

・宮川春妃. 高齢者のフットケア. 東京：厚生科学研究所　2006.

・保育者の健康を考える会編. 保育者の健康. 東京：チャイルド本社　2007.

・中野優. 21世紀の健康マニュアル. 東京：日本放送出版協会　2001.

・薄井坦子. ナースが視る人体－看護のための人間論. 東京：講談社　2002.

Index
さくいん

――――（発行歴）――――

小児保健実習
保育と保健・看護の視点から

編著者：兼松百合子・遠藤巴子

著者：坪山美智子・金野マサ子・荒木暁子・福本絹子・
吉岡美子・安藤尚子・本間美知子・竹田由美子・
小山睦美・佐藤浩子・山口礼子・伊藤良子・
越沼清子・横沢せい子・岩本圭子

1998年 6 月30日	第一版第 1 刷発行
2000年 2 月15日	第二版第 1 刷発行
2002年 4 月25日	第三版第 1 刷発行
2006年 4 月 1 日	第四版第 1 刷発行
2007年 4 月 1 日	第五版第 1 刷発行
2008年 4 月 1 日	第六版第 1 刷発行

新訂　小児保健実習
すこやかな育ちをサポートするために

編著者：兼松百合子・荒木暁子・羽室俊子

著者：金泉志保美・竹田由美子・遠藤幸子・本間美知子

| 2010年 4 月 1 日 | 第一版第 1 刷発行 |

（※本書は、2012年 4 月15日　第一版第 4 刷発行の際に、
保育士養成課程の新カリキュラムに対応し、書名を『子ど
もの保健実習』と改題して刊行し、今回の第 2 版発行にあ
たって、さらに『子どもの保健・実習』と改題を行ったも
のである。）

子どもの保健・実習
すこやかな育ちをサポートするために

2010年 4 月 1 日	第一版第 1 刷発行
2013年11月20日	第二版第 1 刷発行
2017年 4 月 1 日	第二版第 4 刷発行
2019年 4 月 1 日	第三版第 1 刷発行
2020年 4 月 1 日	第三版第 2 刷発行
2022年 3 月31日	第三版第 3 刷発行

編著者　兼松百合子・荒木暁子・羽室俊子
著　者　金泉志保美・前田はる香・竹田由美子
　　　　須藤佐知子・小櫃芳江・本間美知子
編集協力　伊藤道子
装　丁　中野岳人
イラスト　アイリス・アイリス
　　　　　神山きの
ＤＴＰ　日本ハイコム株式会社

発行者　宇野文博
発行所　株式会社 同文書院
　　　　〒112-0002
　　　　東京都文京区小石川5-24-3
　　　　TEL(03)3812-7777
　　　　FAX(03)3812-7792
　　　　振替 00100-4-1316
印刷・製本　日本ハイコム株式会社